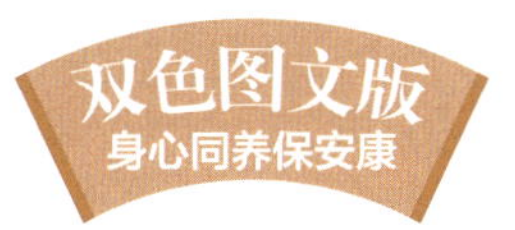

民间偏方治百病

王荣华◎主编
刘香玉◎副主编

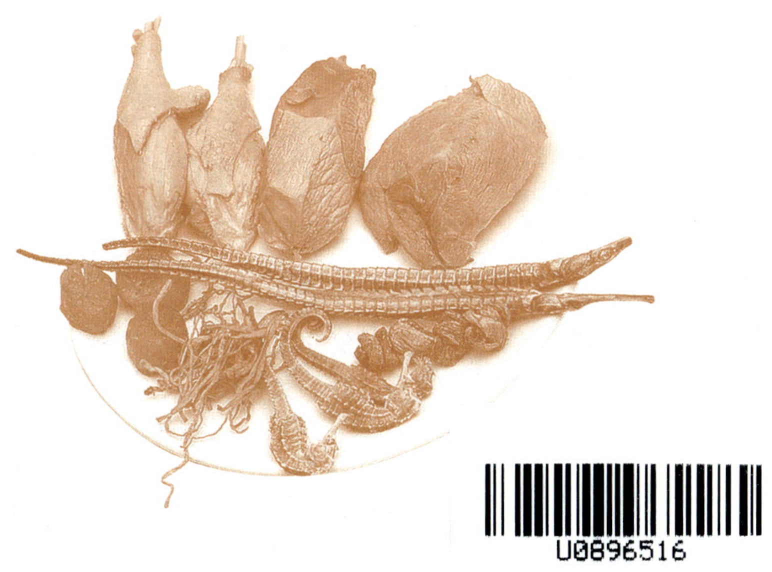

中国科学技术出版社
·北　京·

图书在版编目（CIP）数据

民间偏方治百病 / 土荣华主编 . -- 北京 : 中国科学技术出版社，2017.5（2024.7 重印）

ISBN 978-7-5046-7457-9

Ⅰ . ①民… Ⅱ . ①土… Ⅲ . ①土方一汇编 Ⅳ . ① R289.2

中国版本图书馆 CIP 数据核字（2017）第 070218 号

策划编辑　崔晓荣　卢紫晔
责任编辑　曹小雅
封面设计　宋双成
责任校对　龚利霞
责任印制　李晓霖

出　　版　中国科学技术出版社
发　　行　中国科学技术出版社有限公司
地　　址　北京市海淀区中关村南大街16号
邮　　编　100081
发行电话　010-62103130
传　　真　010-62179148
网　　址　http://www.cspbooks.com.cn

开　　本　720mm×1000mm　1/16
字　　数　240千字
印　　张　19.25
版　　次　2017年5月第1版
印　　次　2024年7月第1版第2次印刷
印　　刷　唐山富达印务有限公司
书　　号　ISBN 978-7-5046-7457-9/R・2024
定　　价　39.00元

内容提要

偏方指的是那些用药不多，但对某些病症具有独特疗效的方剂。伴随数千年的文化传承，我国民间流传着许多简单而又疗效神奇的偏方、秘方、验方。它们不仅在常见病治疗方面显示出无比的优越性，而且对一些疑难杂症表现出神奇的疗效。本书不仅介绍了使用偏方的宜忌与注意事项，还从养生治病的角度对偏方本身做了一些阐释，帮助广大读者结合自身情况科学选用偏方。

前言 Foreword

偏方指的是那些用药不多，但对某些病症具有独特疗效的方剂。它是博大精深的中医药宝库中的一朵奇葩，其历史源远流长。自神农尝百草以来，许多偏方历经五千年的风雨洗礼而流传至今，它们久经实践的检验，具有他种医药无法代替的神奇功效。这些民间偏方材料易得，配制简单，实用方便，疗效显著，甚至对疑难杂症也有很好的治疗效果，令人不由惊叹中医药之伟大。

“中医奇葩千年盛，偏方妙用代代传。”为了发扬中国传统医药事业以造福人类，我们组织专家精心编写了这本《民间偏方治百病》，旨在让中医偏方更好地为我们的养生之路保驾护航。

本书遵循“撷取精华，切于实际，灵验实效，简便易行”的原则，以科为纲，以病统方，以方为主。全书共分为12章，除了保健偏方、养颜瘦身偏方、职场适用偏方之外，还包括内科、外科、男科、妇科、儿科、五官科、皮肤科等疾病的偏方治疗。多数方剂下皆含配方、做法、功效及专家贴心指导等，其中既有药物的内服、外用法，又有非药物疗法，如按摩、泡洗等。本书汇集了古今诸多偏方，图文并茂，具有很强的实用价值、学术价值和珍藏价值。其中的用药皆寻常之物，易采易得，方微药简，故此书于医于民，均可择用。一般患者应在医生的指导下正确使用，根据具体病情和体质差异来辨证论治，以便获得事半功倍的效果。如遇急病、重病，应及早去医院进行治疗，以免贻误病情。

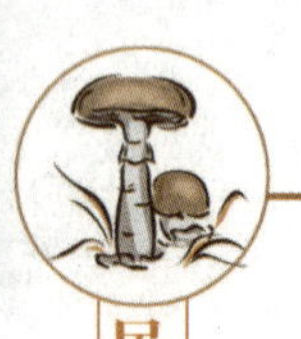

本书将尽显中医偏方之神奇妙用，唯待君之垂阅。我们也期待《民间偏方治百病》能深入到每个家庭，成为众多家庭的“医疗小顾问”，帮助您保养身心、强健体魄。

编　者

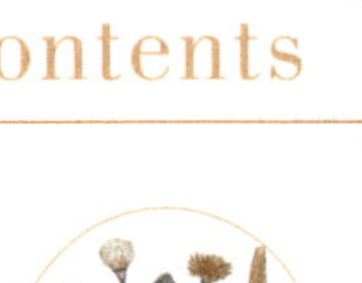

目录 Contents

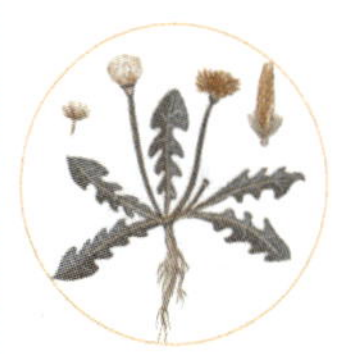

第 1 章　用对老偏方——祛病养生保健康

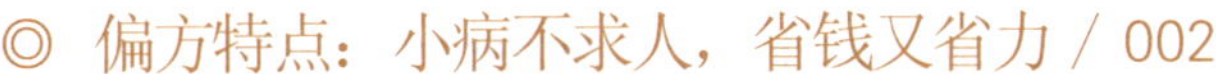

◎ 偏方特点：小病不求人，省钱又省力 / 002

特点1　简单 ——取材容易，做法简单 / 002

特点2　管用 ——千百年来口口相传 / 004

特点3　省钱 ——小毛病不用跑医院 / 006

◎ 偏方用法：内服、外用双管齐下　/　009

方法1　泡洗 ——偏方泡脚养生治病 / 009

方法2　内服 ——食物是最好的医药 / 011

方法3　外敷 ——由表及里调病养生 / 012

方法4　按摩 ——选对穴位手到病除 / 014

第 2 章　保健老偏方——偏方护理身体棒

◎ 健脑老偏方　/　018

偏方1　失眠健忘，睡前喝碗远志汤 / 018

偏方2　老忘事可预防，“赤龙搅海”帮您忙 / 019

偏方3　年老头昏沉，用“闭天门”治一治 / 020

偏方4　昏厥不用慌，头低脚高急救忙 / 021

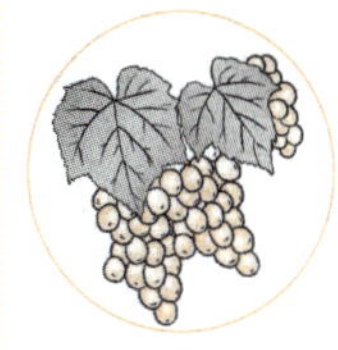

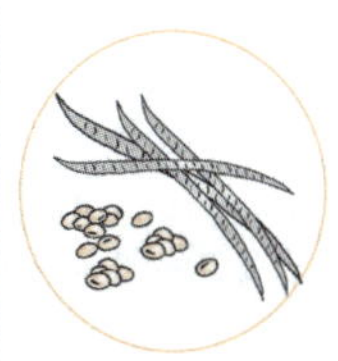

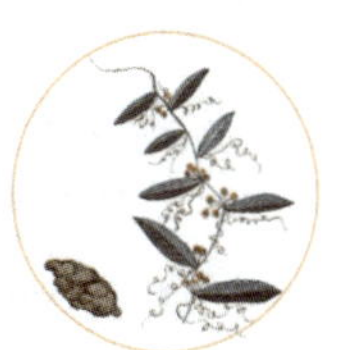

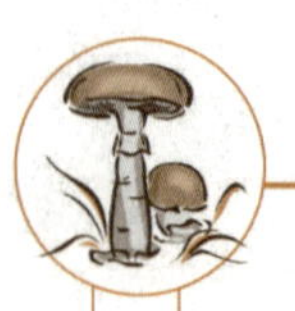

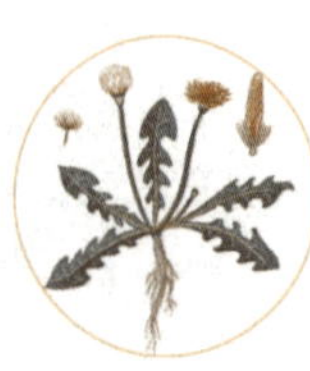

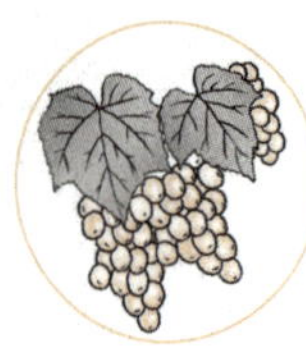

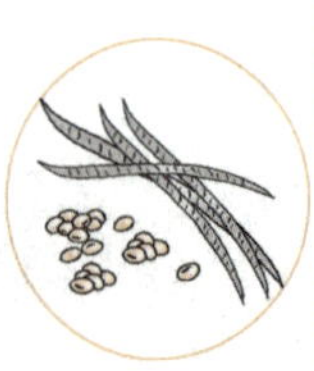

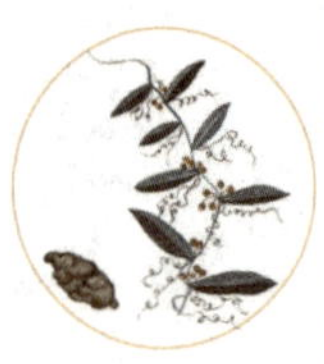

◎ 明目老偏方 / 023

偏方1　预防白内障，常喝黑芝麻枸杞粥 / 023

偏方2　预防视力减退，喝黄精枸杞猪肝汤 / 024

偏方3　预防视物模糊，吃对枸杞子粥 / 025

偏方4　迎风流泪，找承泣穴来帮忙 / 026

◎ 养气血老偏方 / 027

偏方1　气血不足，常喝大枣粳米粥 / 027

偏方2　气血亏损，粳米粥弥补病后虚羸 / 028

偏方3　形体消瘦，煎服太子参益气补血 / 029

偏方4　养血补血，黑枣桂圆红糖水帮你忙 / 030

◎ 养脾胃老偏方 / 031

偏方1　脾胃虚肚子胀，喝专制的人参汤 / 031

偏方2　脾胃虚弱，用山药薏苡仁粥 / 032

偏方3　健脾益气，血虚体弱用参枣莲子粥 / 033

偏方4　消化不良，常食山楂薏苡仁粥 / 034

◎ 补肾老偏方 / 035

偏方1　补肾固精，琥珀核桃用于肾虚腰酸 / 035

偏方2　男性肾虚，杞麦蒸仔鸡滋肾养阴 / 036

偏方3　养肾补虚，临睡前轻按睾丸 / 037

偏方4　养肾护肾，左右扭腰见效快 / 038

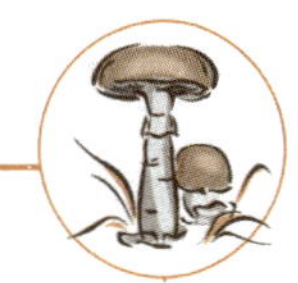

◎ 助睡眠老偏方 / 039

偏方1 经常失眠，用交泰丸敷肚脐睡得好 / 039

偏方2 阴虚不眠，吃百合粥较合适 / 040

偏方3 心脾两虚失眠，桂圆大枣粥益心和胃 / 041

偏方4 中老年人失眠，喝桂圆莲子汤 / 042

第3章 养颜瘦身——用对老偏方，健康又漂亮

◎ 美白老偏方 / 044

偏方1 防晒美白，吃番茄、用冰牛奶 / 044

偏方2 皮肤白又净，用冬瓜汁对白醋 / 045

偏方3 美白肌肤，温泉疗养法泡泡就成 / 045

偏方4 防晒美白，出差巧用黄瓜、番茄 / 046

◎ 美乳老偏方 / 047

偏方1 胸部丰满，吃山药黄芪焖猪蹄 / 047

偏方2 经期乳房胀痛，用面饼覆盖乳房 / 048

偏方3 乳房下垂，好偏方让乳房日渐坚挺 / 049

◎ 祛痘斑老偏方 / 051

偏方1 去痘不留痕，甘草鲜奶敷脸祛痘 / 051

偏方2 粉刺、色斑，让龙爪菊和山竹带走 / 052

偏方3 祛汗斑，黄瓜粥让你“倍儿有面子” / 053

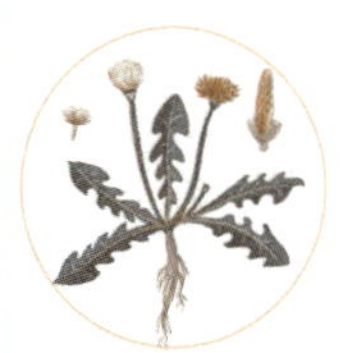

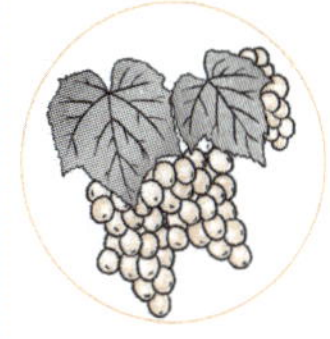

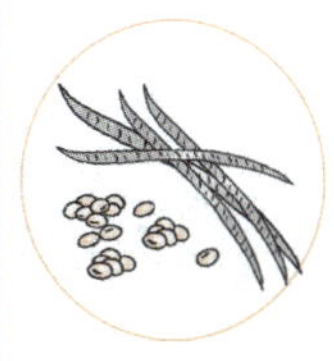

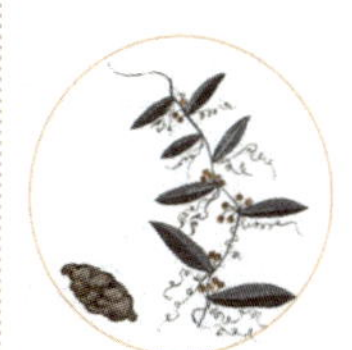

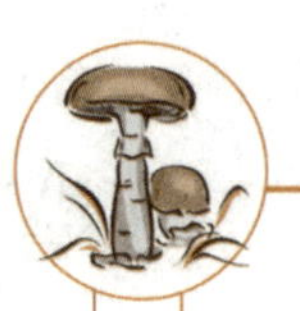

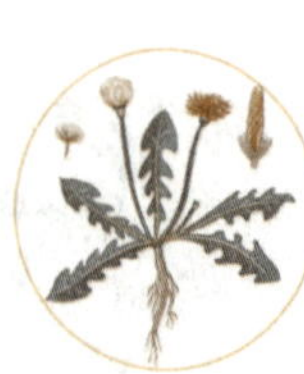

◎ 除皱老偏方 / 055

偏方1 干纹、细纹，简单按摩不见了 / 055

偏方2 顽固妊娠纹，自制肚膜也能敷掉 / 056

偏方3 眼角纹，用对偏方不需要眼霜 / 057

偏方4 祛皱纹，慈禧老佛爷专用的老偏方 / 057

◎ 减肥老偏方 / 059

偏方1 减肥消脂，黑木耳粉让你饱了减 / 059

偏方2 边减肥边降脂，荷叶乌龙茶二合一 / 060

偏方3 减肥降血糖，巧吃燕麦粥两厢安好 / 060

偏方4 “小胖腿”不要急，用对偏方匀称腿 / 061

偏方5 啤酒肚，每天一杯豆奶巧祛除 / 062

◎ 美发老偏方 / 063

偏方1 脱发不用愁，用对偏方秀发如云 / 063

偏方2 头皮屑不用怕，陈醋、啤酒搞定它 / 064

偏方3 掉头发让人烦，洗头水里加点盐 / 065

偏方4 远离白发，妙用核桃仁、黑芝麻 / 066

第 4 章　职场疲劳——用对老偏方，疲劳一扫光

◎ 形象打理老偏方 / 068

偏方1 气色不佳，吃对莲藕好气色 / 068

偏方2 黄牙去无踪，刷牙用上老陈醋 / 069

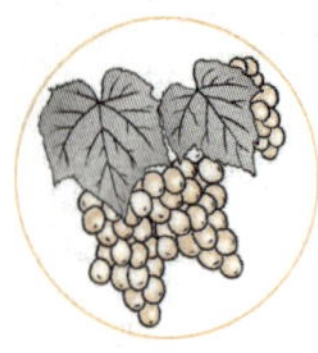

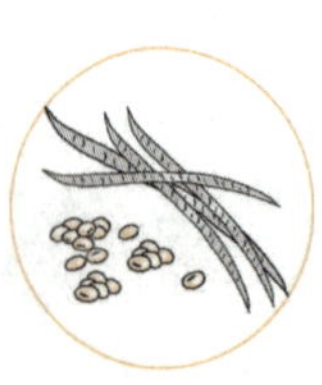

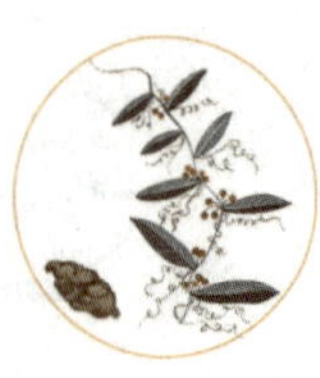

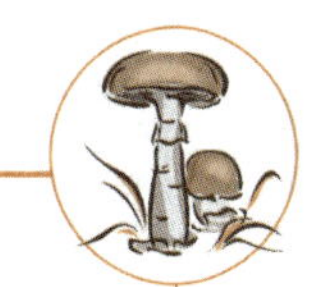

偏方3　灰指（趾）甲，陈醋大蒜液助你一臂之力 / 070

偏方4　化妆品过敏，韭菜敷脸放宽心 / 070

偏方5　脸上油腻，用淘米水洗一洗就好 / 071

偏方6　少白头无大恙，学会自制乌发糖 / 072

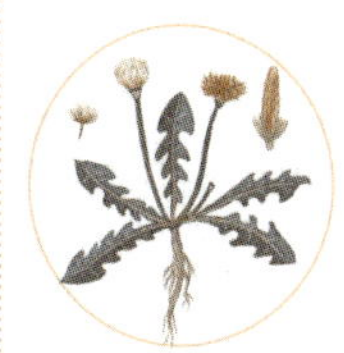

◎ 电脑综合征老偏方 / 073

偏方1　眼干眼涩，可用枸杞子来养眼 / 073

偏方2　视力下降，多按后脑勺借你慧眼 / 074

偏方3　腿脚酸痛，多泡姜水喝姜茶 / 075

偏方4　腿抽筋，白酒加热巧治疗 / 076

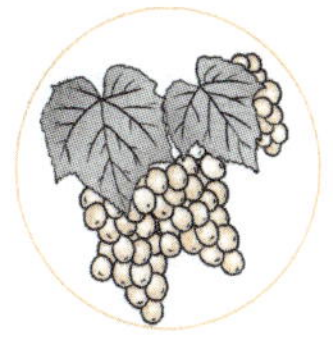

◎ 职场不适老偏方 / 077

偏方1　办公室犯困，白领巧用偏方提神 / 077

偏方2　加班没有食欲，用粉葛胃口大开 / 078

偏方3　注意力分散，用燕麦粥柠檬茶改善 / 079

偏方4　办公室打嗝，小偏方助你远离窘境 / 080

偏方5　嗓子嘶哑，薄荷茶是好帮手 / 082

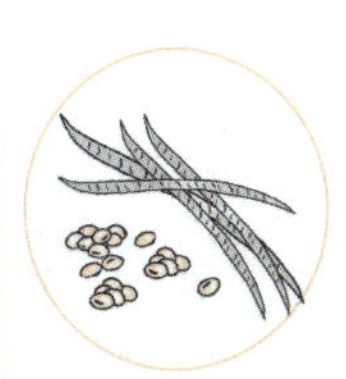

第 5 章　偏方治百病——内科病用对偏方不吃药

◎ 感冒老偏方 / 084

偏方1　风寒感冒，喝一碗姜丝萝卜汤 / 084

偏方2　感冒发热，喝碗白粥退热发汗 / 085

偏方3　缓解感冒症状，熏蒸法嗅闻帮你忙 / 085

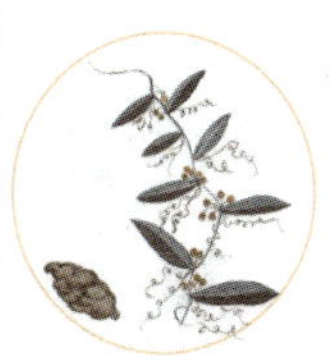

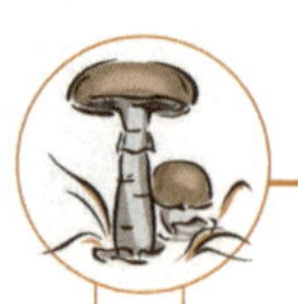

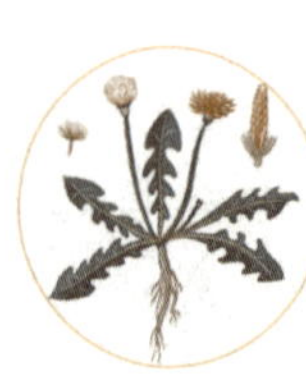

偏方4 短咳久咳都有方，汤饮治咳嗽不用慌 / 086

◎ 偏头痛老偏方 / 087

偏方1 治疗头痛，川芎天麻茶显功效 / 087

偏方2 预防偏头痛，就用紫菜蛋花汤 / 088

偏方3 治疗偏头痛，白萝卜汁滴鼻孔 / 088

◎ 哮喘老偏方 / 090

偏方1 赶走哮喘，山楂桂圆让你平喘 / 090

偏方2 预防冬季哮喘，乌鸡汤定喘补阳 / 091

偏方3 多年哮喘，苹果蒸鸡蛋定咳止喘 / 091

◎ 尿频老偏方 / 093

偏方1 尿频爱起夜，白天多喝韭菜根茶 / 093

偏方2 尿频尿少，趁热温服马齿苋汁 / 094

偏方3 尿频遗尿，来一屉山药茯苓包子 / 094

偏方4 巧治尿频，捏拔足小趾有效防治 / 095

◎ 便秘老偏方 / 096

偏方1 小儿便秘，3岁儿童来份拔丝白薯 / 096

偏方2 血虚阴亏便秘，巧用菠菜猪血汤 / 097

偏方3 慢性便秘，早晚温服韭菜汁 / 098

偏方4 气虚便秘，来一碗黄芪苏麻粥 / 099

◎ 腹泻老偏方 / 100

偏方1 急性腹泻，用炒米加盐有奇效 / 100

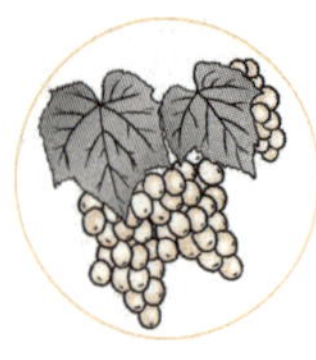

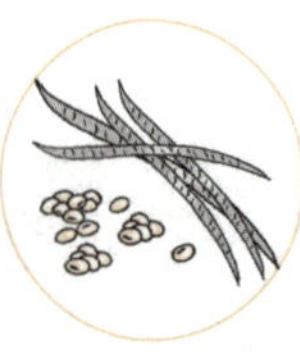

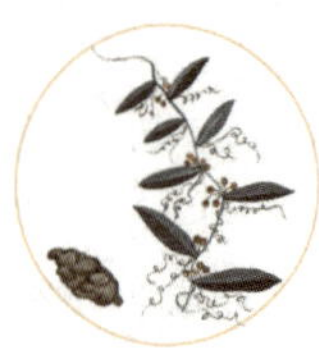

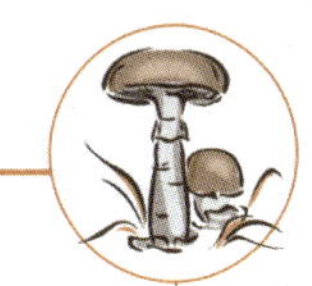

偏方2　多吃一点就拉肚子，扁豆炒熟止泻 / 101

偏方3　肠子咕咕作响，喝桂圆汤止虚泻 / 102

偏方4　贪吃冷食闹腹泻，喝鲫鱼汤止冷泻 / 102

偏方5　肾虚五更泄，食用山药益肾健脾 / 103

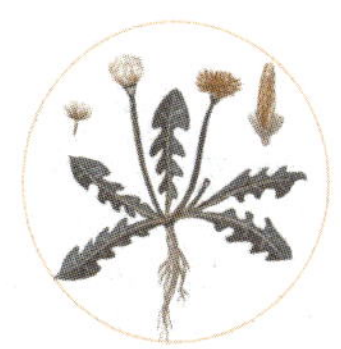

◎ 高血压老偏方 / 104

偏方1　高血压头晕头痛，天麻川芎猪脑粥坚持用 / 104

偏方2　除烦降压，鲜葫芦汁为你解烦忧 / 105

偏方3　平肝降压，喝一杯鲜芹菜汁 / 105

偏方4　利尿降压，芹菜炒鳝片佐餐食用 / 106

偏方5　清热降压，芹菜凉拌海带二合一 / 106

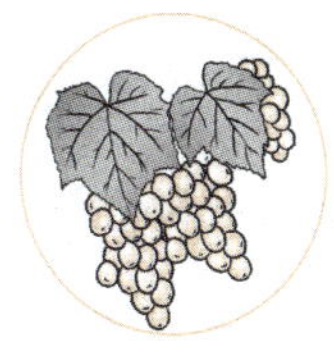

◎ 糖尿病老偏方 / 107

偏方1　糖尿病伴发便秘，白萝卜粥疗效好 / 107

偏方2　糖尿病伴发咳嗽，白菜粳米粥有奇效 / 108

偏方3　糖尿病伴发耳鸣，芡实粥是福音 / 108

偏方4　糖尿病伴发口苦，来杯玉竹芦根饮 / 108

偏方5　糖尿病伴发失眠，喝枣仁五味饮 / 109

◎ 高脂血症老偏方 / 110

偏方1　巧治高脂血症，粳米玉米粉粥早晚温服 / 110

偏方2　血脂降下来，早晚温服甜浆粥 / 111

偏方3　高脂血症，绿豆萝卜灌藕当点心吃 / 111

偏方4　调治高血脂，每天1剂山楂首乌饮 / 112

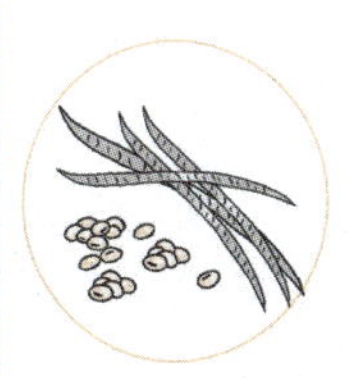

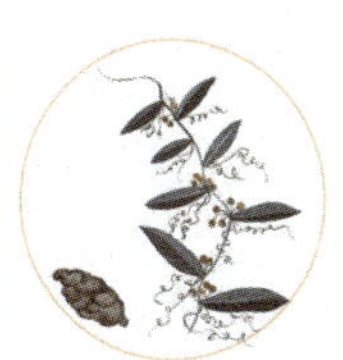

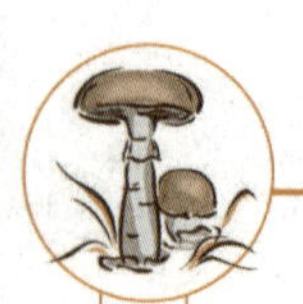

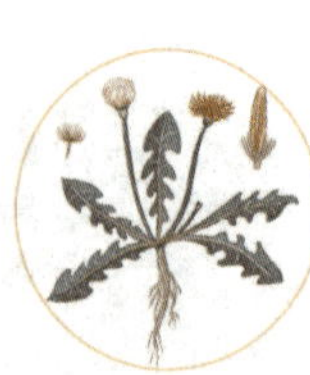

◎ 冠心病老偏方 / 113

偏方1 防治冠心病，醋豆显神通 / 113

偏方2 防治冠心病，每日食绿豆粥 / 113

偏方3 冠心病及体弱者，早晚温服豆浆粳米粥 / 114

偏方4 冠心病患者开胃，每日吃蜜饯山楂 / 114

偏方5 患了冠心病，快喝菊花山楂茶 / 115

◎ 消化道溃疡老偏方 / 116

偏方1 上消化道溃疡，喝百合丹参芍药汤 / 116

偏方2 胃十二指肠溃疡，喝益气固摄汤 / 117

偏方3 消化性溃疡，四逆散调胃止疼 / 117

偏方4 溃疡病出血，鲜藕蒸熟饮汤吃藕 / 118

◎ 脂肪肝老偏方 / 119

偏方1 消除多余脂肪，就吃山楂薏苡仁粥 / 119

偏方2 消脂强体，喝一道当归芦荟茶 / 120

偏方3 远离脂肪肝，喝消脂减肥茶 / 120

偏方4 消脂减肥，海带烧木耳有疗效 / 121

第 6 章　偏方治百病——外科病轻松就搞定

◎ 骨质疏松老偏方 / 124

偏方1 中老年缺钙者，吃芝麻核桃仁糊 / 124

偏方2 调治骨质疏松，萝卜排骨汤强筋壮骨 / 124

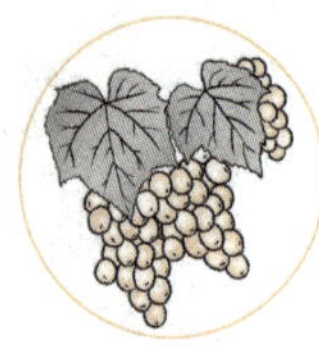

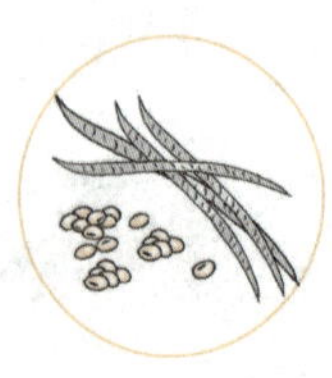

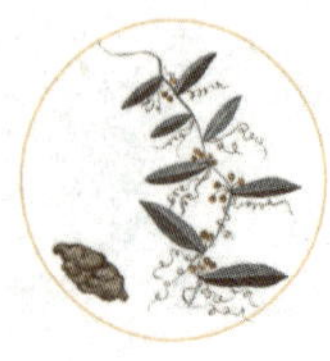

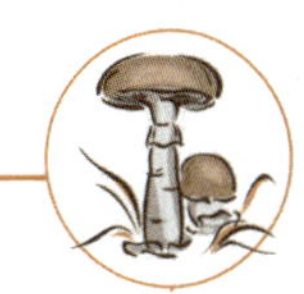

偏方3 清热养骨，排骨豆腐虾皮汤强筋壮骨 / 125

◎ 闪腰老偏方 / 126

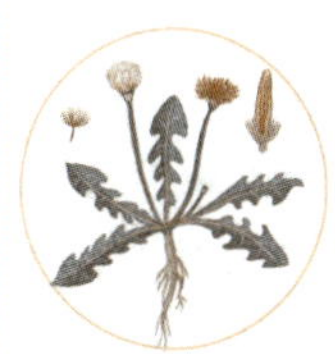

偏方1 敷治闪腰，中药盐热敷扭伤处 / 126

偏方2 治腰止痛，药物外敷让你挺直腰板 / 127

偏方3 调治闪腰，按摩扶正急性腰扭伤 / 127

偏方4 “闪腰”病，蹬蹬腿就能快速止痛 / 128

◎ 痔老偏方 / 129

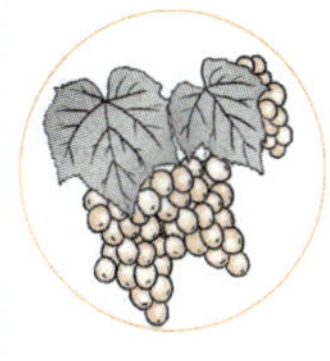

偏方1 痔出血，木耳柿饼祛瘀止血 / 129

偏方2 调治内痔，每日喝一次荸荠汤 / 129

偏方3 调治外痔，蕹菜蜂蜜饮清热解毒 / 130

◎ 肩周炎老偏方 / 131

偏方1 肩关节屈伸不利，川乌麻黄温经散寒 / 131

偏方2 风、寒、湿偏盛肩周炎，羌活当归巧治 / 132

偏方3 天热摇扇，一边散热一边改善肩周炎 / 132

偏方4 疲劳所致肩周炎，按摩消除是良方 / 133

◎ 颈椎病老偏方 / 134

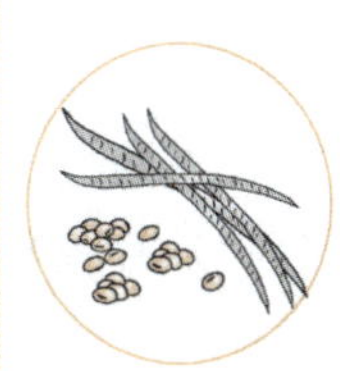

偏方1 颈椎病，当归川芎帮你抬起头 / 134

偏方2 颈项痛、活动不利，吃天麻炖鱼头 / 135

偏方3 神经根型颈椎病，吃桑枝煲鸡 / 135

◎ 抽筋老偏方 / 136

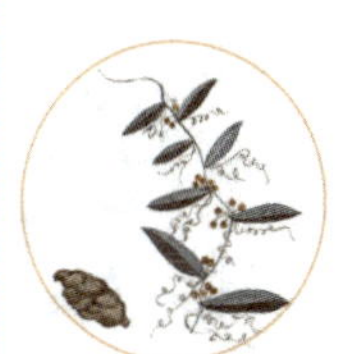

偏方1 抽筋一扫光，芍药甘草汤离不了 / 136

偏方2 防治孕妇小腿抽筋，多吃三鲜水饺 / 137

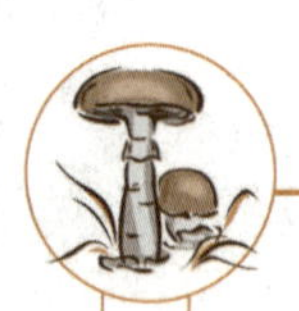

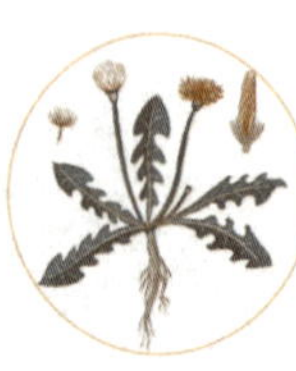

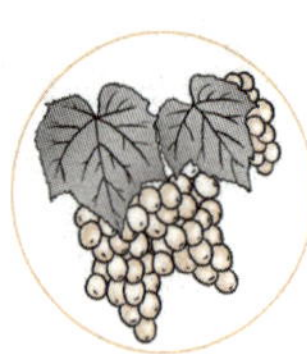

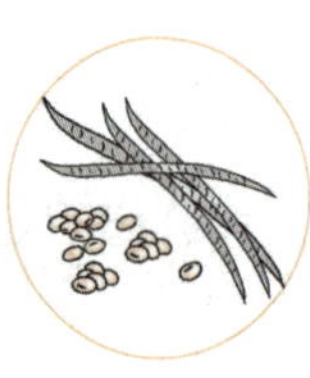

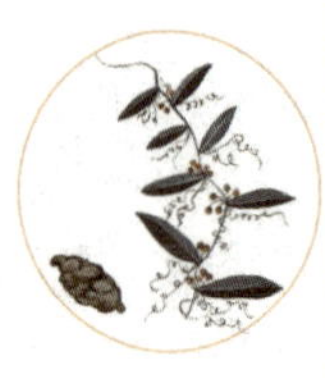

偏方3　妊娠易抽筋，杜仲排骨汤强健筋骨 / 137

◎ 腰椎间盘突出老偏方 / 139

偏方1　腰椎间盘突出，“绿色疗法”效果好 / 139

偏方2　气滞血瘀型，三七地黄瘦肉汤有奇效 / 140

偏方3　脾胃虚弱型，三七炖田鸡活血止痛 / 140

偏方4　腰椎间盘突出症，猪脊髓鳖汤食肉饮汤 / 141

◎ 四肢麻木老偏方 / 142

偏方1　四肢麻木，木耳核桃仁调治有特效 / 142

偏方2　四肢麻木腰腿痛，蘑菇丸早晚一丸 / 143

偏方3　巧治四肢麻木，喝葱白花椒汤 / 143

◎ 腰酸背痛、颈肩痛老偏方 / 144

偏方1　久坐腰酸背痛，两个偏方来帮忙 / 144

偏方2　治疗颈肩疼痛，用电吹风、粗盐袋 / 145

偏方3　坐姿不良后背痛，扩胸滚网球 / 146

第 7 章　偏方治百病——男科病轻松就搞定

◎ 前列腺增生老偏方 / 148

偏方1　前列腺增生，油菜花蜜解苦衷 / 148

偏方2　升阳利尿，喝参芪冬瓜汤 / 149

偏方3　温阳利水，桂草粥调治前列腺增生 / 150

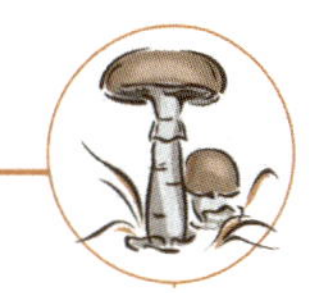

偏方4　泻火利水，杏梨石苇饮前列腺不增生 / 150

◎ 阳痿老偏方 / 151

偏方1　肾虚阳痿，巴戟天牛膝酒尽显阳刚之气 / 151

偏方2　命门火衰阳痿，韭菜炒虾米还你尊严 / 152

偏方3　阳虚阳痿，附片炖狗肉壮阳益气 / 152

偏方4　中气不足阳痿，北芪枸杞炖乳鸽是上品 / 153

偏方5　阴虚精少阳痿，炖虫草鸡食肉饮汤 / 153

◎ 前列腺炎老偏方 / 154

偏方1　前列腺炎，白兰花猪肉汤应常食 / 154

偏方2　利水解毒，爵床红枣汤用于前列腺炎 / 155

偏方3　老人前列腺炎，常食车前绿豆粥 / 155

偏方4　气滞血瘀型前列腺炎，萝卜浸蜜来帮忙 / 156

偏方5　排尿困难及尿频尿痛，常饮二紫通尿茶 / 156

◎ 早泄老偏方 / 157

偏方1　脾虚型早泄，芡实莲子粥治早泄 / 157

偏方2　肾虚早泄，锁阳鸡固肾止遗 / 158

偏方3　见色流精，肾鞭汤补肾壮阳 / 158

偏方4　早泄、阳痿，炸麻雀让你“持久” / 159

◎ 遗精老偏方 / 160

偏方1　脾肾两虚型遗精，芡实莲子粥固精止遗 / 160

偏方2　湿热下注的遗精，莲子煲猪肚健脾止遗 / 161

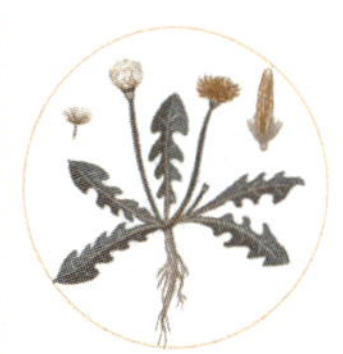

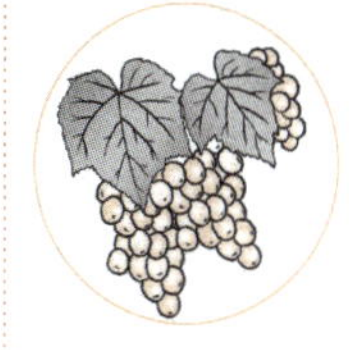

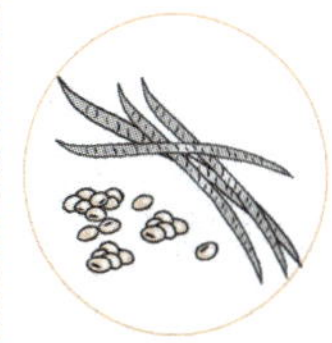

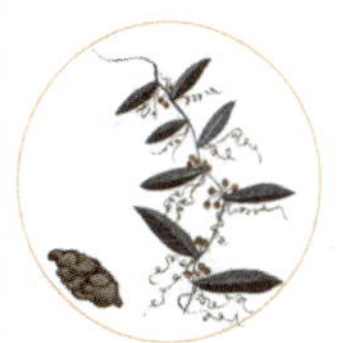

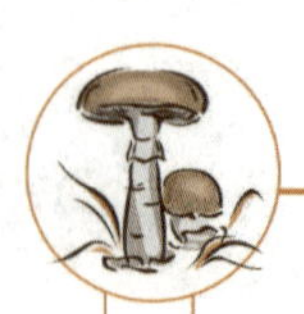

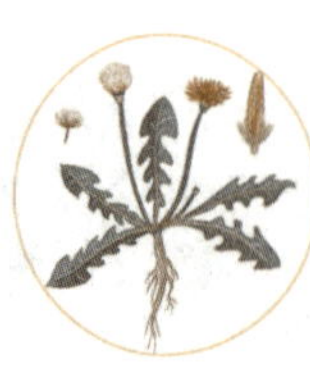

偏方3　肾虚精关不固，三子养精粥收涩固精 / 161

偏方4　肾气不固型遗精，虫草红枣炖甲鱼方 / 162

偏方5　遗精滑泄，核桃猪肾治梦遗滑精 / 162

◎ 性功能减退老偏方 / 163

偏方1　肾阳不足，鹿角胶粥补肾阳、益精血 / 163

偏方2　阴阳俱亏，枸杞猪肾粥固精强腰 / 163

偏方3　肾阳虚亏形寒肢冷，双凤壮阳粥补阳 / 164

◎ 更年期老偏方 / 165

偏方1　更年期盗汗，喝点百合莲藕饮生津补脾 / 165

偏方2　更年期五心烦热，吃地黄枣仁粥补阴清热 / 166

偏方3　更年期性能力下降，按摩腿根和后腰 / 166

◎ 不育症老偏方 / 168

偏方1　痰湿内阻型不育症，吃山药薏苡仁萝卜粥 / 168

偏方2　肾精亏虚型不育症，吃枸杞黑豆糯米糊 / 169

偏方3　肾阴亏虚型不育症，枸杞海参粥效果好 / 169

第 8 章　偏方治百病——妇科病用对偏方不吃药

◎ 痛经老偏方 / 172

偏方1　肝阴不足所致痛经，吃小麦玉竹粥 / 172

偏方2　脾肾阳虚之痛经，喝干姜羊肉汤 / 173

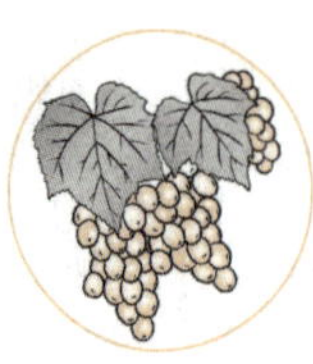

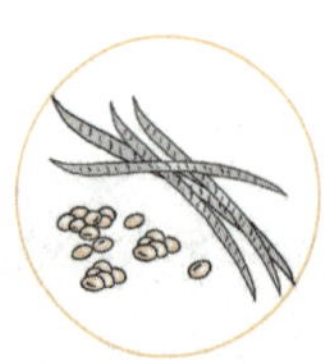

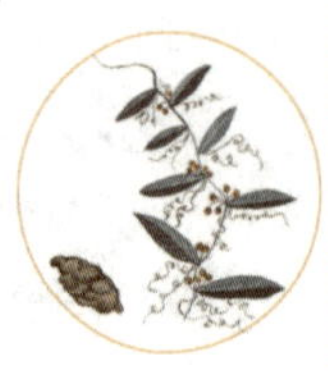

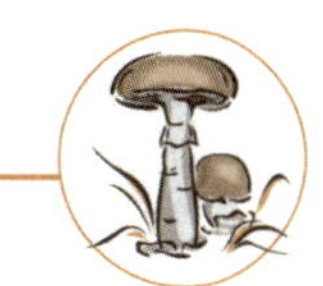

偏方3　血热型痛经，芹菜牛肉粥补虚凉血 / 173

偏方4　补气养血，黄芪当归止痛粥治痛经 / 174

◎ 崩漏老偏方 / 175

偏方1　崩漏，雄乌鸡粥治“崩漏” / 175

偏方2　血热崩漏，按压穴位3分钟搞定 / 176

偏方3　气虚崩漏，两种按摩俯卧就止漏 / 176

偏方4　血瘀崩漏，仰卧位两种按摩见效快 / 177

◎ 宫颈炎老偏方 / 179

偏方1　宫颈炎，野牡丹叶治疗别拖延 / 179

偏方2　脾虚型宫颈炎，白果乌鸡健脾利湿 / 180

偏方3　湿热型宫颈炎，刺苋根煎汁清热利湿 / 180

偏方4　肾阳虚型宫颈炎，韭菜根煮鸡蛋固涩止带 / 181

偏方5　宫颈炎防治，用对敷贴也管用 / 181

◎ 乳腺炎老偏方 / 182

偏方1　乳腺炎，仙人掌是巧治的法宝 / 182

偏方2　通利乳汁，用豆腐香菇炖猪蹄 / 183

偏方3　化结消肿，选用豆角蒲公英煎蛋 / 183

偏方4　消肿止痛，仙人掌拌马齿苋是良方 / 184

◎ 月经失调老偏方 / 185

偏方1　气虚型月经出血过多，喝黑木耳红枣茶 / 185

偏方2　月经先期量多，喝浓茶红糖饮 / 185

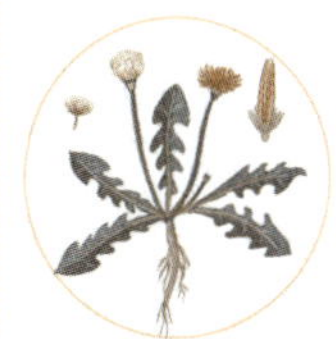

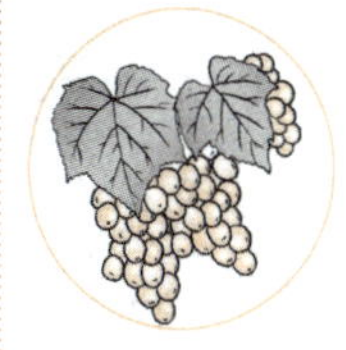

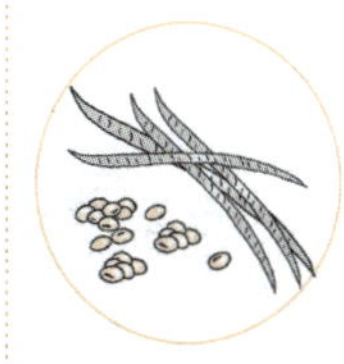

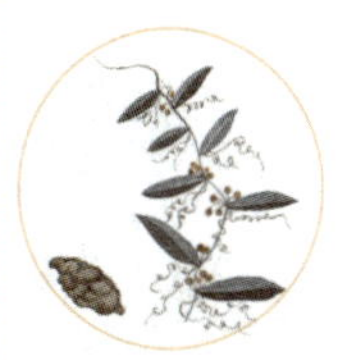

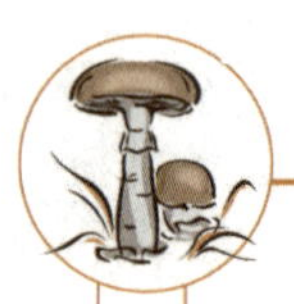

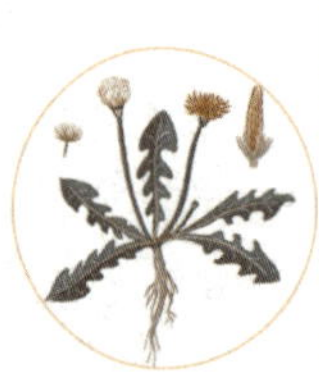

偏方3　妇女经期错乱，山楂红糖饮活血调经 / 186

偏方4　经期先后不定，喝一杯茴香酒 / 186

◎ 止白带老偏方 / 188

偏方1　美肤止白带，冬瓜仁汤两全其美 / 188

偏方2　除湿止带，银花绿豆粥顶药用 / 189

偏方3　利水渗湿，茯苓车前粥疗效好 / 189

◎ 子宫脱垂老偏方 / 190

偏方1　子宫脱垂，升麻促恢复见神效 / 190

偏方2　肾虚型子宫脱垂，吃芡实山药粥 / 191

偏方3　湿热型子宫脱垂，点按血海等穴 / 191

◎ 乳腺增生老偏方 / 193

偏方1　乳腺小叶增生，喝海带鳖甲猪肉汤 / 193

偏方2　防治乳腺增生，服香附路路通蜜饮 / 194

偏方3　防治乳腺增生，常按摩这3大穴位 / 194

◎ 盆腔炎老偏方 / 196

偏方1　慢性盆腔炎，盆底肌肉锻炼效果好 / 196

偏方2　湿热瘀毒型盆腔炎，喝银花冬瓜仁蜜汤 / 197

偏方3　各类慢性盆腔炎，喝荔枝核蜜饮 / 197

偏方4　气滞血瘀型盆腔炎，喝青皮红花茶 / 198

◎ 外阴瘙痒老偏方 / 199

偏方1　外阴瘙痒，生姜艾叶熏洗来帮忙 / 199

偏方2　外阴瘙痒，葱白花椒水洗阴部 / 200

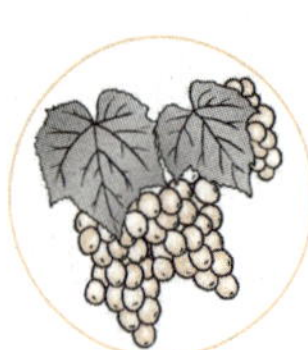

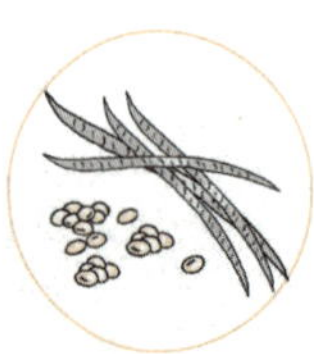

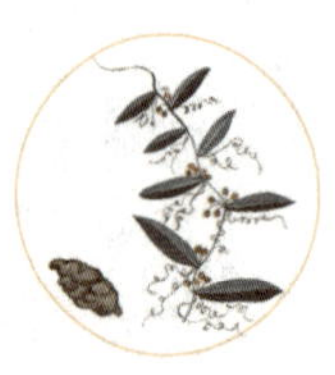

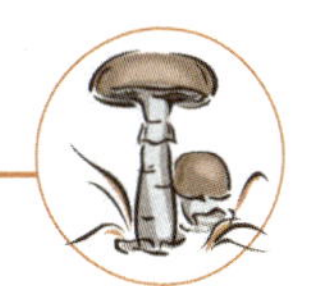

偏方3 外阴瘙痒，鲜桃叶煎汤熏洗 / 200

◎ 更年期综合征老偏方 / 202

偏方1 更年期失眠盗汗，吃甘麦大枣粥 / 202

偏方2 绝经前潮热，喝甘麦饮轻松应对 / 203

偏方3 恼怒、虚烦，合欢花粥助心平气和 / 203

偏方4 绝经前后怔忡健忘，吃莲子百合粥 / 204

偏方5 更年期心烦易怒，枸杞肉丝冬笋胜良药 / 204

第 9 章 偏方治百病——搞定儿科病轻松助成长

◎ 小儿厌食老偏方 / 206

偏方1 缺少胃酸，橘皮乌梅饮理气开胃 / 206

偏方2 不思饮食，四汁饮生津开胃 / 207

偏方3 食欲不振，给小儿喝黄连米汤 / 207

偏方4 小儿厌食症，巧做按摩手到病除 / 208

◎ 口角流涎老偏方 / 209

偏方1 小儿口角流涎，吴茱萸轻松外治 / 209

偏方2 小儿口角流涎，摄涎饼健脾摄涎 / 209

偏方3 流涎、遗尿，益智粥益脾、固气 / 210

偏方4 温中、止涎，喝一杯姜糖神曲茶 / 211

偏方5 健脾摄涎，白术糖能帮你的忙 / 211

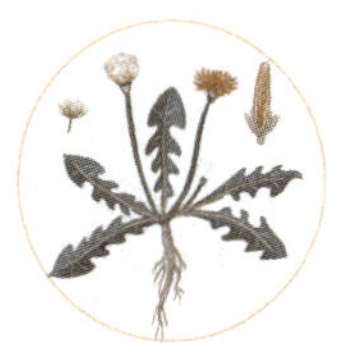

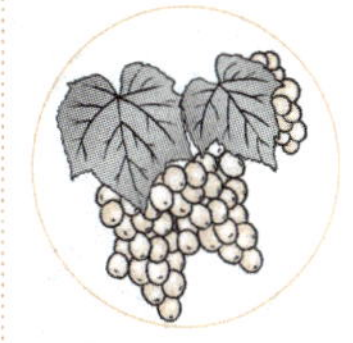

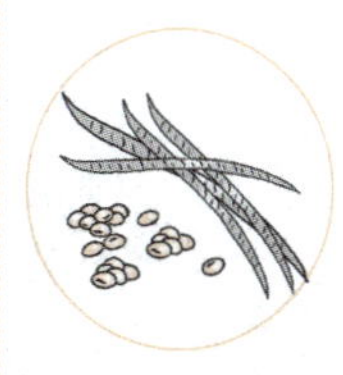

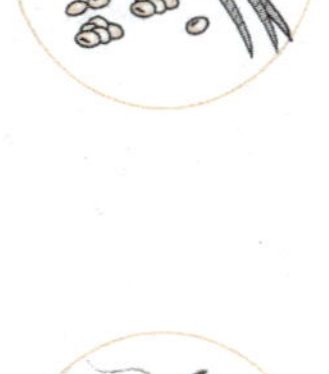

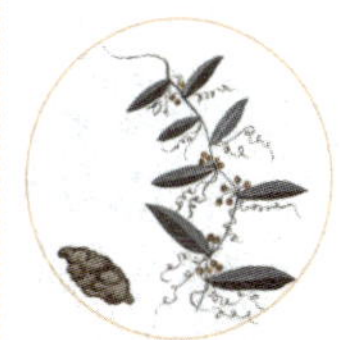

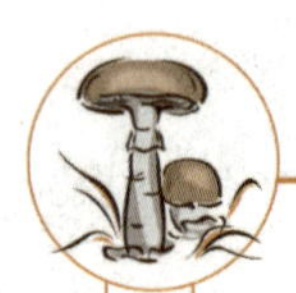

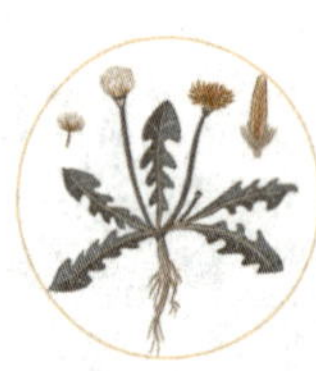

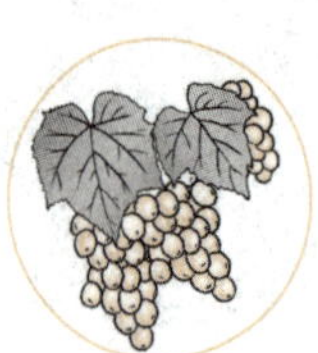

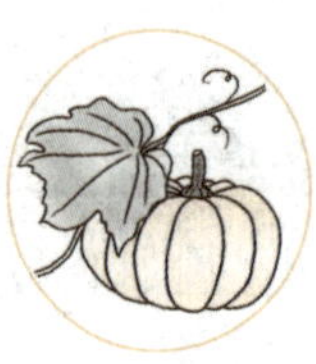

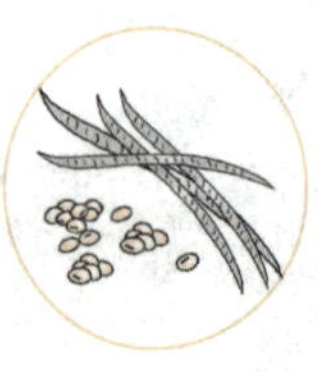

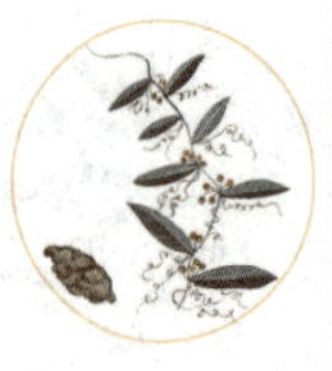

◎ 手足口病老偏方 / 212

偏方1　小儿手足口病，用白茅根煎水代茶饮 / 212

偏方2　预防手口足病，金银花大青叶饮健脾化湿/213

偏方3　急性手口足病，清心泻火是宝中宝 / 213

◎ 小儿夜啼老偏方 / 215

偏方1　心热夜啼，淡竹叶粥清心泄热 / 215

偏方2　脾寒夜啼，姜粥温暖脾胃、散寒止痛 / 216

偏方3　惊骇夜啼，蝉金散轻松定惊安神 / 216

偏方4　脾肾不足型夜啼，芡实红糖水补脾固肾 / 217

◎ 小儿发热老偏方 / 218

偏方1　小儿外感风寒发热，葱姜汤发表散邪 / 218

偏方2　减轻发热不适，温水擦拭散热降温 / 219

偏方3　发热有痰，阴阳萝卜汤化痰止咳 / 220

◎ 小儿尿床老偏方 / 221

偏方1　清热利尿，就喝胡萝卜玉米汤 / 221

偏方2　抑制排尿，炒白果不二药膳 / 222

偏方3　小儿遗尿，掌握按摩手法随症加减 / 222

◎ 小儿食积老偏方 / 226

偏方1　食积腹痛，胡萝卜玉米渣粥 / 226

偏方2　脾胃素虚，小米山药粥思“乳食” / 227

偏方3　贪食受凉，周岁宝宝服用小儿化食丸 / 227

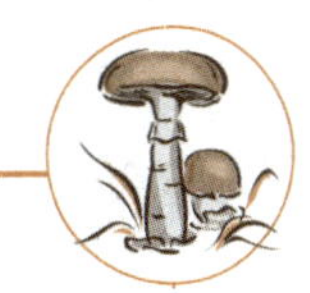

偏方4 食积咳嗽，服用小儿消积止咳口服液 / 228

◎ 小儿腹泻老偏方 / 229

偏方1 伤食型腹泻，吃炒米粥喝苹果汤 / 229

偏方2 风寒型腹泻，喝姜茶、扁豆干姜饮 / 230

偏方3 湿热型腹泻，一粥一汤双面堵 / 231

偏方4 脾虚型腹泻，粥粥汤汤止泻忙 / 232

◎ 小儿百日咳老偏方 / 233

偏方1 宝宝百日咳，每日3次饴糖萝卜汁 / 233

偏方2 初咳期，冰糖白菜根汤缩短病程 / 234

偏方3 清肺润燥，食用花生糖蘸见效快 / 234

偏方4 清热止咳，用鸡苦胆汁加白糖 / 235

◎ 小儿感冒老偏方 / 236

偏方1 感冒咳嗽，百合雪梨饮有效缓解 / 236

偏方2 风寒感冒，喝葱醋粥受风寒不再怕 / 237

偏方3 风热感冒，双花红果饮改善症状 / 238

偏方4 暑湿感冒，西瓜番茄汁清热解暑 / 238

第 10 章 偏方治百病——搞定五官病让你有面子

◎ 眼病老偏方 / 240

偏方1 眼干涩，请食黑豆核桃牛奶饮 / 240

偏方2 白内障，服用桑麻糖见奇效 / 241

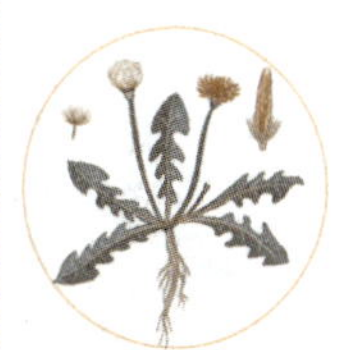
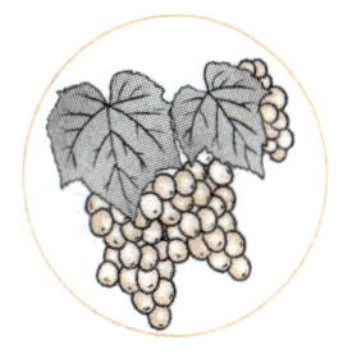

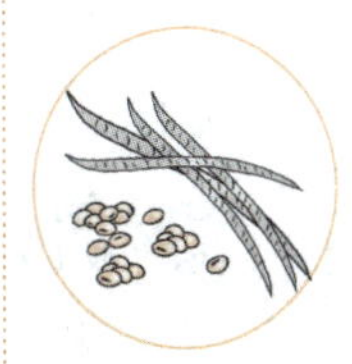
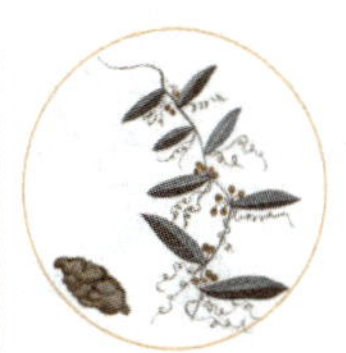

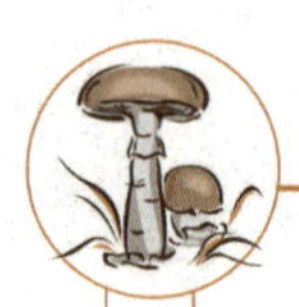

偏方3　夜盲症视力差，试试枸杞叶猪肝汤 / 242

偏方4　红眼病痛难忍，清凉食材是妙方 / 242

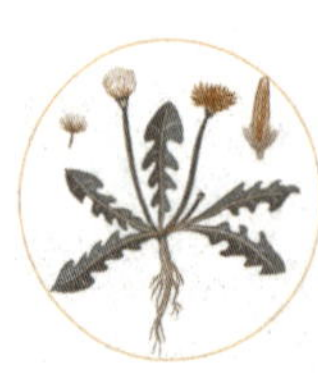

◎ 耳病老偏方 / 244

偏方1　耳鸣你莫愁，紫莱萝卜来帮忙 / 244

偏方2　耳聋耳鸣不吃药，试试鼓气法 / 245

偏方3　清热消肿，熟鸡蛋治疗中耳炎 / 245

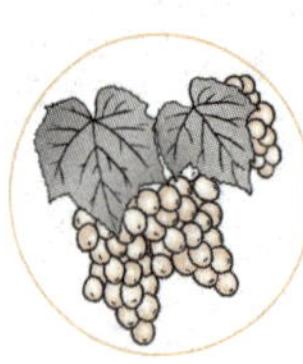

◎ 鼻病老偏方 / 247

偏方1　治鼻出血，补虚清热要先行 / 247

偏方2　巧治酒渣鼻，日常用对黄连水 / 248

偏方3　鼻炎不通气，扁豆参米粥疗效好 / 249

◎ 口病老偏方 / 250

偏方1　口含丁香，除臭又生香 / 250

偏方2　口臭不用愁，请食豆腐咸鱼头 / 251

偏方3　口腔溃疡如着火，苦瓜豆腐可清热 / 251

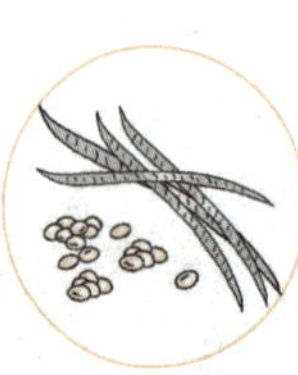

第 11 章　偏方治百病——除病去味搞定皮肤病

◎ 狐臭老偏方 / 254

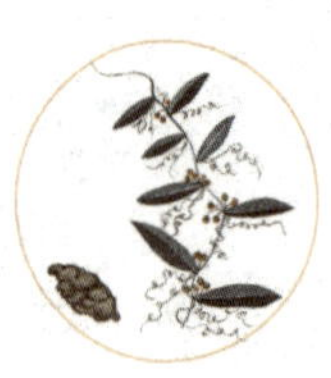

偏方1　收敛汗腺，陈醋生石灰有收敛和杀菌作用 / 254

偏方2　抑制大汗腺，炒食盐具有很好的杀菌功效/255

偏方3　抗菌消炎，鳅鱼泥涂敷腋下及红肿处 / 255

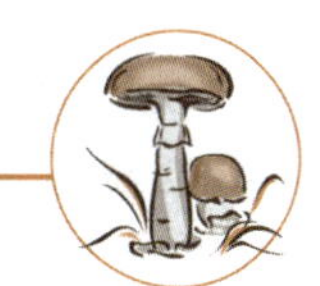

偏方4　收敛汗腺，田螺巴豆液杀菌排毒 / 256

偏方5　对付狐臭，碘酒泡辣椒巧妙缓解 / 256

◎ 脚气老偏方 / 257

偏方1　摆脱脚气，黄豆、鲜韭菜泡脚解困扰 / 257

偏方2　远离脚气乐悠悠，木瓜羊肉粳米粥 / 258

偏方3　脚气较重，洗脚后，脚搓脚就能解决 / 258

偏方4　分型论治，糜烂型、水疱型用药各不同 / 259

◎ 湿疹老偏方 / 260

偏方1　湿热蕴结型湿疹，吃薏苡仁茅根粥 / 260

偏方2　急性湿疹皮肤红斑，用薏苡仁绿豆粥 / 261

偏方3　脾虚湿盛型湿疹，喝绿豆百合薏苡仁汤 / 261

偏方4　对付湿疹，常用中药洗浴 / 262

◎ 皮肤瘙痒老偏方 / 263

偏方1　皮肤瘙痒总想抓，外涂花椒苦参醋 / 263

偏方2　湿热壅盛型皮肤瘙痒，喝绿豆薏苡仁汤 / 264

偏方3　血热风盛之皮肤瘙痒，试试苍耳草粥 / 264

偏方4　血虚风燥之皮肤瘙痒，喝泥鳅红枣汤 / 265

◎ 汗脚老偏方 / 266

偏方1　汗脚不再烦，明矾泡脚谁用谁知道 / 266

偏方2　汗脚脚臭，蒲公英防风让你不再烦 / 267

偏方3　汗脚臭脚，睡前洗脚胜于吃药 / 267

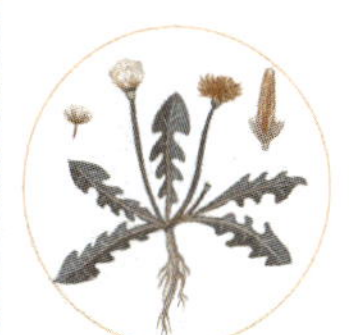

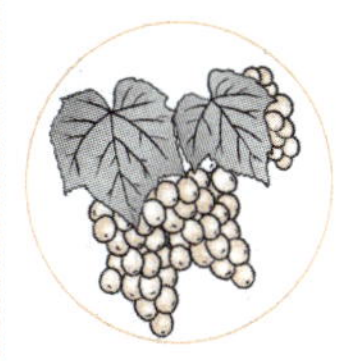

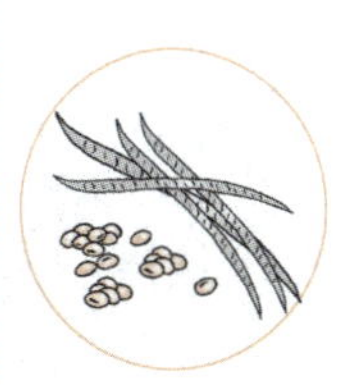

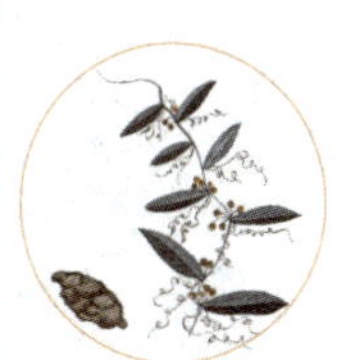

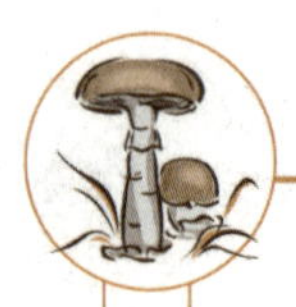

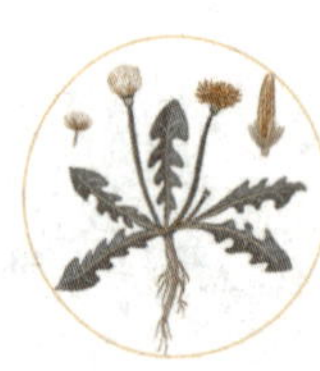

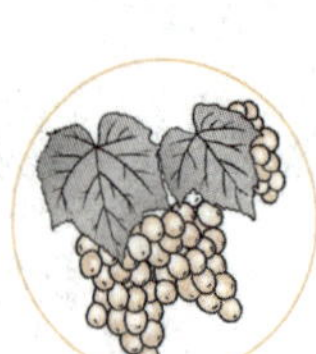

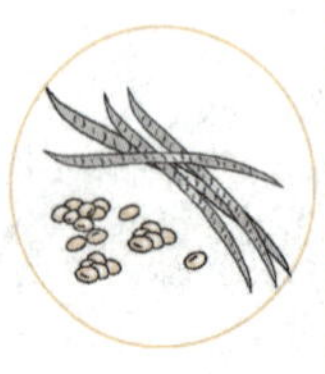

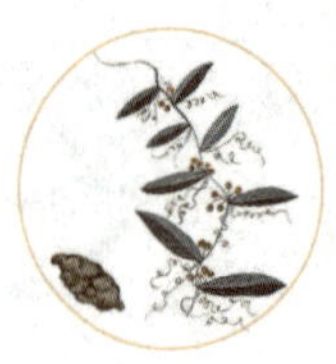

第12章　急救老偏方——生活从此更健康

◎ 烫伤老偏方 / 270

偏方1　烫伤不要慌，用白酒鸡蛋清帮忙 / 270

偏方2　烧伤、烫伤，米醋是个好东西 / 271

偏方3　烧伤、烫伤，蛋黄油简单好用 / 271

偏方4　愈后不留瘢痕，外敷新鲜葡萄 / 272

偏方5　调治烫伤，生石灰乳剂涂抹伤处 / 272

◎ 摔碰伤老偏方 / 273

偏方1　摔伤不留痕，生栀子糊消肿活络 / 273

偏方2　碰伤止血，南瓜叶粉抹伤口处 / 274

偏方3　消肿止痛，土豆去皮贴患处 / 274

◎ 割伤老偏方 / 275

偏方1　擦伤、割伤，茶叶止血还镇痛 / 275

偏方2　促进伤口愈合，鸡蛋膜贴伤口 / 276

偏方3　杀菌消毒，大蒜膜贴伤口好得快 / 276

◎ 咬（蜇）伤老偏方 / 277

偏方1　蜜蜂蜇伤，蜂蜜葱泥一试效果好 / 277

偏方2　被狗咬伤，鲜桃树叶来帮忙 / 278

偏方3　被蛇咬伤，白矾液就能帮到你 / 278

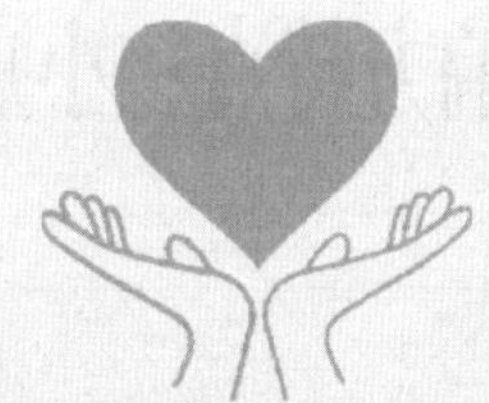

第1章

用对老偏方——祛病养生保健康

俗话说“偏方治大病”“偏方、验方气死名医”，老偏方可谓有口皆碑，深入人心。这种药方取材容易，做法简便，疗效明显，省钱省事，对于一些疾病能起到立竿见影的效果。然而，并非所有的老偏方都是良方妙药，如果选择使用不当，也很可能造成得不偿失的严重后果。一百个人就会有一百种不同，因此，运用老偏方祛病养生，绝不能生搬硬套，一定要找到最适合自己的养生方式，这就是中医最精妙的辨证论治。那么，要想用老偏方养生治病，我们就一定要念好健康“三字经”，本章将为您介绍蕴藏在民间老偏方中的养生大智慧。

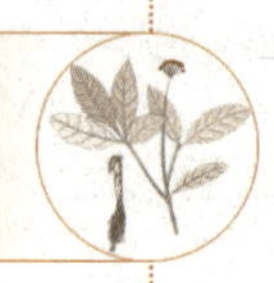

偏方特点：小病不求人，省钱又省力

偏方因其药源易得、使用方便、价格低廉、疗效显著、易学易用等特点，历代流传不衰。这些灿若星河的偏方多来自民间，是我国劳动人民智慧的结晶，不仅对常见病、多发病疗效显著，而且对疑难杂症、危重急症也有奇效。为生活工作而忙碌的我们不妨自学一些实用又简单的小偏方，有道是“天下偏方千千万，小病省了去医院”。

特点1 简单——取材容易，做法简单

偏方，是中医在治病救人的过程中经过多次甚至几代人亲身验证，证明有神奇疗效，世代相传的良方，是防病治病、保障人们身心健康的瑰宝。偏方养生术的方法丰富多彩，如按摩、泡脚、食养、药补等，这些养生方法顺应天然，崇尚自然，且具有取材容易、做法简便等特点。比如益母草，不仅在养生上具有奇功，而且采集方便，所以后世医书将其收录其中。再比如李时珍巧用唾液治蛇伤的故事，自取唾液，这是一件再简单不过的事了，借此却可一睹偏方妙用的风采。

有一次，李时珍采药回来，路过一个小茶馆就走进去歇歇脚。当时是夏天，天气十分炎热，茶馆里有几个人光着膀子玩纸牌，其中有一个人靠墙壁坐着，每次用手指在嘴唇上舔一下沾点唾沫再起

牌。忽然，他感到后背发痒，就用沾着唾沫的手指去抓痒。可是不一会儿，他感到后背又发痒，于是又沾唾沫去抓痒。一连几次都是这样。这个人觉得很奇怪，打完了牌回头一看，不由吃了一惊，原来墙壁上有个窟窿，里面有条蛇，蛇头朝外，已经半死不活了。这究竟是怎么回事儿？

李时珍把那条蛇翻过来倒过去地研究了一番，又看了看那个玩牌人的后背，心里就明白了几分。原来打牌的人背上发痒是蛇在舔他，打牌人不断地用沾着唾沫的手指抓痒，人的唾沫带到蛇的嘴里，而人的唾液是蛇的克星，于是蛇就僵死了。从此以后，把药草放在嘴里嚼嚼再敷在蛇咬的地方来治疗的偏方就流传了下来。

就这么简单，一味中药，涂抹一下，有些现代医学无法治疗的疾病，就被中医偏方这么容易地治愈了！大多数偏方取材容易，均系常用药品，有的甚至就是寻常食品，所谓“有不费一钱而其效如神者，虽至穷乡僻壤之……无不可以仓促立办，顷刻奏效”。

再举一个偏方治病的例子。唐宪宗年间，宰相武元衡小腿上生了臁疮，发热瘙痒，肌肉腐烂，脓血淋漓，精神疲倦，食欲减退。虽经太医调治，却未见好转。一天，一位小吏告诉宰相：“下官有一处方，专治多年恶疮，方用鲜马齿苋，捣烂敷在疮上，每天换药一次，就可以了。”武宰相依法使用马齿苋，不过几次，经久不愈的臁疮果然神奇地痊愈了。从此，马齿苋成为一味不可多得的治疗疮疡的良药，在民间广为流传。

据研究报道，马齿苋对急、慢性菌痢的疗效，与其他治痢药物相仿，因此老话说：“马齿苋是个宝，痢疾不用尝百草。”“治疗痢疾十发九中，清热解毒疗效众。”

一个宰相生了臁疮，太医调治无效，竟用田间寻常野菜治愈，取之何其容易，做法又是何其简便！

特点2 管用——千百年来口口相传

俗话说，偏方治大病。有些病症，名医辨证论治，使尽招数，却无效果，而用了偏方后竟能应手而效，真所谓“单方一味，气煞名医”。所以偏方不可小瞧。

在我们的生活中，可以听到很多千百年来口口相传的关于偏方治百病的例子，比如华佗巧用偏方治疗蟹毒，欧阳修妙用车前子治好腹泻等。其实与平民百姓一样，帝王将相也会用普通的食材做出美味的食物，甚至在生病的时候也会使用一些偏方。

茯苓饼——老佛爷的返老还童秘方

茯苓夹饼，又名茯苓饼，现在是北京的一种滋补性传统名点。因为慈禧爱吃，并且治好了老佛爷的头痛病，所以茯苓饼身价倍涨，大多来北京的人都要买上几盒带回去。但人们可能并不了解，茯苓饼在老佛爷的眼中可是名副其实的小偏方呢。

有一年，慈禧来到北京城外的法海寺。一进庙门，就闻到奇香扑鼻而来，她径自走向方丈禅房，这才发现老方丈正在烙制自己之前品尝过的小圆饼。慈禧好生慰问一番，方才请教此物底细。老方丈说：“人生在世不求仙，五谷百草保平安。此饼乃是老衲所采茯苓所制，名曰‘茯苓饼’，有养生健身奇效。”太后听后连声称赞，并熟记在心。慈禧回京之后，把御医和御膳房名厨叫来，如此这般一说，限令他们试制“茯苓饼”。时隔不久，美食就献于太后面前了。御医研讨后的制作方法，被载入太医院“仙方册”中。御膳房做“茯苓饼”的名厨也得到了重赏。据一些在慈禧太后身边服侍多年的人回忆说，老佛爷自从经常进食“茯苓饼”后，竟真的返

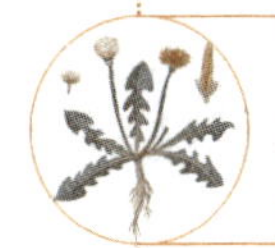

老还童了。她不仅很少犯心痛病，而且头发也由白变黑了。

丁香——宋之问的“口香糖”

唐代著名的“宫廷诗人”宋之问，在武则天掌朝时曾充任文学侍从。他认为自己长得仪表堂堂，出类拔萃，诗文也做得好，应该受到武则天的宠爱。可是，武则天却一直未曾垂青于他。宋之问又不甘心被冷落，于是写了一首艳诗献给武则天，以期获得武则天的重视。然武则天读后，竟一笑置之，并说：“宋卿哪方面都不错，就是不知道自己有口臭的毛病。”宋之问听后羞愧难当。从此，人们就经常看见他口含丁香，以解其臭。

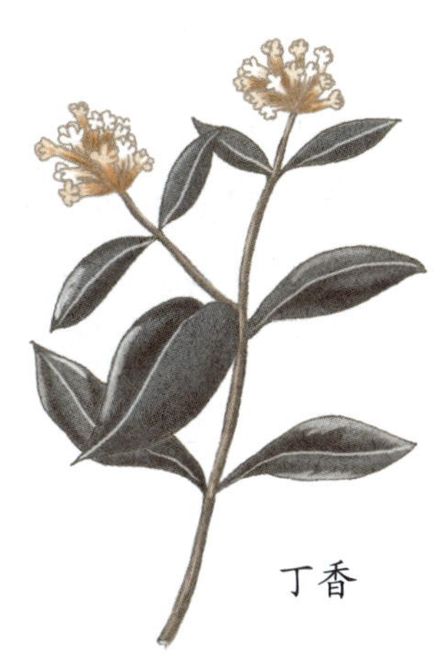
丁香

其实，丁香能除口臭早有记载。相传，汉代百官在皇帝面前奏事或回答问题，嘴里就必须含嚼丁香。可见，含丁香治口臭，不仅源远流长，且方法极类似现在的“嚼口香糖”。

现代医学研究发现，丁香花蕾含挥发油，油中主要含丁香酚、乙酰丁香酚、水杨酸甲酸、苯甲醛等，还含三萜化合物如齐墩果酸、黄酮等。药理实验证明，丁香浸出液、丁香油、丁香酚等确有杀菌、消炎等作用。对白色念珠菌等多种致病性真菌、葡萄球菌、链球菌及流感病毒等都有明显的抑制作用。所以看起来宋之问拿丁香当口香糖还真是含对了呢！

益母草——一代女皇的“洗面奶”

提起武则天，我们都有一个印象：在影视作品中，无论她是青春年少，还是年过花甲，始终都是貌若天仙美如花。其实，这位一千多年前的女皇，能活到80多岁高龄且容颜不衰的秘诀离

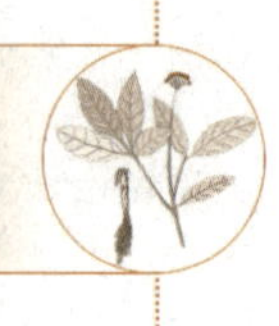

不开一草——益母草。因益母草在养生上具有奇功，而且采集方便，所以，后世医书将“益母草泽面方”更名为“神仙玉女粉”加以收录。

从中药的药性归属来看，益母草属于“活血理血”一类药，外用洗面，可令颜面光泽，还可治疗粉刺、黑斑等皮肤病。唐代大医学家王焘说：“初用此药洗面，觉面手滑润，颜色光泽。经十日许，特异于女面，经月余生血色，红鲜光泽异乎寻常。如经年久用，朝暮不绝，后四五十岁妇人，如十五岁女子。”从这段话中，我们不仅知道了武则天皇帝青春永驻的秘诀，同时，也再次感受到了益母草平凡中孕育的神奇力量。

千百年来偏方默默相伴，使很多人受益，甚至不少人通过它战胜了多年的顽疾；偏方妙用如夏日春风，相信它能够给越来越多的患者送去健康福音。

特点3 省钱——小毛病不用跑医院

人吃五谷杂粮，哪有不生病的，大多数人都是大病不犯，小病不断，尤其随着人们的生活节奏加快，健康问题日益严重，疾病接踵而至：感冒、失眠、神经衰弱、高血压、低血糖、贫血、肥胖症……毋庸置疑，有了病就要治。但就治病而言，很多患者都有一个误区：无论大病小病都往医院跑。一些医生也不管患者是感冒、咳嗽，还是需要降血压、降血脂，这药那药开一大堆，钱不少花，可几个疗程下去，效果却不能令人满意。那么，有没有花钱少甚至不花钱还能调治疾病的方法呢？有，偏方就是不错的选择。

为生活工作而忙碌的我们不妨自学一些实用小偏方，既可防病治病，又可省去到医院治病的费用。例如，用青蒿抗疟疾，用

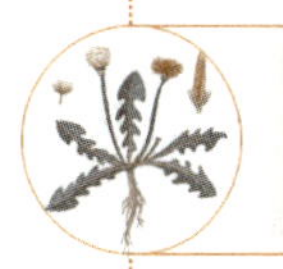

大蒜治痢疾，用苦楝皮驱虫，用血余炭止鼻出血，效果比较可靠，而且其中许多是经过现代药理研究证实的。如青蒿中含有的青蒿素为抗疟的主要成分，大蒜中含有的大蒜素有抗菌消炎的作用。

此外，虽然说“天下偏方千千万，小病省了去医院”，但这并不是说偏方信手拈来便可用。我们要以严谨的科学态度取其精华，去其糟粕。使用偏方时要注意以下几个问题。

病症要明确，偏方要实用

使用偏方治疗疾病，不能不问病情的原委，也不管偏方是否科学、合理，滥用一气。须知许多疾病症状似乎差不多，但实质上截然不同。如腹胀可以为许多疾病所共有，可见于胃肠疾病、胆系疾病、肝病及心功能不全等。山楂可以助消化、消除胃肠疾病引起的腹胀，却不能治疗心功能不全引起的腹胀。

药名要准确，用量要把握

由于偏方多数是流传或散落在民间经口传耳闻而来，经验成分比较多，不少药物同物异名或异物同名的现象不少，因此在药名、用法、用量、适应证等方面不可避免地存在着一定的误差。因此，对药物不能以讹传讹，不加核准，并且在用量上尤应格外注意。偏方中不少含有剧毒药物，像麻黄，中医有麻黄不过钱（3克）之说，如果用量过大，就会出现心悸等不良反应。即使是媒体介绍的，也要慎重甄别，不能盲从。如一小报载“癞蛤蟆外敷可治肝癌”，一患者如法

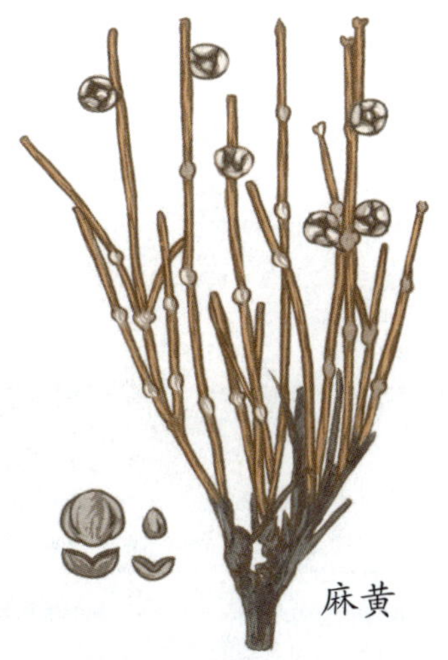
麻黄

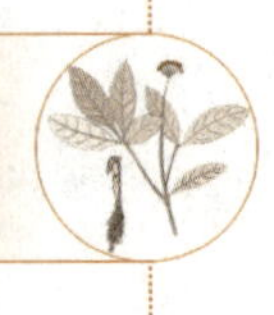

敷用，结果肝癌未治好，却引起全身剥脱性皮炎；又如一报称“浓茶可治肝炎”，某患者如获至宝，结果造成严重失眠、体衰而入院，因病情严重，抢救无效而死亡。

中药搭配有禁忌，买得贵不如吃得对

如果服用偏方时又服用其他药物，要注意偏方中的药物或食品与其他药物有无配伍禁忌或影响疗效等问题。如糖尿病患者服用格列本脲（优降糖），则忌人参、甘草，它们之间可能产生拮抗作用，减低降糖药的功效。即使没有配伍禁忌，两者服用也以间隔1～2小时或以上为宜。

总之，为了您的病情早日康复及用药安全，使用偏方一定要慎之又慎。一定要弄清楚偏方的用途、适应证、禁忌范围、剂量、疗效等，必须搞清偏方的来源，特别要弄清一些同名或相近药物的用法，以保证用对偏方治对病。

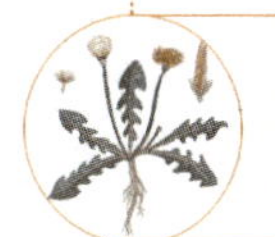

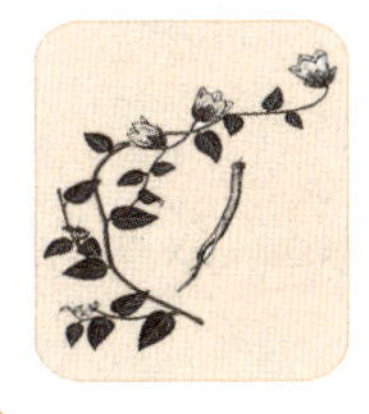

偏方用法：内服、外用双管齐下

如果遇到现代科技都无法解决的苦恼，那么不妨返璞归真，试试民间流传的那些偏方：由表及里帮你“揪”出隐患，将疾病扼杀在摇篮里，让你的生活更加轻松美好！

方法1 泡洗——偏方泡脚养生治病

泡脚是养生的妙方，从中医养生的角度出发，泡脚可起到活络通脉、温中散寒、疏通筋骨、理气和血的作用，从而达到增强心脑血管功能、改善睡眠、消除疲劳、调节亚健康状态、增强人体抵抗力等一系列养生治病的功效。比如用盐水、姜汁泡脚，不仅祛病强身，而且延年益寿。而且，在泡脚水中巧妙地加入不同的药材，能够对身体的一些不适起到辅助治疗的作用。

盐水泡脚：杀菌治脚气

盐水泡脚方法很简单，在半盆热水中加入两大匙食盐就行了。

食盐有很好的杀毒除菌功效，把食盐放入热水中，利用水中热力，可以使皮肤更好地吸收盐水的杀毒除菌成分，实现盐水泡脚治疗脚气的功效。

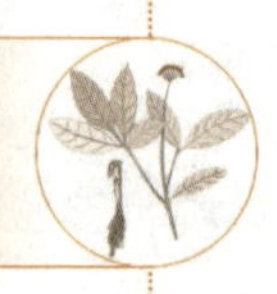

姜汁泡脚：散寒、治疗手脚冰凉

姜汁泡脚，就是在温水中加入几块拍扁的生姜以起到散寒的作用。这种方法对于缓解手脚冰凉症状有很好的效果。

生姜在中医上属于辛温解表药，有祛寒解表的作用，而且毒副作用较小。现代医学认为，生姜能够刺激毛细血管，改善局部血液循环和新陈代谢。用生姜泡脚可加速人体的血液循环，改善手脚冰凉、畏寒怕冷等不适症状。

中药泡脚：有助强身保健

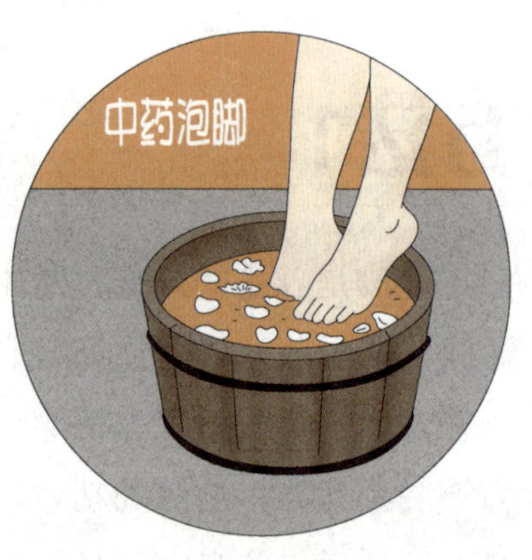

热水泡脚时，如果能在水中加一些中药，会有一定的强身保健作用。气虚的人可选用党参、黄芪、白术等补气药。高血压患者宜将菊花、枸杞子、桑叶枝、丹参等与冰片少许煎药泡脚。若需要活血补肾，可选择当归、赤芍、红花、川芎等。冬天皮肤干燥、容易发生皲裂的人，可选择桂枝、金银花、红花等中药，用砂锅煎煮，然后将煎好的药液去渣倒进桶里，再加入热水，每天浸泡30分钟左右，可以很好地预防皮肤干燥、皲裂等。

专家贴心指导

不管是盐水、姜汁还是中药泡脚，只能起辅助治疗的作用，千万不要把它当作治病的方法，以免贻误病情。

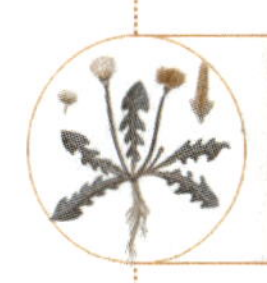

方法2 内服——食物是最好的医药

中国自古就有“药食同源，寓医于食”的说法。著名的医书《本草纲目》收集药物近2000种，其中就有大量食物，包括300多种谷物、蔬菜、水果，400多种禽、兽、虫等。唐代名医孙思邈所著《千金要方》中把食疗专立一科，明确指出：“安身之本，必资于食”“食能排邪而安脏腑，悦神爽志以资血气。若能用食平疴，释情遣疾者，方可谓良工”。由此可见，古代中医非常重视食疗，认为食物本身就有防病治病、补益人体的作用。

俗话说“药补不如食补”，饮食保健的目的，也就是《黄帝内经》中说的“不治已病治未病”，平日用饮食来强健身体，人才能少生疾病，健康长寿。一些我们日常生活中常见的食物就有养生治病的功效，就以番茄为例吧。中医学认为，番茄味甘、酸，性微寒，入肝、脾、肾经，有美容养颜、消除疲劳、生津止渴、健胃消食、降脂降压之功效，适当运用，具有食疗的效果。番茄还可治疗以下疾病。

治高血压：每天早上选1个番茄空腹蘸白糖吃，降血压效果明显。

改善贫血：许多女性都有轻微的贫血，虽然不影响正常生活，但贫血所引起的眩晕、无力、精神不振、脸色苍白问题依然不能忽视。番茄和苹果各1个，加上芝麻15克，一次吃完，每日吃2次，长期坚持可防治贫血。

预防癌症：番茄具有非常强大的抗氧化功效，可以清除体内自由基，保护身体不受侵害；它还有较强的清热解毒能力，能抑制病变，坚持每天吃一两个新鲜番茄能起到防癌和辅助治疗癌症

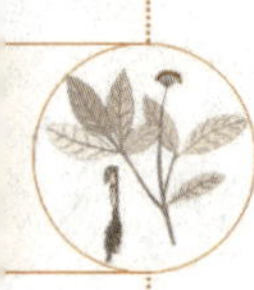

的效果。

预防中暑：炎炎夏日热气逼人，这时你可以把2个番茄切成片，加食盐或糖少许熬汤热饮，便能有效预防中暑，舒缓酷暑带来的不适。

退烧：将番茄汁和西瓜汁各半杯混合饮用，每小时喝一次，可退烧。

治牙龈出血：牙龈出血的人，可以把番茄洗净了当水果吃，连着吃半个月，问题便迎刃而解。如果选择樱桃番茄的话，效果会更明显。

另外，由于食物具有药物的功能，并且具有和药物一样的性能，也包括“性”“味”“归经”等内容，所以我们应在中医理论的指导下，根据阴阳、五行、脏腑、病因、病机等来辨证施治，以达到保健身体、防治疾病的目的。

“饮食者，人之命脉也”，饮食养生会使你远离疾病——食疗胜药，把饭当成药吃，千万别把药当成饭吃。

方法3 外敷——由表及里调病养生

“内病外治”这个词大家应该听说过，主要说的是中药。人生病了需要吃药，把中药吃进肚子里治病，是“中药内治”，是让肠胃吸收药物成分治病。外治呢，恰恰相反，是让皮肤“吃药”，一般是将药物敷在体表特定部位来治疗疾病的一种民间疗法，作用是让药物通过皮肤的吸收、渗透进入体内，从而达到调病养生的效果。

很多人都贴过膏药，像活血止痛膏、筋骨贴、狗皮膏药等。市面上的膏药，大多是祛风湿、活血止痛的，贴的部位也多是病患部

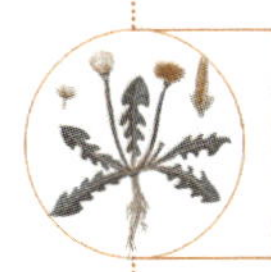

位，如关节疼痛、跌打损伤的地方等。尤其现在患颈椎病的人越来越多，颈椎病会对患者的身心健康产生不利的影响，同时也会影响到患者的正常工作、学习、生活，甚至造成患者生活紊乱，所以应该采取积极有效的方法控制病情，下面有几种有效缓解颈椎病的外敷偏方，患者不妨一试。

方法一：生姜大葱巧治颈椎病。取生姜1块、大葱1根、葱茅5支捣烂，加水煮开，用毛巾蘸药液，敷在疼痛处可消除疼痛。

方法二：生姜山药巧治颈椎病。取生姜母片（姜母药效大）7片，山药片7片，用石臼捣成糊状，再用蜂蜜少许调匀，每天晚上敷到痛处，敷2小时，可有效缓解疼痛。

方法三：葱泥拌红糖巧治颈椎病。取3根大葱葱白，再用一勺红糖放在一起捣成泥后糊在患处，每大晚上敷2小时。

以上是对于颈椎病患者比较适用的外敷治疗偏方。用外敷偏方治疗胃病、外科疾病等各类顽固性疾病也有独特疗效。比如说冬季是胃病的高发时期，对于胃病患者来说，在冬季守住健康，避免胃病复发是十分重要的事情。中医学认为，冬季如果脘腹受凉，致使寒凝气滞，胃气失和，不通则痛。中医专家推荐采用生姜外敷来治疗，因为生姜具有温胃散寒的功效，将其外用止痛效果好。

另外，用丝瓜嫩丝或丝瓜叶捣烂外敷，可治痈疖、无名肿毒等外科疾病；鲜丝瓜叶洗净捣烂，涂搽患处，至局部发红，治神经性皮炎；对于烫伤或烧伤，可将老丝瓜皮烧成灰，再用菜籽油调成糊状，抹在烫、烧伤处，一日几次，两三日后就会痊愈；将丝瓜汁、牛奶和蜂蜜混合搽脸，可防衰老。

好的外敷偏方起到的多是一种缓解作用，可由表及里调病养生，但想要彻底地治疗疾病，还需有科学的治疗方案。

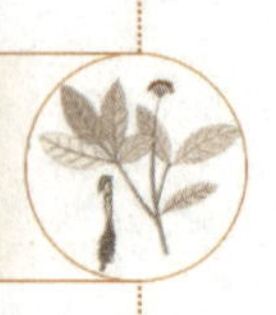

方法4 按摩——选对穴位手到病除

经穴按摩远不是一种生活的时尚，更多是一种惠及百姓的实用养生术。《素问·调经论》中记载：“神不足者，视其虚弱，按而致之。”说明按摩有疏通气血、补虚扶正的作用。对患者来说，按摩既可使肿胀、疼痛等局部症状消退，又可加速恢复患部的功能，使全身状况得到改善，从而收到良好的治疗效果；对常人来讲，按摩则能增强人体的自然抗病能力，取得良好的保健效果。具体来讲，穴位按摩的功效主要表现在以下几个方面。

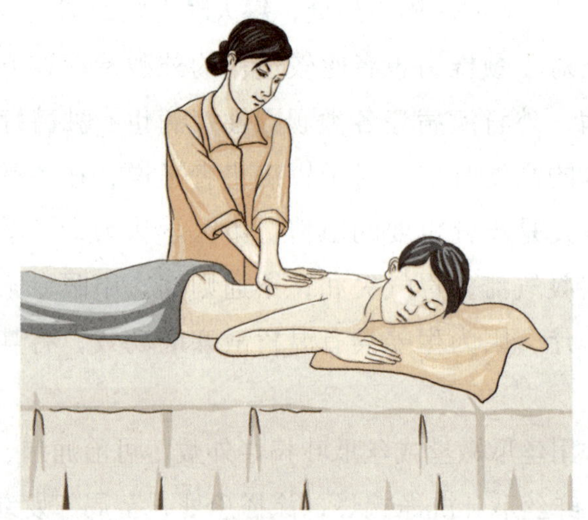

调整脏腑气血，平衡阴阳

按摩对五脏六腑具有调节阴阳平衡的作用，这种调节的功效是通过经络、气血起作用的。比如脾经为少气多血之经，气不足、血有余，所以经常出现脾气虚的症状，我们常说的黄脸婆就是脾虚的表现，按摩太白穴能较好地充补脾经经气的不足，为脾经经气的供

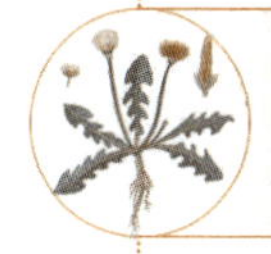

养之源。

消除疲劳，增强体力

繁重的体力劳动或剧烈运动后，人体的肌肉由于过度紧张而收缩，这时，肌肉代谢的中间产物——乳酸，就会大量堆积，使人感觉全身疲乏，甚或肌肉酸痛。按摩太阳、涌泉、百会等穴位，可使部分乳酸氧化成二氧化碳和水，其余的乳酸被还原成能量物质，使人全身的肌肉放松，肌张力降低，从而消除疲劳，使机体恢复到正常的工作状态。

疏通经络，活血散瘀

中医学认为，当人体遭受损伤后，气血瘀滞，经络阻隔，不通则痛。治疗的关键就是疏通经络，“通则不痛”。通过不同的按摩手法，作用于损伤部位或邻近部位，使局部经络气血疏通，瘀滞化散，筋骨肌肤得到营养。另外，经穴按摩还可选取远端穴位按压，通过经络的联系，疏通各经络气血，治疗局部的瘀滞。如腰扭伤，可在扭伤的局部施以轻柔的按摩，并且选取远端的委中穴、人中穴按压，以疏通局部经络气血，使气血畅通。

调节神经

按摩疗法具有调节神经功能的作用。我们知道，神经是联络人体各部位、各个组织器官的一种组织，它参与人体的一切生命活动，自然也影响各部位、各器官的功能活动。穴位按摩刺激神经系统引起反射作用，从而维持兴奋与抑制过程的相对平衡，以达到治疗目的。例如，对头痛、失眠的患者，用拇指缓慢按压头顶部的百会穴，就会使情绪安定下来，容易入睡。也可按摩脑后发根部的天柱穴，使头痛减轻，恢复正常的睡眠。

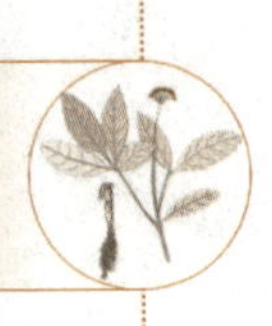

减缓皮肤衰老

经常按摩能使体表的毛细血管扩张，令皮脂分泌得更加畅通，这有利于改善皮肤的呼吸及汗液的排泄。同时它还能刺激皮下毛细血管，促进血液循环，让皮肤得到充分的营养补给，使皮肤润滑，富有弹性，减少皱纹，保持皮肤的青春状态。比如长期按压颧骨周围的穴位，如迎香穴、巨髎穴、颧髎穴，可提拉脸部肌肉，促进气血循环，消除面部水肿。

提高胃肠的消化吸收功能

如果你有消化不良、腹部胀满、食欲不振、便秘及腹泻等症状，通过按摩手法刺激有关的经络穴位，可反射性地调节自主神经的功能，提高肠胃的消化吸收能力，比如对内踝前下方的然谷穴进行刺激后，口中就会分泌大量的唾液，产生进食的欲望。糖尿病患者在吃药的同时再配合按摩然谷穴，就能使血糖很快降下来，并趋于平稳。

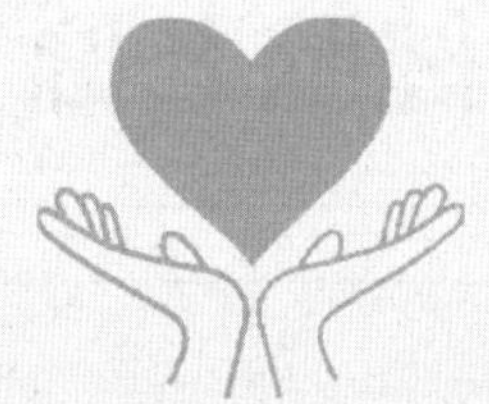

第2章

保健老偏方——偏方护理身体棒

健康并不是一种偶然，而是一种选择，我们每个人都可以选择健康。据世界卫生组织提供的资料表明，人类的健康与否、寿命长短，取决于五种因素，其中生活习惯因素占60%，遗传因素占15%，医疗因素占8%，气候因素占7%，环境因素占10%，可见人的健康状况与寿命长短，大多取决于其生活方式。所以，要健康长寿，就应自觉提高养生意识，懂得健康养生之道的知识和方法，做自身健康的主宰者。本章结合人们的健康现状精心筛选了一些经典保健老偏方，掌握这些经典老偏方，能为您的健康生活增添保障。

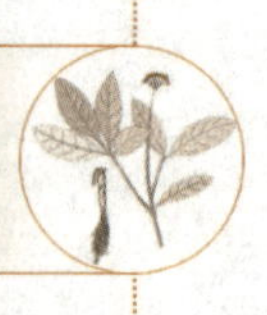

健脑老偏方

中医学认为，“脑为元神之府”，脑是精髓和神明高度汇聚之处，人之视觉、听觉、嗅觉、感觉、思维记忆力等，都是由于脑的作用而存在，脑健康了，很多疾病就会自动远离。

偏方1 失眠健忘，睡前喝碗远志汤

年龄的增长或用脑过度，会导致大脑功能老化，智力下降，从而产生健忘、记忆力减退等症状。人们要想使脑功能处于最佳状态，就必须补给大脑充足的营养，增加其活力，使身体和大脑健康起来。营养保健专家研究发现，一些有助于补脑健智的食物或药物，并非昂贵难觅的仙品，而恰恰是廉价又普通之物，日常生活随处可见。在此特介绍这道远志汤，助您益智健脑，增强记忆力。

食疗老偏方：远志汤

【配方】远志3克，百合、桂圆肉各10克，鸡蛋1个，大枣5枚，冰糖5克。

【做法】将鸡蛋打破，与其他食材放入炖盅中加水适量，搅匀后蒸熟，每晚服用1次。

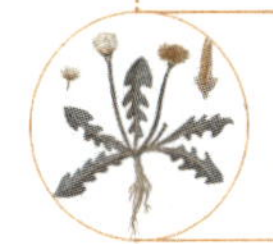

【功效】健脑益智。适合脑力工作紧张、失眠、健忘的人士长期服用。

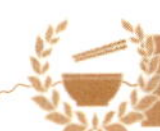

专家贴心指导

远志是一味具有益智作用的中药，唐代医学家孙思邈甚至将之列为益智方药的第一名，《神农本草经》中记载它“益智慧，耳目聪明，不忘，强志倍力”；桂圆肉有补益心脾、养血安神之功效；百合加鸡蛋共奏滋阴润燥、清心安神之功。诸味合用，其健脑益智功能更强。

偏方2 老忘事可预防，“赤龙搅海”帮您忙

现代生活，忙忙碌碌，人们容易忙中出错，不是忘了回复电话，就是忘记重要密码。调查显示，年龄越大越健忘。超过一半的调查对象说，随着年龄增长，忘事更加频繁。有的人甚至怀疑自己得了老年痴呆症。经常忘事者务必要寻找恰当方法治疗，如果担心药效不佳，这里推荐一套舌头操，配合治疗。这套舌头操有个好听的名字，叫“赤龙搅海”。

运动老偏方：赤龙搅海

(1)舌尖抵住牙床，在口中顺时针或逆时针转动，反复转10次，再上下牙轻叩40次，用口中唾液鼓腮漱口10次，然后将唾液缓缓咽下。每天做1～3次。

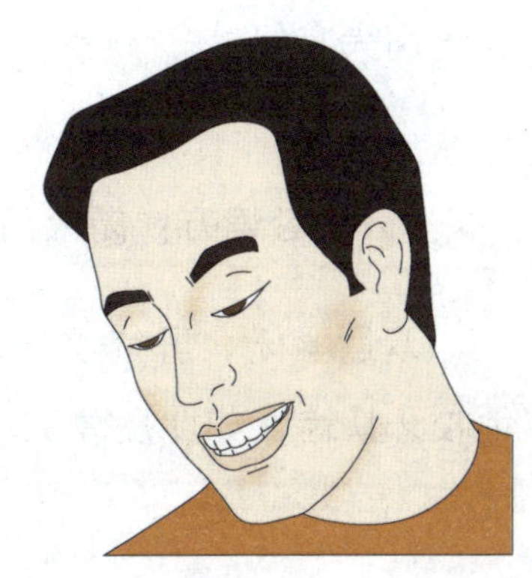

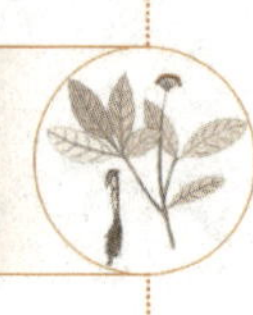

(2)稍微张开嘴，尽量伸出舌头，然后缩回，反复做10～20次，再把舌体伸出后向左右来回摆动10～20次。上述动作做完后，将口中产生的唾液分3次咽下。每天做1～3次。

专家贴心指导

运动舌头后会刺激口腔产生许多唾液，中医学认为，“肾在液为唾”，意思是唾液是肾精所化，因此将唾液咽下后，更能起到补肾之效。中医理论还认为，牙齿是由肾中精气所充养的，所以运动舌头时刺激牙齿，也同样有补肾之效。由于肾藏精，精生髓，髓聚于脑，故肾为生髓之官，脑为聚髓之海，因此通过咽唾液、叩牙齿，就能起到健脑之效。

偏方3 年老头昏沉，用“闭天门”治一治

一些老年人经常感觉头昏沉，并伴有健忘、失眠、日间思睡、乏力、肢体麻木等症状，但是只要休息一下就能缓解，所以人们对这些症状往往并不重视。殊不知，这是机体给人们提醒的信号，说明身体有问题，若不加以重视，甚至会酿成大祸。这里推荐一个民间偏方，名字叫作“闭天门”。经常进行“闭天门”的锻炼，对强身防病大有好处。

运动老偏方：闭天门

双唇紧闭，屏气咬牙，把上下牙齿整口紧紧合拢，且一紧一松地咬牙切齿，如此反复30次以上，每天进行3次。

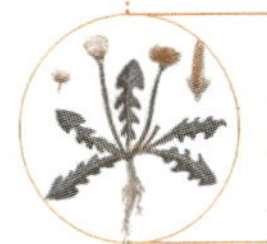

专家贴心指导

在施行“闭天门”动作时，实际上是使头部、颈部的血管和肌肉、头皮及面部有序地处于一收一舒的动态之中，这样会对脑部的血流产生积极的影响，可加速血液循环。通过这样的反复练习，可以促进脑血管侧支循环的建立，从而改善脑部供血，使头昏沉症状得到改善。需要注意的是，老年人出现头昏沉症状时应立即休息，暂时停止用脑。

偏方4 昏厥不用慌，头低脚高急救忙

昏厥又称晕厥、虚脱、昏倒，是暂时脑缺血引起的短暂的意识丧失，血压降低是昏厥的普遍体征。昏厥时的表现为双眼无神或凝视、两眼翻白、瞳孔散大、意识丧失、呼吸微弱等。生活中难免会发生一些意外的情况，有时候家人或朋友会发生昏厥，此时，请君莫惊慌，下面偏方帮你忙。

急救老偏方：头低脚高掐关键穴

(1)扶昏厥者平卧，取头低脚高位，解开患者的领口、皮带。

(2)可用双手由患者下肢向其心脏部位加压按摩，驱使血液流向脑部，然后立即用力按掐人中、少冲、百会、合谷、内关、十宣等穴位。

(3)患者苏醒后，可让其饮热茶或糖开水，不要让其马上站起，以免再次昏厥，如要下地活动，应慢慢将其扶起，以防摔倒。

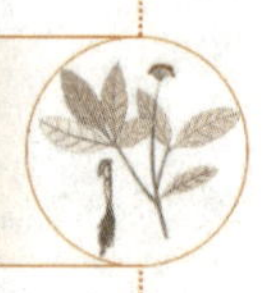

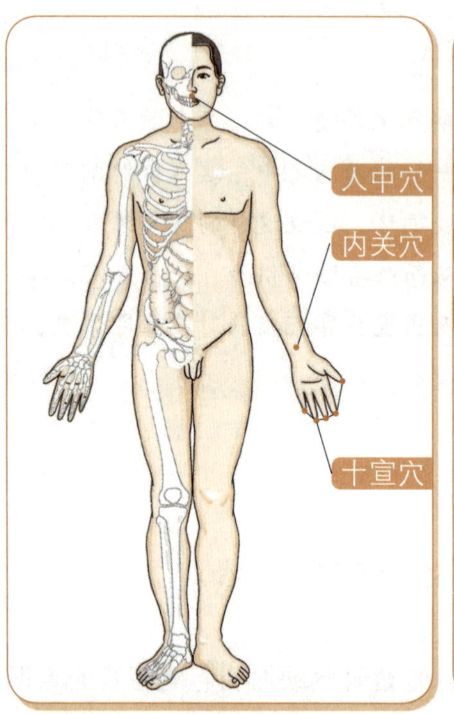

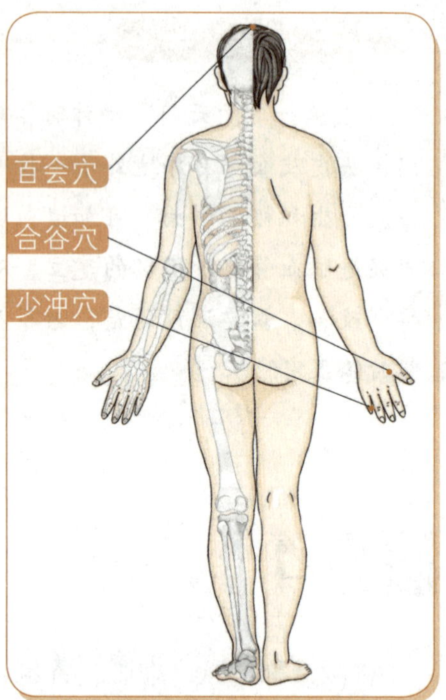

专家贴心指导

一般情况下，大脑缺血缺氧才会导致昏厥，所以要用双手由患者下肢向其心脏部位加压按摩，驱使其血液流向脑部。易发生昏厥的患者（尤其是老年人），勿单独外出行动，更不要让其爬高、过桥，以免精神紧张诱发昏厥；曾因排尿发生过昏厥的人，小便时应采取坐位。

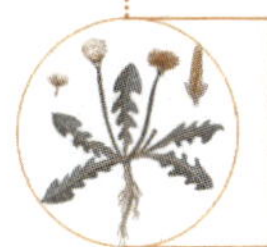

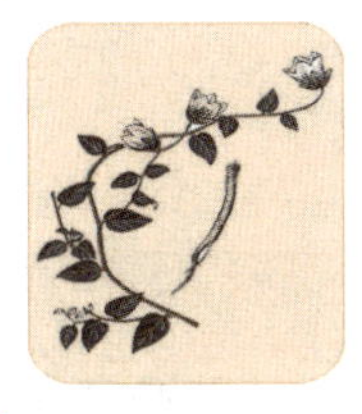

明目老偏方

眼是人类感官中最重要的器官，大脑中大约有80%的知识和记忆都是通过眼获取的。此外，眼还是容貌的中心，是容貌美的重点和主要标志，美学家称人的双眼是“美之窗”。因此，注重眼保健，提高生活质量，理应成为人们不可小觑的话题。

偏方1 预防白内障，常喝黑芝麻枸杞粥

白内障是发生在眼球中晶状体上的一种疾病，任何晶状体的混浊都可称为白内障。根据调查，白内障是最常见的致盲和视力残疾的原因，多见于40岁以上，且随年龄增长而发病率增多。我国人民在长期的生产生活中，积累了大量的防治白内障的经验，有些食疗偏方方便有效。

食疗老偏方：黑芝麻枸杞粥

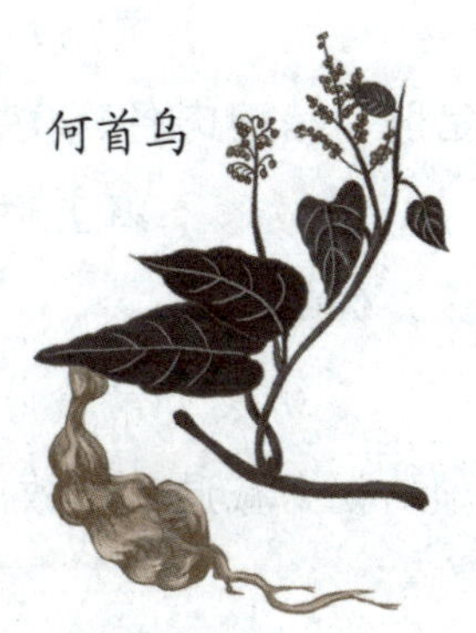

【配方】黑芝麻、枸杞子、制何首乌各15克，粳米100克。

【做法】黑芝麻洗净晾干，炒香研末；制何首乌煎煮2次，去渣取汁，与粳米、枸杞子、黑芝麻共同熬粥。每日服1次。

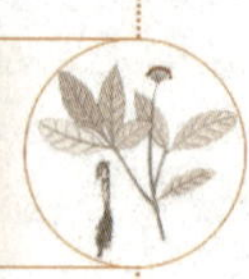

【功效】补肝益肾，养血明目。适用于防治白内障、须发早白、头晕眼花等症。

专家贴心指导

黑芝麻药食两用，具有补肝肾、滋五脏、益精血、润肠燥等功效，被视为滋补圣品；枸杞子具有滋补肝肾、益精明目的功效，用于虚劳精亏、腰膝酸痛、目昏不明等；制何首乌具有补益精血、乌须发、强筋骨、补肝肾的功效。以上各味与粳米同煮成粥，其补肝益肾、养血明目的功效更强。

偏方2 预防视力减退，喝黄精枸杞猪肝汤

生活中有些人会遇到视力快速下降的问题，就算配戴眼镜也控制不住。通常情况下，视力减退的发生往往是有预兆、有信号的，大家不妨试一下这款黄精枸杞猪肝汤，助你有效预防视力减退。

食疗老偏方：黄精枸杞猪肝汤

【配方】黄精10克，枸杞子15克，猪肝、猪瘦肉各100克，调料适量。

【做法】将上述材料洗净后加水煮汤，佐餐食用。

【功效】常食此汤具有养血明目、预防视力减退的功效。

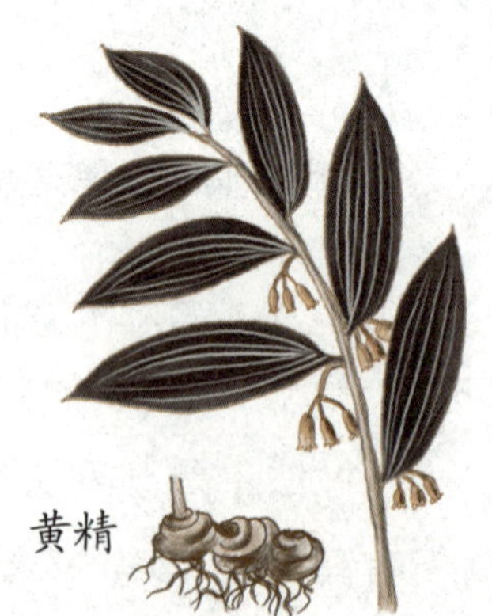

黄精

专家贴心指导

黄精能养阴润肺、补脾益气、滋肾填精；枸杞子能养肝滋肾、补虚益精、清热明目；猪肝有补肝明目、养血之功效，用于血虚萎黄、夜盲、目赤、水肿、脚气等症。每日早晚两餐服用，既能预防视力减退，还能预防肝肾亏虚所引起的黑眼圈。需要注意的是，患有高血压、冠心病、肥胖症及血脂高的人忌食本品，因为猪肝中胆固醇含量较高。

偏方3 预防视物模糊，吃对枸杞子粥

视力低于1.0为视力减退，0.3以下为低视力，表现为视物模糊。造成视物模糊的原因多种多样，主要有工作压力过大以及一些不良的生活习惯等。摆脱视物模糊，希望老偏方——枸杞子粥对大家有所帮助。

食疗老偏方：枸杞子粥

【配方】枸杞子20克，大枣7枚，粳米50克，白糖适量。

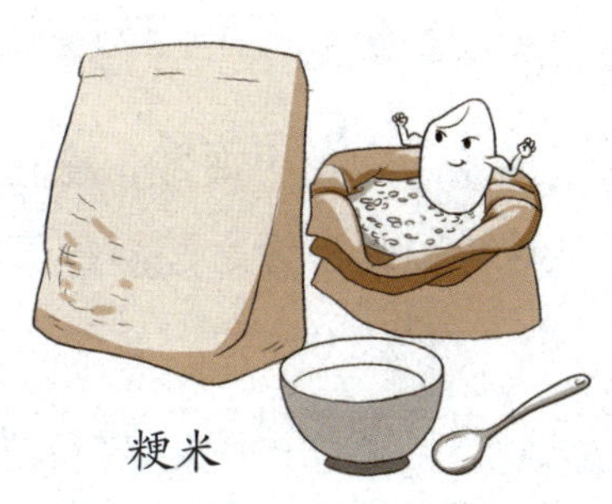

粳米

【做法】将前3味放入砂锅内，加水500毫升，用小火煮至沸腾，待米开花、汤稠时，停火焖5分钟即成。服时调入白糖，每日早晚温服，可长期服用。

【功效】滋补肝肾，益精明目。适用于肝肾阴虚所致的头晕目眩、视力减退、腰膝酸软等症。

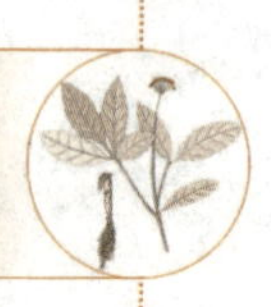

专家贴心指导

枸杞子味甘性平，富含多种营养成分，能补虚生精，常用来入药或泡茶、泡酒、炖汤。如能经常饮用，能有效缓解眼疲劳，达到预防视力下降的效果。体质虚弱、抵抗力差的人更适宜长期食用。需要注意的是，枸杞子温热身体的效果相当强，正在感冒发热、身体有炎症、腹泻者最好别吃。

偏方4 迎风流泪，找承泣穴来帮忙

有的人眼睛并没有什么异常的现象，既不红，又不肿，也不痒，但外出时被风一吹，眼泪就不自觉地流下来，视物模糊，影响了视力。尤其是骑车时，因为总要擦眼泪，时间久了眼皮就会出现潮红、湿疹或炎症。这就是中医所称的“迎风流泪症”，是中老年人常有的眼病，又称为“溢泪症”。那么，对于这种病除了常规治疗外，老中医有没有什么偏方可以辅助治疗呢？

中医老偏方：按揉承泣穴

承泣穴位于面部，瞳孔直下，在眼球与眼眶下缘之间。每天按揉此穴3次，每次10分钟。并配合艾灸的方法，用艾条熏此穴，每穴熏5分钟以上，每日1次。坚持2周左右迎风流泪的不适症状就会有所改善。

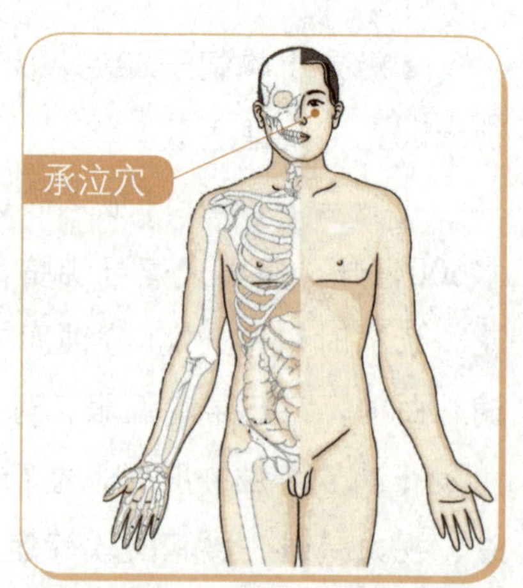

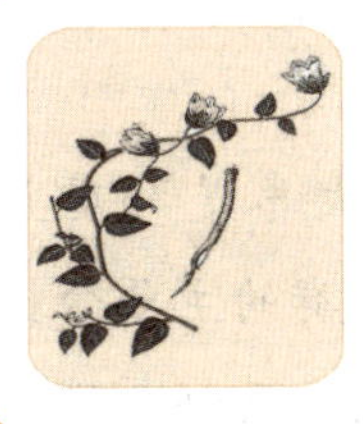

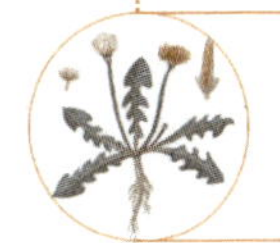

养气血老偏方

如果把人体比喻成一棵树，气血就是树根，躯干便是树干、树枝和树叶。根深才能叶茂，气血充盈才能长寿。那么，如何利用偏方来补养我们的气血呢？

偏方1 气血不足，常喝大枣粳米粥

气血不足即指中医学中的气虚和血虚。气血不足会导致脏腑功能的减退，引起早衰的病变。气虚，即脏腑功能衰退，抗病能力差，表现为畏寒肢冷、自汗、头晕耳鸣、精神萎靡、疲倦无力、心悸气短等。血虚，表现为面色无华萎黄、皮肤干燥、毛发枯萎、指甲干裂、视物昏花、手足麻木、失眠多梦、健忘心悸、精神恍惚等。如果具有上述症状，常喝大枣粳米粥会有所改善。

食疗老偏方：大枣粳米粥

【配方】大枣10～15枚，粳米100克。

【做法】加水，两者一起煮粥。

【功效】补气血，健脾胃。对于体弱、病后身虚、气血两亏、营养不良、脾胃虚弱、贫血等有较好效果。

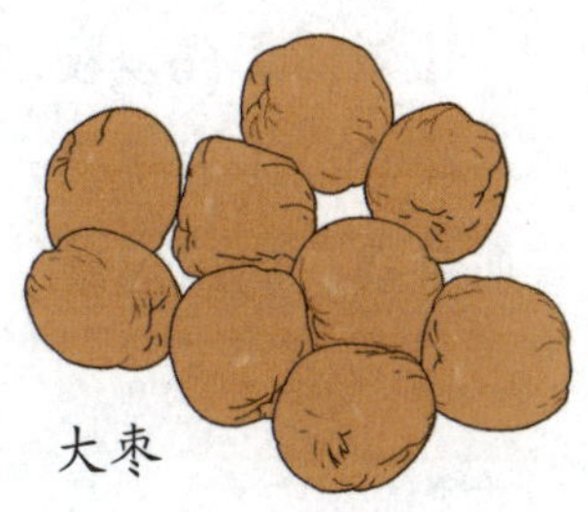
大枣

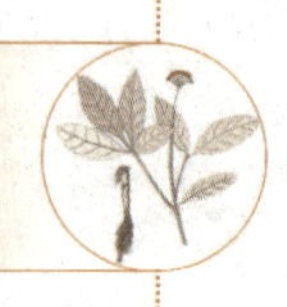

专家贴心指导

大枣粳米粥自古以来就是治疗贫血的良方。大枣是补虚益气、养血安神、健脾和胃的良药；粳米即大米，是人类的主要食粮之一，含人体必需的淀粉、蛋白质、脂肪、多种维生素及钙、磷、铁等营养成分，可提供人体所需的营养、热量。该方不但可以治疗因营养不良引起的贫血，还是益寿延年的良方。需要注意的是，气血不足且属寒性体质的人，不宜多吃甜食，否则容易出现腹胀和便秘。

偏方2 气血亏损，粳米粥弥补病后虚羸

气血亏损，会出现面黄、乏力、怕冷及经血减少或异常增多等症状。这和营养不足、脾胃虚弱及经血过多等损伤有关。如看到有人脸色很黄，往往说明这个人身体不健康，身体亏损、气血亏虚，需要补养。食补可谓是最佳选择，气血双补的食物既可补气，又能补血。

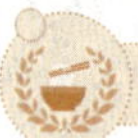

食疗老偏方：粳米粥

【配方】粳米100克，新鲜牛奶225毫升。

【做法】先以粳米煮粥，待粥将熟时，加入牛奶再煮为粥。

【功效】补虚损，润五脏，益老人。适用于中老年人体虚衰弱、气血亏损、病后虚羸、口干作渴及反胃噎膈、大便燥结等症。

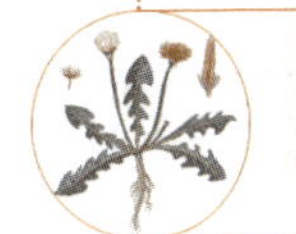

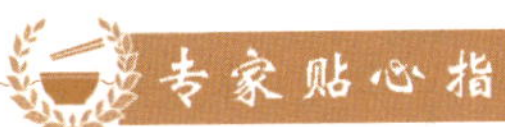

中医学认为，牛奶味甘性平，具有补虚损、益脾胃、生津液、润脏躁之功效；而粳米更是非常适合煮粥的佳品。牛奶与粳米共煮成粥，有润五脏、补虚损、养阴生津的作用，适用于中老年人或病后体弱及气血亏损等症。

偏方3 形体消瘦，煎服太子参益气补血

形体消瘦是指人的体重低于标准体重15%及以上。人体的标准体重可按下列公式计算：标准体重（千克）=身高（厘米）—105。形体消瘦，就需要使用气血双补方。如果选择食补，可以选用太子参饮。

食疗老偏方：太子参饮

【配方】太子参、生黄芪、黄精、鸡血藤各15克，山药、白术、麦冬各10克。

【做法】水煎服，每周服1剂。

【功效】益气补血。主要适用于形体消瘦、肤色无泽、精神不振等症。

专家贴心指导

太子参味甘、微苦而性平，既能益气，又可养阴生津，且药力平和，为一味清补之品，适用于脾肺亏虚、气阴不足诸症。需要注意的是，太子参为味甘之品，所以凡病有实邪者忌用，高血压及肾炎、胃炎患者不宜多食。

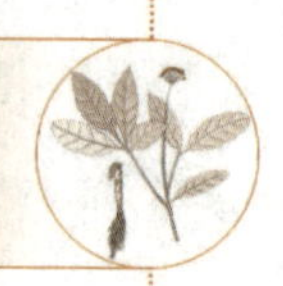

偏方4 养血补血，黑枣桂圆红糖水帮你忙

贫血患者一定要注意营养的摄入。生活中应多吃一些补血的食物，养成规律的生活习惯，注意食物的多样化。黑枣桂圆红糖水，适用于各种贫血症。

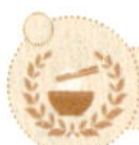

食疗老偏方：黑枣桂圆红糖水

【配方】黑枣20克，桂圆肉10克，红糖25克。

【做法】将黑枣、桂圆肉洗净，放锅中，加清水500毫升，再加入红糖调匀，煮熟或隔水炖40分钟即可。趁热饮糖水，食枣及桂圆肉。每日1剂，1次食完，可长期食用。

【功效】养血补血。适用于各种贫血症。

专家贴心指导

黑枣含维生素C和钙质、铁质最多，多用于补血，可作为调理药物使用，除了对贫血有较好的调理作用外，对血小板减少、肝炎、乏力、失眠也有一定疗效。需要注意的是，黑枣吃多了会胀气，孕妇如果有腹胀现象要慎食。

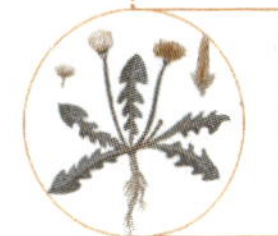

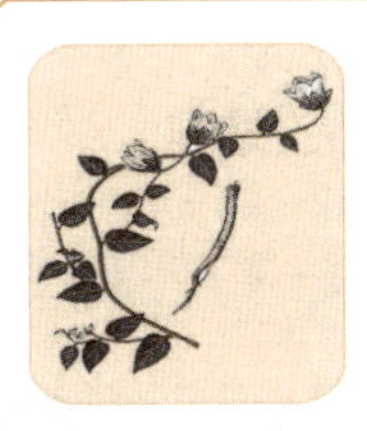

养脾胃老偏方

中医学认为，脾胃为后天之本，气血生化之源。人出生后，其生命活动的维持和气血津液的化生，都有赖于脾胃运化的水谷精微，也就是要保证我们吃的东西能顺利地转化成能量，这就要求我们护养好脾胃。那么，如何通过偏方来护养我们的脾胃呢？

偏方1 脾胃虚肚子胀，喝专制的人参汤

生活中，有些人经常感觉胃脘及腹部胀满，吃饭后及夜间尤其严重，胃口很差，而且伴有全身乏力、便秘、脉象虚弱无力等症状。中医学认为，此多为脾胃虚弱所致，而脾胃虚弱多是由于饮食不当引起的，因而调理脾胃虚弱，应从日常饮食入手。偏方人参汤就是脾胃虚弱者不错的选择。

食疗老偏方：人参汤

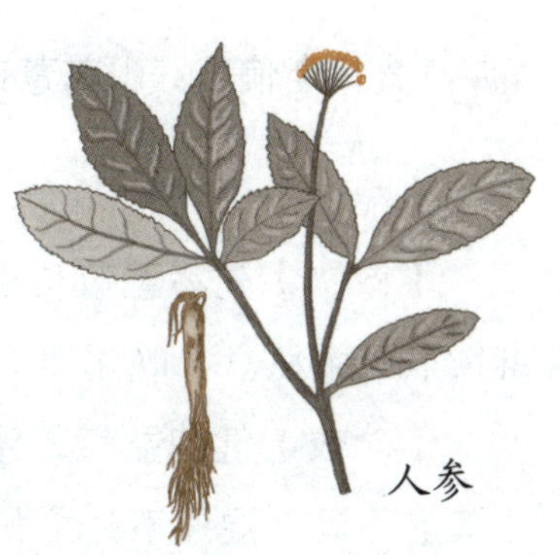
人参

【配方】人参5克，厚朴30克，半夏20克，炙甘草6克，腹胀明显者加大腹皮10克。

【做法】水煎取汁400毫升。每日

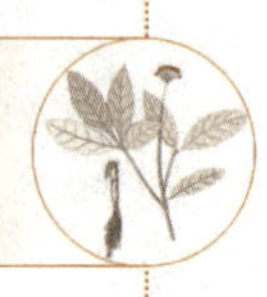

1剂，早晚分2次服，连用4周。

【功效】脾胃气虚型的功能性腹胀明显减轻，食欲增加。

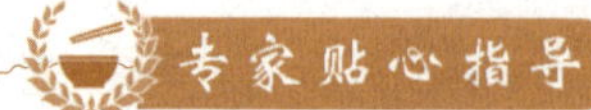

专家贴心指导

厚朴味苦性温，善于下气行散，除胃中滞气而燥脾，泄满消胀最宜为君，臣以辛温之半夏，前者宣散通阳，行胃中滞气，后者开结豁痰，除胃中逆气，两者为伍，苦降辛开，甘草人参为佐，补气益脾。此方之用，贵在药味用量上的比例。

偏方2 脾胃虚弱，用山药薏苡仁粥

中医学认为，如果脾的运化、升清功能失职，就会造成水谷、水湿不运，消化功能减退，以及脾不统血、清阳不升等病理改变，从而出现腹胀或腹痛、纳少、便溏、水肿、内脏下垂、出血等脾病的常见症状。胃病以受纳、腐熟功能障碍及胃失和降、胃气上逆为主要病理改变，从而出现食少、脘腹胀痛、呕恶、呃逆、嗳气等胃病常见症状。什么样的偏方能改善这种脾胃虚弱的症状呢？

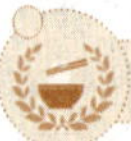

食疗老偏方：山药薏苡仁粥

【配方】山药粉60克，薏苡仁30克。

【做法】先将薏苡仁洗净水煮，将熟时，调入山药粉，用小火继续煮至粥熟。早晚温服。

【功效】健脾益气，渗湿止泻。适用于脾气虚弱、食少便溏，或脾虚不运、湿浊下注之妇女带下等症。

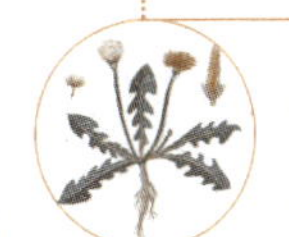

专家贴心指导

山药有益气养阴、补脾肺肾、固精止带的作用。《本草正》称其能“健脾补虚，滋精固肾，治诸虚百损，疗五劳七伤……”且药性平和，补而不滞，滋而不腻，故尤其适用于慢性疾病或病后虚弱羸瘦患者的调养。而薏苡仁有利水渗湿、健脾、除痹、清热排脓的作用，故常作为病中或病后体弱患者的补益食品。两者合用，健脾的功效更加显著。

偏方3 健脾益气，血虚体弱用参枣莲子粥

血虚的人，往往有面色苍白、体弱无力、头晕心悸等表现，因而需要进补调理，通过食物来调理脾胃。只有脾胃功能正常了，才能保证血液正常生成。

食疗老偏方：参枣莲子粥

【配方】党参15克，大枣20克，莲子、粳米各30克。

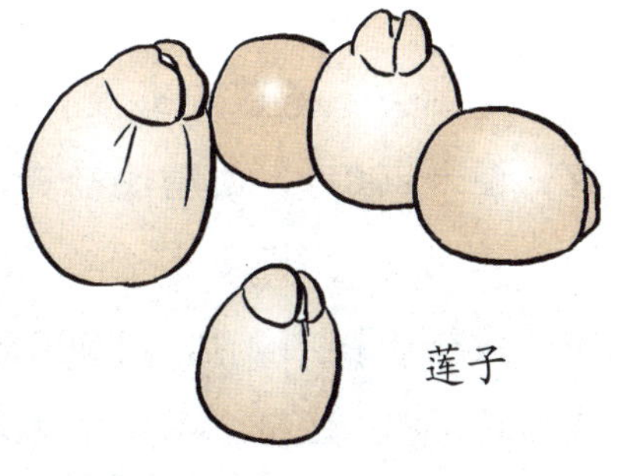
莲子

【做法】将党参切成片；大枣洗净，剖开去核；莲子打碎。将粳米淘洗干净与党参、大枣、莲子一起放砂锅中，加清水适量，煮至粳米烂熟即可。适合婴幼儿食用，食粥及大枣，每日1剂，分2次吃完，食至贫血痊愈。

【功效】健脾益气，益血补虚。适用于缺铁性贫血、大细胞性贫血、病后体质虚弱等。

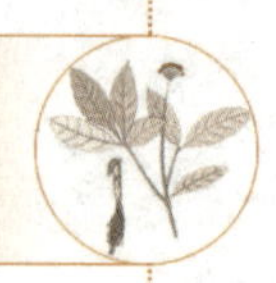

专家贴心指导

党参益气养血，有明显增加红细胞的作用；大枣味甘性平，有补五脏、治虚损的功效；莲子养心肾、补脾。中医学认为，“久视伤血”，所以血虚体质的人要注意眼睛的休息和保养，防止因为过度用眼而耗伤身体的气血。

偏方4 消化不良，常食山楂薏苡仁粥

有些人一吃完饭就腹胀难受，甚至还伴有恶心、想吐、嗳气等不适症状，去医院做胃镜检查，未发现有胃及十二指肠溃疡、糜烂、肿瘤等器质性病变。这种情况通常被诊断为功能性消化不良。此症多由饮食不节、情志所伤、劳逸失常所致。下面推荐一款山楂薏苡仁粥来帮助你缓解这种不适症状。

食疗老偏方：山楂薏苡仁粥

【配方】薏苡仁30克，山楂50克，粳米100克，白糖适量。

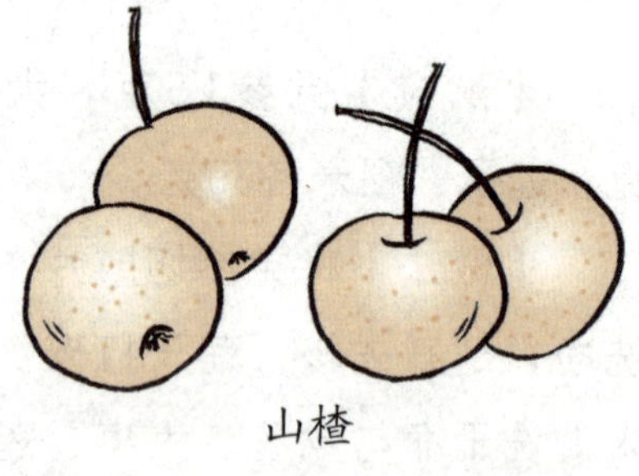

山楂

【做法】将薏苡仁、粳米洗净，放于砂锅中，加水1000毫升，烧开后，加入山楂，小火慢熬成粥，再加白糖适量。分2次空腹服用。

【功效】健脾止泻，消食化积。适合脾胃虚弱、消化不良、脘腹胀满、嗳气吞酸、腹痛便溏者食用。

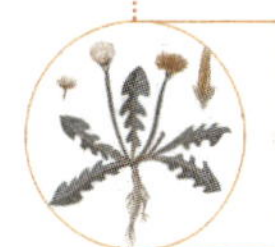

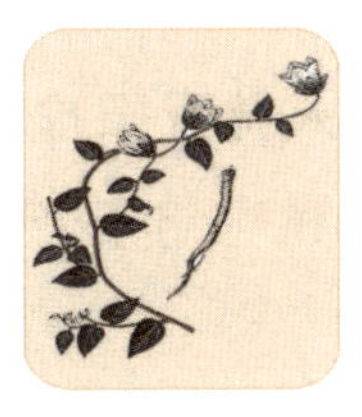

补肾老偏方

中医学认为，肾为先天之本，是我们身体的“老本”。肾足，则人体健康，延年益寿；肾虚，则百病丛生，短命早衰。因此，养肾是我们身体健康的根本。下面推荐几款养肾老偏方。

偏方1 补肾固精，琥珀核桃用于肾虚腰酸

腰是肾之府，肾虚腰酸多表现为腰痛绵绵，酸软不止，喜按喜揉，伴腿膝脚乏力，遇劳更甚，常反复发作。肾虚腰酸采用食疗调理方法可取得良好效果。

食疗老偏方：琥珀核桃

【配方】核桃仁300克，白糖150克，精盐、植物油各适量。

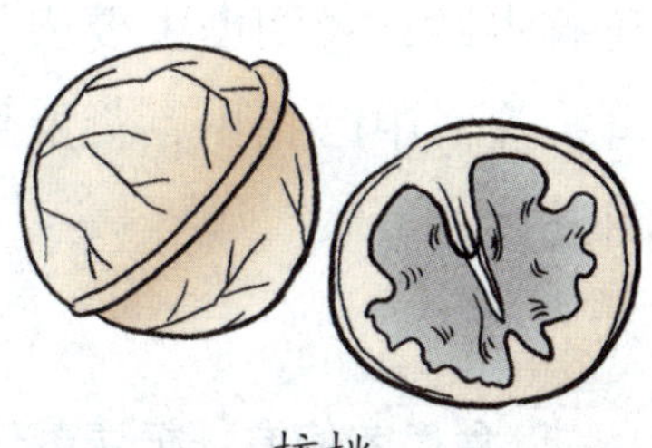

核桃

【做法】将核桃仁放入开水中，加少量精盐浸泡10分钟，挑去核桃皮，洗净，沥干。锅内放少量清水及白糖，熬至糖汁浓稠，投入核桃仁拌炒，使糖汁裹包在核桃仁上。换锅将油加热，投入粘满糖汁的核桃仁，用小火炸至金黄色，捞

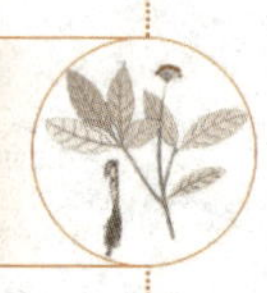

出，沥去油，晾凉后食用。

【功效】补肾固精，温肺定喘。治久病或老年人肺肾阳虚气弱、阳痿、遗精、小便频数、腰酸脚软、咳嗽气喘。还可用于老年或体虚所致便秘。

专家贴心指导

中医学认为，核桃具有补肾髓之功，合理服用可起到强壮筋骨、推迟肾与关节退变的作用。常食核桃有利于降低胆固醇，对尿路、胆道结石也有辅助治疗作用，还可防治腰腿痛。需要注意的是，核桃虽好，但也不能过量食用，一般来说，每天可食用40克左右，相当于四五个核桃。

偏方2 男性肾虚，杞麦蒸仔鸡滋肾养阴

肾虚指肾脏精气不足，在男性当中是一种比较常见的现象，一般出现在男性中年以后，但是随着生活压力的增加，很多青年男性也开始出现肾虚的问题。肾虚的种类有很多，其中最常见的是肾阴虚、肾阳虚。肾阳虚主要表现为腰酸、四肢发冷、畏寒，甚至还有水肿；肾阴虚主要表现为腰酸、燥热、盗汗、虚汗、头晕、耳鸣等。中医指出，肾虚可通过一些食疗偏方来缓解，但切勿盲目进补。

食疗老偏方：杞麦蒸仔鸡

【配方】枸杞子15克，麦冬30克，仔母鸡1只，葱、生姜、精盐、料酒、胡椒面、味精各适量。

【做法】将仔母鸡宰杀后，用热水煺毛，剖腹去内脏，洗净，葱切成段，姜洗净后切片；将仔母鸡放入开水锅中稍煮，捞出后放凉水中冲洗干净，沥尽水分；将枸杞子、麦冬装入鸡腹内，再将鸡腹部朝上，放入盆中，再加葱、生姜、精盐、料酒、胡椒面，将盆盖好，用湿绵纸封住盆口，上笼蒸两小时左右取出，将绵纸揭去，拣去姜片、葱段，再加入味精，调好味即可。

【功效】滋肾养阴，补虚生精。适用于房劳过度所致肾精亏虚、体虚乏力、腰膝酸软、头晕目眩等症。

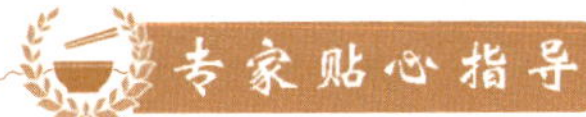

枸杞子具有养肝、滋肾、润肺的功效，适用于肝肾亏虚、头晕目眩、腰膝酸软、阳痿遗精等症；麦冬具有养阴生津、润肺清心的功效；与具有补虚、强身壮体作用的仔母鸡配伍食用，其补虚作用更佳。

偏方3 养肾补虚，临睡前轻按睾丸

在众多养肾补虚方法中，人们往往忽视“天然的”养肾补虚方法。从“生命在于运动”这一养生的基本理论出发，通过按摩养肾补虚，是值得提倡的积极措施。这里，给大家介绍一种有助于养肾补虚又简单易学的按摩方法。

按摩老偏方：轻按睾丸

男性朋友可于每晚临睡前，用两手交替轻轻按摩睾丸各81次，动作如手中握着两个球来回滚动。

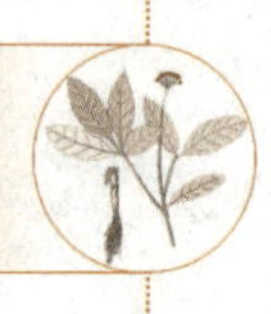

专家贴心指导

按摩睾丸既节约时间，又能起到养肾的作用，此方法尤其适于中老年男性。按摩时手法需轻、柔、缓、匀，要有舒适感。切忌畸轻畸重。按摩时思想专一，神不外驰。若阴茎举，务求克制。

偏方4 养肾护肾，左右扭腰见效快

肾脏是人们最重视的身体部位之一，养肾护肾也就成了长久的健康之计，那么，预防肾病又有哪些方法呢？中医学认为，养肾护肾，除了适当用药外，日常保养更为关键。扭摆腰部，就能起到保健肾脏的作用。

运动老偏方：左右扭腰

站立，两手插握在腰部，上身向前稍倾，慢慢将腰部左右扭摆，动作逐渐加快，使腰部感到发热时为宜。

专家贴心指导

在寒冷的冬季，“阴盛阳衰”到处盛行，不管是男性还是女性都容易导致肾虚肾衰，所以应注意养肾护肾。除了适当运动，还可采取食疗护肾、生活调养、按摩养肾等方法。需要注意的是，吃饱饭后不宜做扭腰运动，运动也不可太快，运动量可根据自身条件酌情加减。

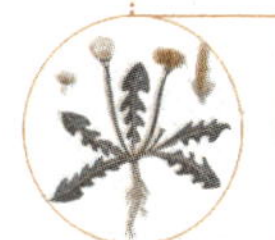

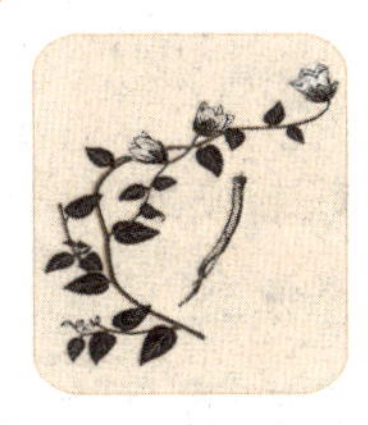

助睡眠老偏方

古人云："好眠无郁，万病不生；失眠抑郁，诸病生焉。不觅仙方，觅睡方。"可见睡眠质量的高低，对一个人的身体健康起着十分重要的作用。下面推荐几款有助于睡眠的偏方，以供睡眠质量差的人参考。

偏方1 经常失眠，用交泰丸敷肚脐睡得好

失眠是指难以入睡、睡后易醒或彻夜不眠的疾病，中医称"不寐"。导致失眠的原因很多。精神紧张、兴奋、抑郁、恐惧、焦虑、烦闷等精神因素常可引起失眠；工作和学习压力过重、环境改变、噪声、光和空气污染等社会环境因素是另一重要原因；晚餐过饱、睡前饮茶和咖啡这些不良生活习惯也会造成失眠。如果经常失眠，可用中医药来调理身体，治疗失眠。

外敷老偏方：交泰丸敷肚脐

将黄连、肉桂均磨成粉末，另准备蜂蜜若干，将黄连粉、肉桂粉、蜂蜜按重量比例为10：1：10共混，调匀成膏状，装瓶密封备用。每晚睡前洗净肚脐，取膏药5克置于脐部，外用胶布固定，次日早晨取下。2周为1个疗程，一般连用1～2个疗程。

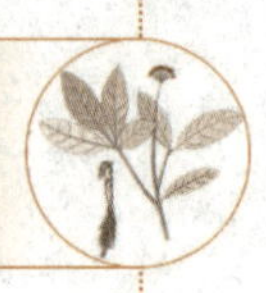

专家贴心指导

交泰丸始见于明代韩懋写的《韩氏医通》。黄连苦寒入心经，清降心火以下交肾水；肉桂辛热入肾经，温升肾水以上济心火。两者一寒一热，一阴一阳，清心除烦，引火归原，交通心肾，调和阴阳，自然就能起到治疗失眠之效了。

偏方2 阴虚不眠，吃百合粥较合适

阴虚多表现为形体消瘦、手足心发热、口燥咽干、头昏眼花、虚烦不眠、潮热盗汗、两颧赤红、大便干燥等。食用辛辣温燥或油炸之品则生热，阴虚不眠并有口干、干咳者，吃百合粥较合适。

食疗老偏方：百合粥

【配方】生百合、粳米各100克。

【做法】将百合用清水洗净泡软，粳米淘净，加水1000毫升煮至米烂，可经常食用。

【功效】此方不但可以帮助入睡，减少噩梦，还有美容养颜的作用。是老幼皆宜的药食佳品。

专家贴心指导

中医学认为，百合味甘，性微寒，入肺、心经，有润肺止咳、清心安神之功，《本草求真》言其“功有利于心肺，而能敛气养心，安神定魄”。适合阴虚不眠者食用。需要注意的是，百合粥为寒润之品，风寒咳嗽、脾虚便溏者不宜选用。

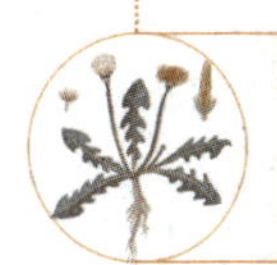

偏方3 心脾两虚失眠，桂圆大枣粥益心和胃

心脾两虚失眠症状为多梦易醒、心悸健忘、神疲食少、头晕目眩，伴有四肢倦怠、面色少华、舌淡苔薄、脉细无力。补益方法以补益心脾、养心安神为主。下面推荐一款桂圆大枣粥以供心脾两虚所致失眠者享用。

食疗老偏方：桂圆大枣粥

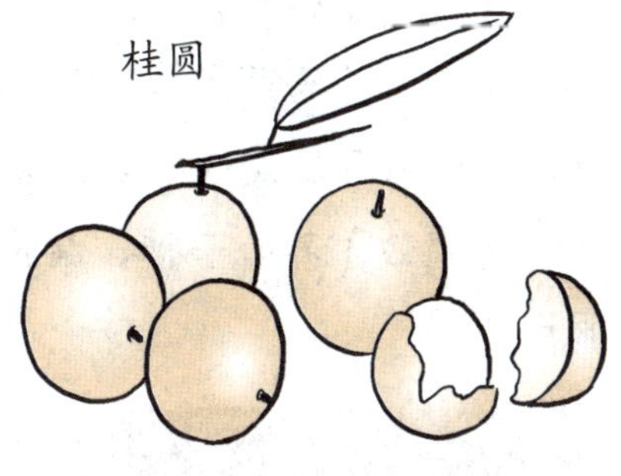

【配方】桂圆肉30克，粳米50克，大枣2枚，白糖适量。

【做法】将上3味洗净，加水共煮粥，粥熟后加白糖调味即可。

【功效】补血安神，开胃健脾。可用于心脾两虚、气虚血少所致心悸、失眠健忘、食少便溏、神疲乏力、下肢水肿等症的辅助食疗。

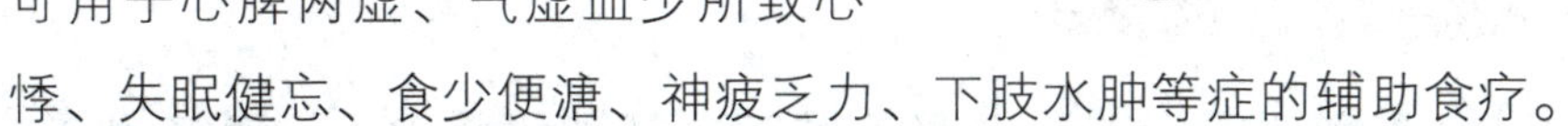

专家贴心指导

桂圆肉味甘，性温，补心益脑；粳米清热安神；大枣益脾养血。三者搭配，共奏益心神、和脾胃、安睡眠之功。本品脾胃虚寒者不宜多服。

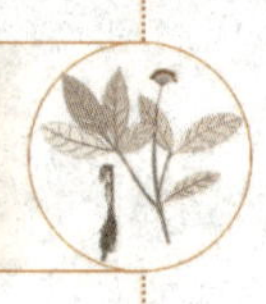

偏方4 中老年人失眠，喝桂圆莲子汤

失眠在中老年人群十分多见，而且年龄越大发生率越高。长期的失眠很容易引起身体及心理上的疾病，中老年人及其家属应该重视。中老年人失眠，喝粥是首选，粥由五谷杂粮熬煮而成，容易消化，调养肠胃，延年益寿，如果在粥中加入一些助眠的材料更是对老年人的健康和睡眠大有裨益。

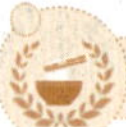

食疗老偏方：桂圆莲子汤

【配方】桂圆肉20克，莲子30克，粳米100克。

【做法】将莲子捣碎和桂圆、粳米一起放入锅中，加水1000毫升，大火煮开后调成小火，继续煮20分即可。

【功效】养心宁神，健脾补肾。最适宜中老年人、长期失眠者服用。

专家贴心指导

桂圆能滋养脾胃，使脾气健运，还能滋养心血；莲子补五脏不足，安神益智。与粳米并用，可补养心脾，荣养肌肤，益智安神。

第3章

养颜瘦身——用对老偏方，健康又漂亮

爱美是人的天性，是热爱生活的一种表现，它有利于焕发青春与活力，维护身心健康，还能给予人们一种愉悦和欣慰感。但是，生活中有一些人为了留住青春、留住美丽，除了使用各种各样的高级化妆品之外，甚至不惜忍受手术之苦，还有许多人加入了减肥的大军，节食、吃减肥药、做减肥手术，但有的却越减越肥，有的甚至还减出了疾病。凡此种种，实际上都是忽略了一个很重要的问题：健康才是最重要的。所有的美丽都源于健康，只有保持身体健康，才能有效地抑制各种疾病，延缓衰老，留住美丽的容颜和动人的身材。本章收录的偏方，正是前人经验的精华萃取，试用一下，也许会有意想不到的收获。

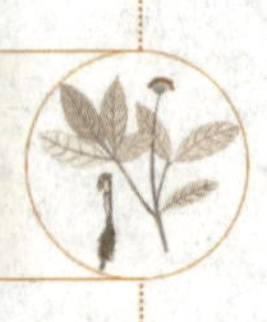

美白老偏方

“一白遮三丑”，美白肌肤是所有女性所追求的。其实，美白就像是治病，治标不如治本，只有把内在肤质调理好，肌肤才能展现真正由内而外的自然美白光彩。

偏方1 防晒美白，吃番茄、用冰牛奶

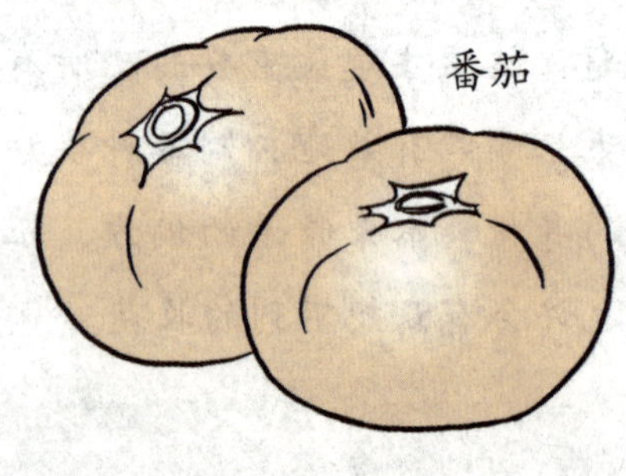

番茄

炎炎夏日，太阳也“毒性”十足，经常去室外的人一不小心就会被晒伤。夏天多吃番茄，不仅能生津消食，还有防晒的功效。番茄是公认的防晒食物之一。番茄内富含抗氧化剂番茄红素，据研究，每天摄入16毫克番茄红素可使被晒伤的危险系数下降40%。相比之下，食用熟番茄比生吃效果更好。

对已经出现晒伤症状的人，应以消炎、安抚、止痛为紧急处理原则。即刻在红斑部位局部用冰牛奶湿敷，能起到明显的缓解作用，一般可每隔2～3小时湿敷20分钟，直到急性症状消退。若晒伤面积大，症状加重，应及时到医院就诊。

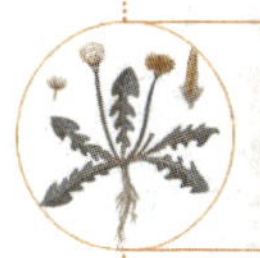

偏方2 皮肤白又净，用冬瓜汁对白醋

长得又白又净是不少人梦寐以求的，尤其是爱美的女性，但色斑是广大女性的死敌，很多女性因为脸上长了色斑而烦恼不已。中医学认为，色斑是由体内色素在表皮上瘀积所致，想要祛斑洁面，要以补气益血、舒经活络为主。

外用老偏方：冬瓜汁对白醋擦脸

冬瓜捣烂绞汁，取相同等份的白醋，调匀后擦脸，10分钟后洗净，每日2～3次，连用半个月，适用于各种色斑。

专家贴心指导

唐代《圣济总录》书中介绍了古人用冬瓜做面脂进行美容的方法。《本草纲目》也说，冬瓜瓤白，绵软，用它洗脸，洗身，可除肤褐斑，令肤色柔软光洁、白皙。白醋是以蒸馏过的酒发酵制成，或直接用食品级别的醋酸兑制，除了3%～5%醋酸和水之外不含或极少含其他成分。长久以来，白醋都被应用于日常美白，有除皱、祛斑、嫩肤的功效。需要注意的是，有些肤质对白醋是过敏的，如出现过敏症状需停用。

偏方3 美白肌肤，温泉疗养法泡泡就成

泡温泉不仅可让肌肤粉润光滑，还可消除疲劳。一些具有特殊

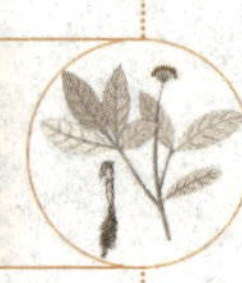

疗效的温泉还可改善皮肤过敏的症状。因为在泡温泉时，温泉中的矿物质可透过表皮渗入身体皮肤，其化学物质可刺激自律神经、内分泌及免疫系统。促进血液循环，加速新陈代谢。因此，泡温泉既能驱寒、健身，还有利于美白肌肤，对人体十分有益。

偏方4 防晒美白，出差巧用黄瓜、番茄

女性在职场扮演着越来越重要的角色，出差已经变成现代都市女性的家常便饭，对于忙碌的空中飞人来说，防晒美白工作必不可少。番茄跟黄瓜，都可以美容祛斑，也是非常好的防晒食物，出差使用简便又有效。

黄瓜具有摄取身体多余热量的作用，还能消除皮肤的发热感，使发热皮肤平稳，同时排除毛孔内积存的废物，去除褐斑，使肌肤更加柔嫩光滑，特别对容易出汗及脸上常长小疙瘩的人更为适宜。出差途中，生食最方便。

番茄可以改善、平衡油脂分泌，让肌肤在任何时候不油不腻，更有弹性。除了吃番茄、喝番茄汁外，番茄面膜也是保持皮肤白皙水嫩的秘密武器。

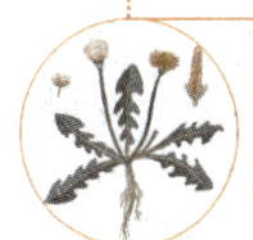

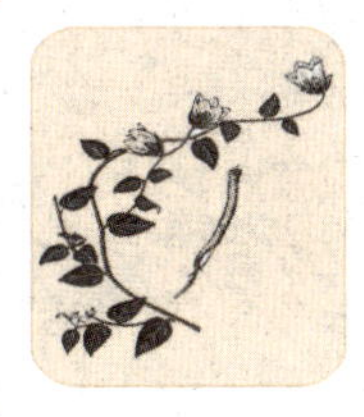

美乳老偏方

乳房是女性性成熟的重要标志，是女性最重要的性敏感区之一，也是分泌乳汁、哺育后代的器官。因此乳房的健康及保健是非常重要的。其实只要通过适当的美胸方法，就可以拥有丰满的胸部。丰胸可从改变饮食习惯、按摩、热敷及使用丰胸产品等方法着手，想要骄傲“挺”起来的女人们，赶紧行动吧！

偏方1 胸部丰满，吃山药黄芪焖猪蹄

丰满的胸部是现代女性体形健美的标志之一。女性选择下面的食疗偏方，既可促进身体健康，又可使胸部变得丰满健美，充满女性魅力。

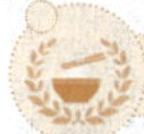

食疗老偏方：山药黄芪焖猪蹄

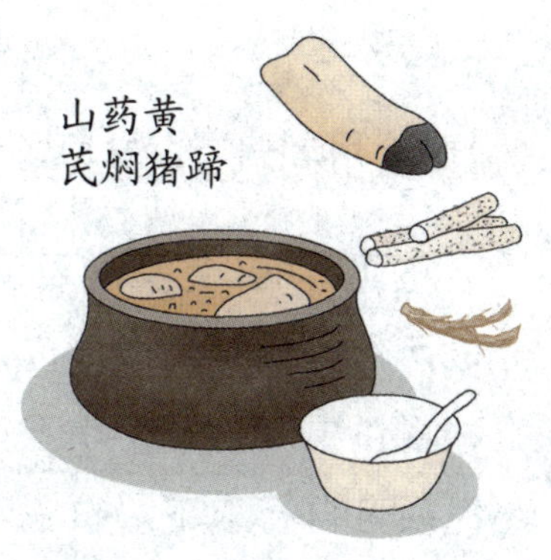

山药黄芪焖猪蹄

【配方】山药、黄芪各30克，黄豆50克，猪蹄2只，花生100克，大枣15枚。

【做法】黄豆提前用温水浸泡，猪蹄斩成小段，放入锅中煮30分钟，弃去污沫，再将黄豆山药和其他原料

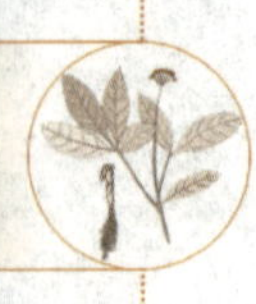

一起下锅，并放入生姜、葱等调料，小火煲至猪蹄酥烂即可，每周食用2～3次。

【功效】此方对乳房的乳腺有刺激生长之效，有为人体补充脂肪的作用。

专家贴心指导

山药能够抑制胃肠的过度运动，还能明显增强小肠的吸收功能；黄芪对于肠道黏膜的损伤有修复、保护作用，亦有加强吸收之效；黄豆不仅能补充高蛋白，而且对乳腺有刺激生长之效；猪蹄、花生都是富含油脂之品，在山药、黄芪的辅助下，能为人体补充脂肪。而女性的乳房要丰满起来，脂肪组织是必不可少的。此方诸药并用，大有裨益。

偏方2 经期乳房胀痛，用面饼覆盖乳房

绝大多数女性月经前的一周里乳房会有胀痛的感觉。乳房胀痛程度因人而异，大部分人都有胀、痛、痒的感觉，疼痛厉害的，连衣服都不能碰触。还伴有经前烦躁易怒、失眠多梦等症状。此时可以试试发面团覆盖乳房，它能有效缓解乳房的胀痛感。

外用老偏方：发面饼覆盖乳房

将面粉500克和酵母50克加水揉成光滑面团。将揉好的面团分成两份，分别制成厚度、面积适宜的面饼，将面饼覆盖在乳房上，面饼中间掏一个小孔以将乳头露出，最后戴上乳罩即可，数小时后可自行取下。该法可在乳房胀痛发作时使用，以减轻、去

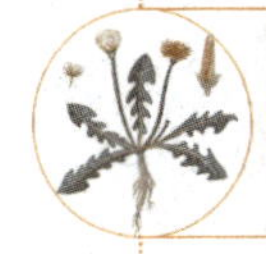

除乳房胀痛感，亦可在经期来临前3～7天使用，每天1次，以做预防。

专家贴心指导

生面团其实是一种安全可靠的热疗法，在发酵的过程中，面团会产生持久恒定的热量，通过局部的热疗，起到加速局部循环、减轻水肿的效果。

偏方3 乳房下垂，好偏方让乳房日渐坚挺

保持乳房挺拔是每个女性都很在意的事，但生活压力、急速减肥、怀孕生子、内分泌失调等引起的乳房发育不良或乳房组织失去弹性甚至萎缩下垂等，一直使女性为之困扰。那么有没有什么好方法可以避免乳房下垂呢？下面教你几个好方法。

运动老偏方1：举矿泉水瓶

双手各拿一个装满水的矿泉水瓶，平躺在地上或床上，伸直手臂，将水瓶举置前胸正上方，坚持5秒钟后放下，稍事休息后再重新举起，开始几天可以每天做10下，然后渐渐加量，每天至少50下。

运动老偏方2：拉单杠运动

如果家里有门梁的话，可利用门梁进行拉单杠运动，同样也可以开始每天少做几下，渐渐加量至每天10下以上，具体次数视个人体力而定。

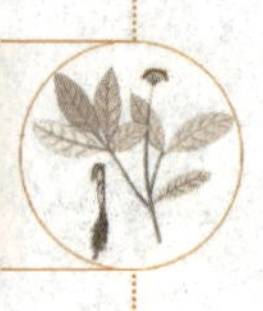

按摩老偏方：胸部按摩

将手掌置于乳房底部，手掌包裹住乳房，然后沿顺时针方向对乳房进行圆圈式按摩1分钟，再沿逆时针方向按摩1分钟，每日至少1次。

专家贴心指导

以上是通过运动偏方刺激乳房弹性组织恢复和增长，还有就是锻炼乳房上方的胸部肌肉，胸部肌肉发达了，就会提升乳房，矫正下垂。锻炼的同时，配合胸部按摩效果更佳。

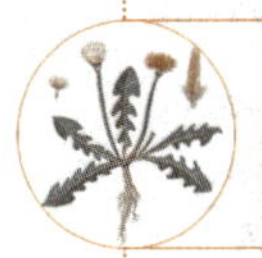

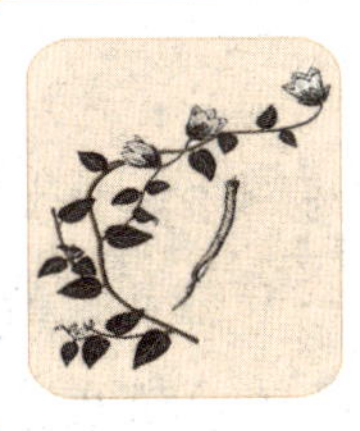

祛痘斑老偏方

脸上长了痘斑是一件很痛苦的事情，特别是对于爱美的女性而言。美容像治病一样，也有许多偏方，留心搜集，以备不时之需。

偏方1 去痘不留痕，甘草鲜奶敷脸祛痘

大多数长过痘痘的人都会在脸蛋上遗留一些小痘印，有些恢复得快，在短时间内就消除了，但有些很难恢复，需要花点心思才能祛除。甘草鲜奶敷脸，祛痘印不留痕。

外敷老偏方：甘草鲜奶敷脸

【配方】甘草3克，鲜奶适量。

【做法】取甘草打磨成粉，配鲜奶调匀，外敷于色斑处约20分钟，每日1次，连用2～4周。

【功效】祛痘除斑，白嫩肌肤。适用于脸上有痘者。

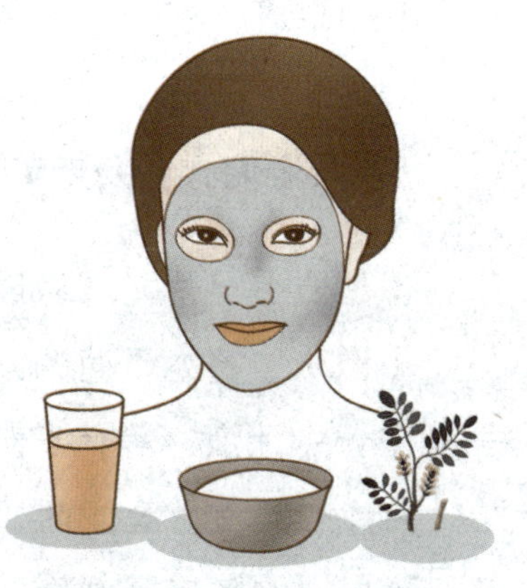

甘草鲜奶面膜

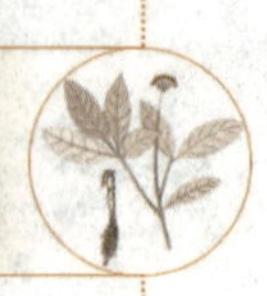

专家贴心指导

甘草有明显的抗氧化作用，其抗氧化能力与维生素E比较接近，能够清除多种自由基和抑制脂褐素生成，它还是一种补益性的中药，含有蛋白质和多种氨基酸、脂类、多糖类、果酸、维生素类、微量元素等营养成分，对皮肤有滋养、修复之效。这几种作用加起来，对付小小的痘印自然是轻而易举了。外用时可同时配合甘草2克，泡水饮用，每日1～2次。

偏方2 粉刺、色斑，让龙爪菊和山竹带走

很多女性由于工作压力大、内分泌失调或失眠等原因，常使自己的脸部“不堪入目”，皮肤也奇痒无比，因之抓耳挠腮的，破坏了平时苦心维持的淑女形象，也使自信心备受打击。针对起痘痘的脸部，要怎样护理才能在短时间内见到效果呢？龙爪菊、山竹是带走粉刺与色斑痕迹的有效偏方。

外敷老偏方：龙爪菊汁液敷脸

【配方】一片龙爪菊最下面的叶子。

【做法】将龙爪菊的叶子放在阴凉、通风的地方。用之前先在手上涂一点汁液，等待3分钟，看你是否为敏感体质。如果没有反应，再涂在脸上。睡觉前，洗净脸后，把龙爪菊叶洗净，从中间切开，用里面的嫩肉擦拭额头或面部，晾干后反复再擦拭（叶片削面水分减少时，可以用刀削去一层再用），直到面部形成一层淡黄色的薄膜为止。

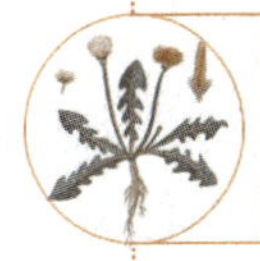

【功效】消炎，止痛，止痒。适用于脸部有粉刺、色斑者。

食疗老偏方：山竹牛腱汤

【配方】新鲜去壳山竹200克，牛腱子300克，金银花、金钱草、菊花各15克。

【做法】将牛腱子洗净、切块后在高压锅中加入400毫升水，大火烧开后保持高压15分钟待用。金银花、金钱草、菊花一起用干净的纱布包起来，同牛腱子、山竹同放于锅中炖1.5小时，加入适量的精盐和酱油调味即可。取牛腱和汤午餐食用。

【功效】清热解毒，抗炎消肿。适合面部有粉刺、色斑者食用。

专家贴心指导

山竹有清凉解热、去火的功效；牛腱子含有丰富的胶原蛋白，可以补充皮肤的营养所需；金钱草也是一种清热解毒、治痈消肿的良药；而金银花有抗炎消肿的作用，并且还有杀菌的功效。

偏方3 祛汗斑，黄瓜粥让你“倍儿有面子”

花斑癣俗称汗斑，是皮肤表浅角质层慢性的真菌轻度感染，起初为许多细小点，很快斑点扩大，融合成环状，颜色一般呈黄棕色或暗棕色。夏天闷热无比，很容易形成汗斑。祛汗斑不用愁，早晚食用黄瓜粥。

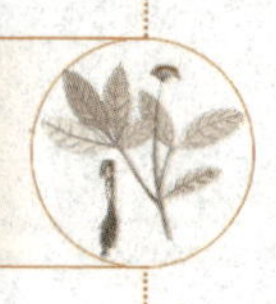

食疗老偏方：黄瓜粥

【配方】鲜黄瓜300克，粳米100克，生姜、精盐各适量。

【做法】黄瓜洗净后，去皮去心，切成薄片；粳米淘洗干净；生姜洗净后切碎备用；将粳米、生姜放入锅中，大火烧开后，改用小火慢慢煮至米烂；放入黄瓜片，煮至汤稠，加精盐调味即可。每日早晚做粥温服。

【功效】黄瓜粥润泽皮肤，有祛斑美容的作用，适用于消除花斑癣、雀斑等各种斑点。

专家贴心指导

中医学认为，黄瓜具有除热、利水利尿、清热解毒的功效，适合有汗斑者食用。现代研究发现，黄瓜含有丰富的钾盐和胡萝卜素、B族维生素、维生素C、蛋白质及磷、铁等营养成分，经常食用黄瓜粥，能消除雀斑，美白皮肤。

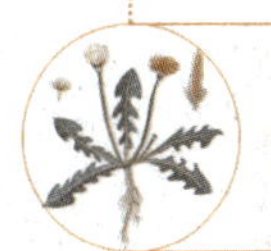

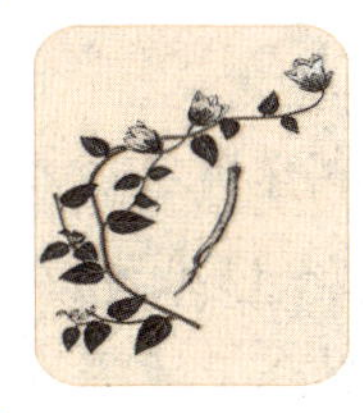

除皱老偏方

皱纹是美容的大敌，尤其是面部皱纹最能表现一个人的衰老。老偏方除纹，让你尽量躲过岁月在脸上留下的痕迹。

偏方1 干纹、细纹，简单按摩不见了

随着年龄的增长，睡眠不足等因素影响细胞的新陈代谢，以致干纹、细纹、黑眼圈、皮肤暗沉等现象频生。正确的脸部按摩，可以让你的脸部肌肤变得光滑紧致。

按摩老偏方：嘴眼眉额齐上阵

嘴角： 运用中指指腹，由下往上以画圆的方式按摩，每周做3～5次。

眼尾： 先用一手将眼尾轻轻向外拉平，另一手的无名指沿着眼尾处以画圈方式按摩。

眉心： 运用中指指腹沿着眉心由下往上，交叉按摩。

额头： 运用手掌掌腹，沿着额头由下往上轻抚。

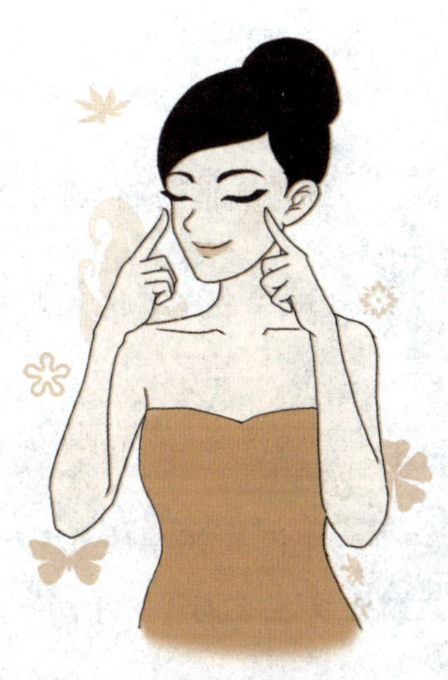

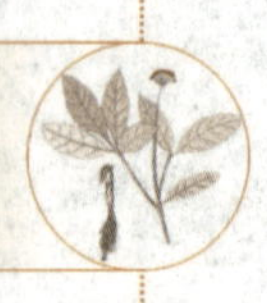

专家贴心指导

美容按摩一次按摩时间以15～20分钟为宜；自我保健美容按摩可隔日一次；而治疗性按摩可每日或隔日一次，10～15次为1个疗程。除了平日的按摩，做好面部保湿、防晒的基础保养也是忽视不得的。

偏方2 顽固妊娠纹，自制肚膜也能敷掉

妊娠纹是女性在怀孕过程当中产生的皮肤纤维断裂现象，很多怀孕女性都有妊娠纹出现。预防的方法很简单，用蛋清或维生素E外敷，并按摩腹部即可。

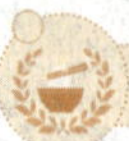

外敷老偏方1：蛋清外敷

先在腹部妊娠纹区域按摩10分钟，然后将鸡蛋清敷在局部，搓揉10～20分钟，擦干即可。亦可晚上把鸡蛋清敷好，用白布覆盖，胶布固定，次日早上睡醒后擦干。

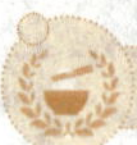

外敷老偏方2：维生素E外敷

戳破维生素E胶丸，将里面的液体涂于妊娠纹处，按摩片刻，每日1次。

专家贴心指导

建议从怀孕的第3个月开始，用蛋清或维生素E外敷，一直做到生完宝宝后3个月，一周做两三次，就能很好地预防妊娠纹。

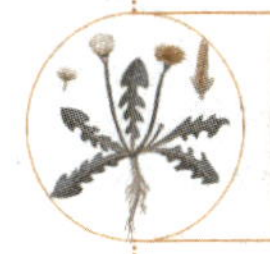

偏方3 眼角纹，用对偏方不需要眼霜

眼角是我们脸部皮肤最脆弱的区域，而且往往眼角是最容易出现皱纹的。祛除鱼尾纹，日常保养必不可少，可对于已经形成的鱼尾纹该如何消除呢？这里介绍几种偏方，帮你祛除鱼尾纹。

外敷老偏方1：维生素E涂抹眼部皮肤

每晚睡前用维生素E胶囊中的黏稠液对眼下部皮肤进行为期4周的涂敷及按摩，能收到消除下眼袋、减轻眼部衰老的良好效果。

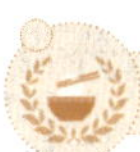

外敷老偏方2：黄瓜片敷眼

临睡前，在眼下部皮肤上贴黄瓜片，坚持下来可收到减轻下眼袋的美容效果。

外敷老偏方3：利用花草敷眼

对于眼部的下眼袋，可采用甘菊、上等红茶或玫瑰籽等，还可用加温的蓖麻油或橄榄油，每天在眼袋处湿敷15分钟到数小时。这些物质有助于解决眼下部所出现的囊袋问题。

偏方4 祛皱纹，慈禧老佛爷专用的老偏方

人老了，就会出现皱纹，这是自然现象，没有人能抗拒，但若能加以适宜的保养，就可以适当延缓皮肤衰老。

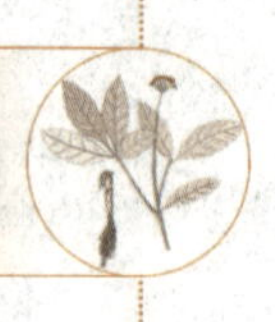

外敷老偏方1：蛋黄粉敷脸

【配方】蛋黄1个，蜂蜜1匙，面粉1匙半，橄榄油适量。

【做法】将蛋黄、蜂蜜、面粉、橄榄油放入容器充分搅拌，制成蛋黄粉，直接敷在脸上，10～15分钟后，用温水洗净。

【功效】美白保湿，滋润肌肤。长期使用本品有助于延缓皱纹的出现。

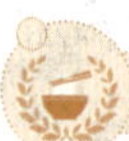

外敷老偏方2：黄芪面膜敷脸

【配方】黄芪6克，蜂蜜3克。

【做法】将黄芪研磨成粉末，与蜂蜜一起倒入小碗中，充分调匀至糊状，制成面膜。清洁面部后，先用热毛巾敷脸片刻，再将面膜均匀地涂抹在脸部，约15分钟后洗净。

【功效】润肤除皱，驻颜美容。长期使用本品，能有效减少或消除面部皱纹。

专家贴心指导

用鸡蛋美容的方子，有着古老的历史。清代的慈禧老佛爷直到花甲之年，脸上还几乎看不出皱纹。据说她所采用的美容方法之一，就是每晚夜膳过后，用鸡蛋在脸上做美容。鸡蛋中有着丰富的蛋白质，对肌肤弹性蛋白的合成能起到很好的促进作用。

除了用鸡蛋敷脸，黄芪的美容功效也广为人知。黄芪能够促进皮肤蛋白合成，增加皮肤弹性，从而延缓皱纹的出现，起到消除皱纹的效果。

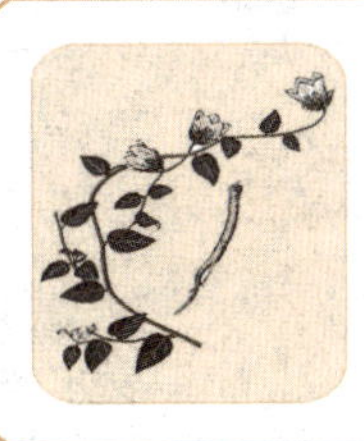

减肥老偏方

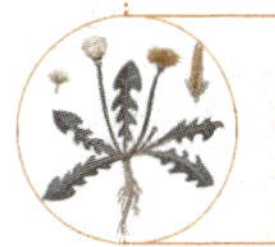

以瘦为美在古代就十分盛行。“楚王好细腰，宫中多饿死”这句诗说的就是楚灵王喜爱细腰的女人。以下是一些瘦身的偏方，掌握了这些偏方，减肥不再是烦恼。

偏方1 减肥消脂，黑木耳粉让你饱了减

减肥消脂，只要遵循能量守恒定律，当消耗的能量大于摄入的能量，脂肪就会被消耗，减肥也就成功了。

食疗老偏方：吃黑木耳粉

【配方】黑木耳5~10克。

【做法】将黑木耳打成粉末，加温开水1杯搅匀，每日3次，饭前30分钟喝，1个月为1个疗程。

【功效】消脂瘦身。适用于肥胖者减肥。

专家贴心指导

黑木耳既能使饭量减小，又能抑制人体对糖、脂肪的吸收利用，这样长期坚持，人体摄入的能量就会减少，然后就需要动用身上现成的脂肪，从而达到减肥的目的。需要注意的是，吃黑木耳减肥不能时间太长，一般不要超过3个月，不然可能会损害肠道，产生副作用。

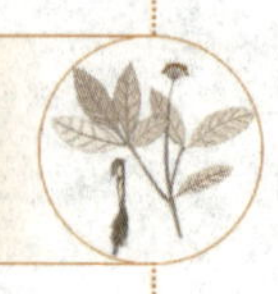

偏方2 边减肥边降脂，荷叶乌龙茶二合一

喝茶减肥有着悠久的历史，早在《本草拾遗》中就有记载，饮茶可以“去人脂，久食令人瘦”。研究发现，茶叶减肥的原理在于它能够刺激大脑，使神经兴奋，促进体内能量代谢。此外，茶叶还能提高体内脂肪酶的生物活性，从而加强体内脂肪组织的代谢，达到促进脂肪消耗的效果。

茶疗老偏方：荷叶乌龙茶

【配方】干荷叶10克，乌龙茶或绿茶叶5~10克。

【做法】将以上材料泡水当茶饮，三餐饭前饭后各饮用1次。连饮1个月为1个疗程。

【功效】消脂减肥，生津利尿，消食去腻。适合肥胖及高血脂患者饮用。

专家贴心指导

除了减肥之外，荷叶乌龙茶还有显著的降脂作用，对于高血脂、动脉硬化的患者都是适宜的。加上荷叶、茶叶都是气味清香之品，搭配起来，饭前饭后饮用最美妙不过了。

偏方3 减肥降血糖，巧吃燕麦粥两厢安好

对于肥胖的糖尿病患者来说，减肥是和降糖同样重要的硬指标。在这个减肥药品满天飞的时代，食疗减肥是一种长远的养生行为。

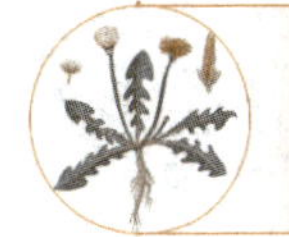

食疗老偏方：燕麦粥

【配方】燕麦、粳米各50克，调味料适量。

【做法】上两味煮熟后食用，每天1碗。

【功效】燕麦粥能减少人体对糖分的吸收，从而起到降糖、减肥的效果。

专家贴心指导

燕麦所含的丰富纤维，在肠道中可吸收大量的水分，吸水膨胀后会形成高黏度的溶胶或凝胶，附在胃壁上，很容易让人产生饱腹感，从而控制了进食量，自然起到减肥之效。

偏方4 “小胖腿”不要急，用对偏方匀称腿

有些人整天坐着，小腿容易水肿，大腿容易囤积脂肪，那么应该怎样瘦腿呢？除了加强腿部锻炼外，在此教你一个妙方，让你在享受美味的同时又拥有一双纤纤玉腿。

食疗老偏方：米醋浸白菜

【配方】圆白菜2片，芹菜3根，米醋半勺。

【做法】去除圆白菜的硬梗，切成细丝，芹菜切成小段备用。将切好的圆白菜和芹菜放入容器内，淋上搅拌过的米醋即可。

【功效】本方适用于下半身水肿者，对于修饰腿部曲线简单有效。

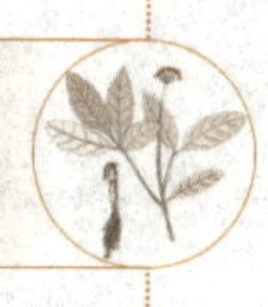

专家贴心指导

圆白菜含有丰富的β-胡萝卜素、维生素C、钾、钙。β-胡萝卜素及维生素C都是抗氧化剂，是美肤的重要法宝；钙是强健骨骼的“最佳搭档”；芹菜健胃顺肠，助于消化，对下半身水肿、修饰腿部曲线有至关重要的作用。

偏方5 啤酒肚，每天一杯豆奶巧祛除

随着生活水平的提高，越来越多的人有了啤酒肚。其实啤酒肚不光难看，有研究显示，啤酒肚对人体的健康有很多危害，它会增加心脏病的发作概率，还会增加动脉硬化和糖尿病的风险。

食疗老偏方：每天饮一杯豆奶

要减掉啤酒肚，除了控制饮食、多做运动以外，还可以试试每天喝一杯豆奶（每天以500毫升为宜），美味又营养，冲起来也很方便，一小包在热水中很快就能溶解，早上上班一点也不耽误时间。

专家贴心指导

研究显示，每天喝一杯大豆饮品，能削减大量堆积在腹部的脂肪。腹部脂肪对健康尤其不利，它比身体其他部位的脂肪更多地增加了心脏病发作和患糖尿病风险。而大豆（一种植物蛋白）阻断了过剩糖类变成脂肪的过程，有助于腹部减肥。

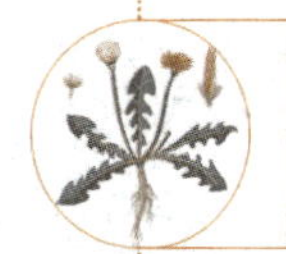

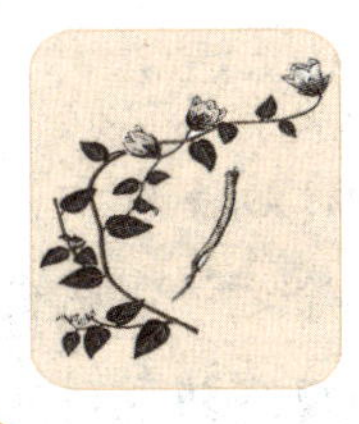

美发老偏方

你还每天为戴假发而烦恼吗？其实，只要你肯做，能坚持，拥有一头乌黑亮丽的头发并不是梦。美发秀发，民间偏方让你拥有一头乌黑亮丽的头发！

偏方1 脱发不用愁，用对偏方秀发如云

脱发是指头发脱落的现象。脱发不仅会影响患者日常生活，还会影响其美观，甚至会引发秃头等可怕的并发症。出现了脱发的症状后很多人往往都会很苦恼，不仅影响了好心情，最主要是心理负担有可能会加重脱发的进程。但是别着急，药酒涂抹头部来帮你忙！

外用老偏方：药酒涂抹头部

【配方】新鲜侧柏叶100克，60度以上的白酒500毫升。

【做法】用白酒浸泡侧柏叶15天，用药酒涂抹头部，每日3次，3个月为1个疗程，一般使用2个疗程。

【功效】凉血止血，生发乌发。适用于血热脱发、须发早白等症。

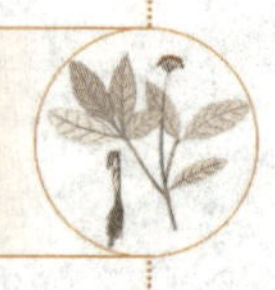

专家贴心指导

用侧柏叶治脱发早有历史，晋代葛洪所著的《肘后备急方》里就有记载："生发方，取侧柏叶，阴干作末，和油涂之。"明代的《本草纲目》认为侧柏叶能主治"头发不生"。而现代药理研究的结果也与古人的观点基本一致，认为侧柏叶含有的黄酮成分，能够激活头皮的毛囊细胞，促进头皮处的血液循环，从而发挥养发、生发的作用。

偏方2 头皮屑不用怕，陈醋、啤酒搞定它

乌黑亮丽的秀发上零星地浮现着些许的头皮屑，仿佛漆黑的夜里星光闪闪，但少了夜空的浪漫，多了头屑的烦恼。如何让亮丽秀发顺利地摆脱头屑？便宜又有效的妙招一样可以帮你搞定！

外用老偏方1：清水+醋洗头

【配方】温清水1000毫升，醋150毫升。

【做法】将醋对入温清水中，搅匀后洗发5分钟，再用清水冲洗干净，每周使用3次。

【功效】去屑止痒，同时还能减少头发分叉，防止脱发。

外用老偏方2：啤酒水洗头

【配方】啤酒500毫升，温水1000毫升。

【做法】温水中加入啤酒，混合均匀，用啤酒水来洗发5分

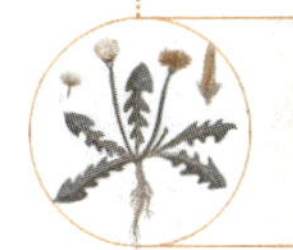

钟，每周使用3～4次。

【功效】生发固发，去屑止痒。适合头皮屑多者或脱发的患者。

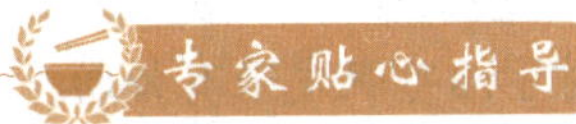

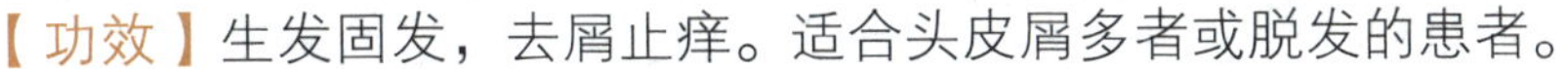

醋对皮肤、头发能起到很好的保护作用，中国古代医学就有用醋入药的记载，认为它有生发、美容、降压、减肥的功效；啤酒是以发芽大麦为主要原料酿造的一类饮料。含酒精度最低，营养价值高，成分有水分、糖类、蛋白质、二氧化碳、维生素及钙、磷等物质，用啤酒洗头对头部皮肤有一定的保护作用。

偏方3 掉头发让人烦，洗头水里加点盐

中医学认为，发为血之余，脱发的根由在于人体肝肾不足、气血两亏。长期用淡盐水洗头，可以防止和减少脱发，亦可使头发柔软发亮，盐还能入药用，用淡盐水配药服用，能引药力入肾经。

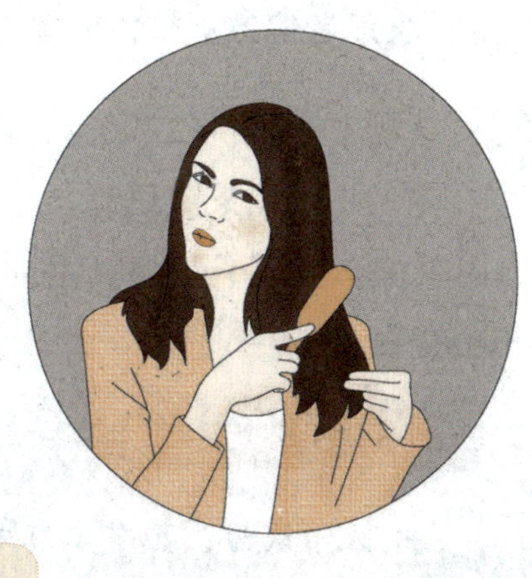

外用老偏方：洗头水里加点盐

【配方】食盐15克，温水1500毫升。

【做法】将食盐加入温水中，搅匀后洗发，每周1～2次。

【功效】亮发美发，防治脱发，适合掉发者常用。

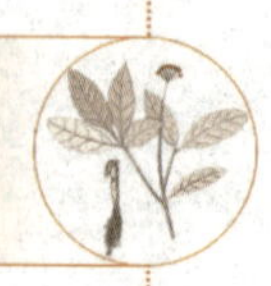

专家贴心指导

中医很早就用食盐作为清热解毒、杀菌消炎的外用药，其深层清洁、杀菌排毒、舒经活血、收敛皮脂腺的功效对于治疗脱发很有帮助。

偏方4 远离白发，妙用核桃仁、黑芝麻

随着年龄逐渐增长，人的身体功能出现退化的状态，头发开始逐步变白，这属于正常的生理现象。但是近年来一些年轻人却深受白发的困扰，每天处于痛苦、烦闷的状态。这不但会严重挫伤患者的自尊心，还会带来较大的压力，因此患者要及时地进行防治。

食疗老偏方：核桃仁黑芝麻冲服

【配方】核桃仁200克，黑芝麻500克，白糖200克，茶适量。

【做法】黑芝麻研碎，核桃仁拍碎，加糖用茶冲服。

【功效】滋补肝肾，益血生发。常用可保持头发光滑、滋润、不会变白。

专家贴心指导

中医学认为，黑芝麻具有补肝肾、润五脏、填脑髓的功效，可用于治疗肝肾精血不足所致的须发早白、脱发、皮燥发枯等病症，在乌发养颜方面的功效，更是有口皆碑。与核桃仁、白糖、茶配伍，滋补肝肾、乌发美发的功效更强。需要注意的是，黑芝麻吃多了会使内分泌紊乱，引发头皮油腻，导致毛皮枯萎、脱落。因此，黑芝麻比较适合的食量应是不超过一瓷勺。另外，食欲不良、大便稀薄的人不宜多吃黑芝麻。

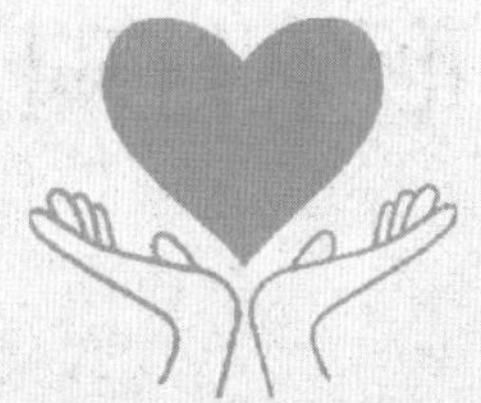

第 4 章

职场疲劳——用对老偏方，疲劳一扫光

职场繁忙的工作与额外的加班、应酬，让人喘不过气，加之生活饮食不规律、平时运动少，失眠、食欲差、易疲劳、抵抗力差等现代文明病接踵而来。职场人士的健康问题着实堪忧。斗转星移，物是人非，每个人都终将意识到，没有什么比健康更重要，职场也不例外。本章所提供的偏方既方便又实用，掌握这些经典偏方，让上班族不再为健康所困扰。

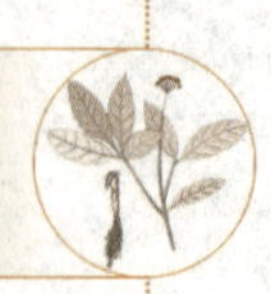

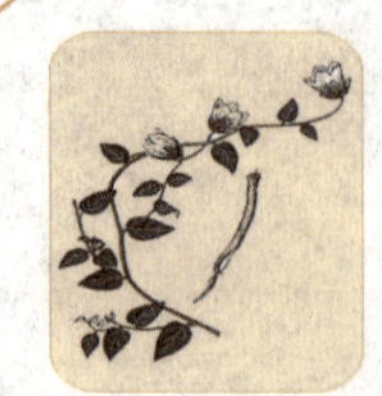

形象打理老偏方

在这个越来越眼球化的社会，一个人尤其是职场人士的形象可能左右其职业生涯发展前景，甚至会直接影响到一个人的成败。拥有自信干练和卓尔不群的形象能让你与成功有约。

偏方1 气色不佳，吃对莲藕好气色

气色能够很好地反映一个人气血运行的状况，当气血不佳的时候，往往也就表现在人的容貌上，如脸上没有血色、肌肤缺少光泽亮度等。所以要想拥有好气色，就要加快血液的循环，进食补血养血的食物是改善气色的重要方法。

食疗老偏方：莲藕小麦甘草汤

【配方】莲藕250克，小麦75克，甘草12克，大枣5枚，精盐适量。

【做法】小麦洗净，泡水1小时；将小麦、甘草、大枣放入砂锅中，加入适量水煮开，加入莲藕以小火煮软，再加精盐调味即可。

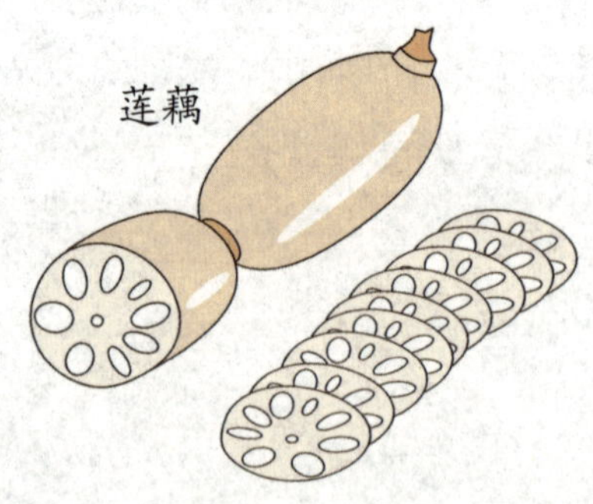

【功效】益气养血，宁心安神。

适合失眠、心烦、气色不佳者食用。

专家贴心指导

民间有“荷莲一身宝，秋藕最补人”的说法，煮熟后的莲藕有养胃滋阴、健脾益气、养血的功效，经常食用对改善气色大有裨益。为防止莲藕变成褐色，可把去皮后的藕放在加入少许醋的清水中浸泡5分钟。

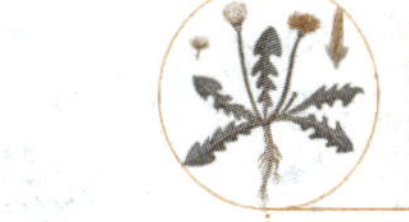

偏方2 黄牙去无踪，刷牙用上老陈醋

牙齿发黄是很多人都有的烦恼，专家指出，牙齿发黄有先大和后天两种原因。使牙齿变黄的后天因素主要有吸烟、饮浓茶、喝咖啡、食用某些中药等，这些只影响了牙齿的表面颜色，易于清除。刷牙用上老陈醋是拯救黄牙的有效方法。

外用老偏方：含醋刷牙

刷牙前，含半口老陈醋，让醋在口腔里冲漱2～5分钟，然后吐出。含过醋后，刷牙时无须再用牙膏，最后用清水漱净即可。此法每日1次，1周即止，间隔2～3个月后方可再次使用。

专家贴心指导

牙垢学名牙石，牙石的主要成分是碳酸钙、磷酸钙，属于碱性，而老陈醋里的醋酸能使之溶解，再用牙刷使劲刷，就能把牙石除掉。此外，醋本身有一定的杀菌清洁作用，对于菌斑有直接的杀灭作用，并可以抑制牙石的形成。

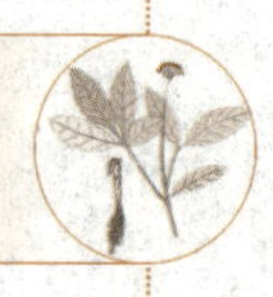

偏方3 灰指（趾）甲，陈醋大蒜液助你一臂之力

灰指（趾）甲是指皮癣菌侵犯甲板或甲下所引起的一种传染性疾病。而陈醋具有软化指甲兼杀菌作用，佐以大蒜，可使杀菌效果加倍。此法对付灰指（趾）甲屡试不爽。

外用老偏方：陈醋大蒜液泡灰指甲

【配方】老陈醋250毫升，大蒜250克。

【做法】将大蒜捣碎，装入玻璃容器内，倒入陈醋浸泡，时间为1天左右。蒜醋制好后，即可开始浸泡患有灰指（趾）甲的手或脚。每晚1次，浸泡时间为15~20分钟。

【功效】杀菌消炎。适合灰指（趾）甲患者常用。

专家贴心指导

陈醋大蒜液泡治灰指（趾）甲15天基本可见效果，待新指（趾）甲慢慢长出，即可渐渐替代灰指（趾）甲，数月之后即可痊愈，毫无痛苦，无须用手术去除厚甲。

偏方4 化妆品过敏，韭菜敷脸放宽心

对于女人来说，化妆品永远都是必不可少的东西，而化妆品过敏也是很多女性都会遇到的问题。化妆品过敏，是指人们在日常生活中使用化妆品引起的皮肤病变，如红斑、皮疹、痒痛、脱屑、灼热、色素沉着、色素脱失等。

外敷老偏方：韭菜敷脸

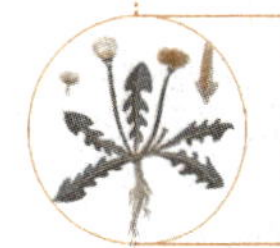

取一把新鲜韭菜洗净捣烂，加入适量面粉和水调成糊状敷患处，以纱布覆盖，用胶布固定，连续外敷1小时以上，每日1次。

专家贴心指导

这个方子的原理在于韭菜有一定的消炎功效；面粉主要是为了调和韭菜汁，便于外敷于皮肤上。另外，面粉本身对于皮肤也有一定的营养作用。

偏方5 脸上油腻，用淘米水洗一洗就好

脸上油腻是因为皮肤分泌油脂过多，脸部呈现出油腻光亮的症状。大米除了能够去油，还含有多种维生素等营养物质，所以经常用下面的偏方，既能够去除脸上的油脂，又有养肤、白肤、嫩肤、美肤之效。

外用老偏方：淘米水洗脸

取洗了第2或第3遍的淘米水，洗脸2～3次即可。还可把第2遍的淘米水放冰箱内保存一夜，次日加入温水洗脸，疗效更佳。

专家贴心指导

大米之所以有去油的功效，主要是因为大米呈一定的碱性，能使油脂类物质水解成其他物质。另外，大米中含有的淀粉，经过一定的作用还可以转化为一种叫作“烷基糖苷”的物质，这种物质有去油的功效。

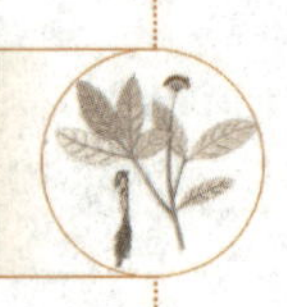

偏方6 少白头无大恙，学会自制乌发糖

所谓“少白头”，是指青少年时头发过早变白，头发呈花白状。中医学认为，血热、肾气虚弱、气血衰弱都是造成白发的原因。少白头患者在日常生活中应多食用一些有助于毛发生长的食物，如核桃、桂圆、黑芝麻、木耳、大枣等。

食疗老偏方：乌发糖

【配方】核桃仁、黑芝麻各300克，红糖500克。

【做法】核桃仁、黑芝麻用小火炒香后备用。将红糖放入锅中，加水煮成糊状，放入炒香的核桃仁、黑芝麻，搅拌均匀后出锅。倒入瓷盘中铺平，晾凉后切成2厘米大小的块。每日食用3~5块，可随时食用。

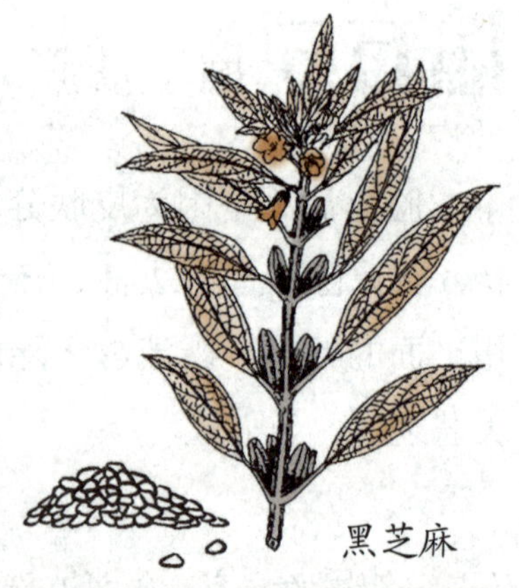

黑芝麻

【功效】本方甘甜可口，对于由于肝肾不足所引起的身体虚弱、津枯便结、须发早白等均有很好的补益作用，可以起到乌发美容等效果。

专家贴心指导

久服乌发糖有预防早衰的作用。乌发糖含糖量高，因此糖尿病患者忌食。

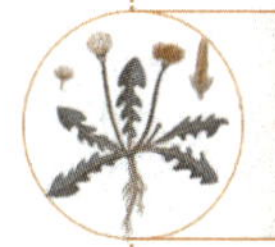

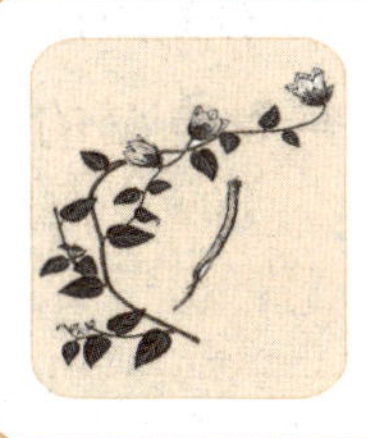

电脑综合征老偏方

由于长时间操作电脑，不少人缺少必要的运动和休息，导致患上了电脑综合征。电脑综合征对人们身心健康带来的伤害是“累积性”的，因此，对其进行有效的预防也应从生活点滴做起，这样才能避免引发更加严重的疾病。

偏方1 眼干眼涩，可用枸杞子来养眼

经常对着电脑的上班族往往会觉得眼睛干涩难忍，缺乏水分，急需滴眼药水保持湿润。办公室白领若眼干眼涩长时间没有改善需警惕。

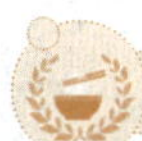

外用老偏方：枸杞菊花茶熏蒸眼睛

【配方】枸杞子10克，菊花8朵。

【做法】上两味用开水冲泡5分钟后打开杯盖，把眼睛凑到杯口，先睁大眼睛，让水蒸气熏蒸眼球数秒钟，再闭上眼熏蒸数秒，如此反复熏蒸至无水蒸气散出为止，然后饮用枸杞菊花茶。每天使用至少3次。

【功效】方中枸杞子、菊花是有名的“明目”之品，通过熏

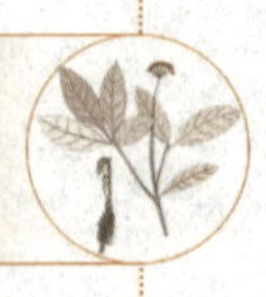

蒸，枸杞子、菊花的成分就能够直接作用于眼球处，帮助减少眼球水分的蒸发，让眼睛不再干涩，此方法尤其适用于常看电脑的上班族。

专家贴心指导

水蒸气能给干涩的眼球直接补充水分，润湿眼球表面。但熏蒸眼睛时要注意，水蒸气不能太烫，以免造成不必要的烫伤。

偏方2 视力下降，多按后脑勺借你慧眼

眼睛是人体十分重要的器官，而许多上班族由于各种不好的日常习惯，导致眼睛出现了很多问题，其中，视力下降是最常见的。

按摩老偏方：多按后脑勺

在患眼同侧的后脑勺枕骨下缘区域及上段颈椎旁寻找压痛点，以按压后视力有所缓解为度，找到后在该处用力揉搓按压1分钟左右，每日2～3次，当日即可见效，连续1周，往往可以痊愈。

专家贴心指导

按摩压痛点时将手掌搓热，稍稍用力，顺时针方向揉10～20次，再逆时针方向揉相同的次数。

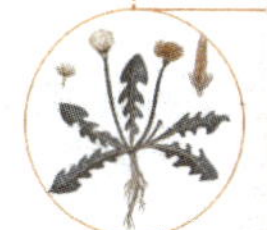

偏方3 腿脚酸痛，多泡姜水喝姜茶

上班族久立或长时间走路，腿脚就会出现酸胀感，特别是对于久坐、平时不喜欢运动的人及爱穿高跟鞋的女性来说，这种“两脚累、双腿痛”的症状就更明显了。

泡洗老偏方：生姜水泡脚

【配方】生姜50克，热水适量。

【做法】将生姜切片，放入盆中，加热水浸泡5~10分钟后泡脚，热水以浸至膝盖处为最佳。

【功效】驱寒祛风，舒筋活络。适用于腿脚酸痛、手脚冰凉等症。

食疗老偏方：姜糖水

【配方】生姜5~10克，红糖适量。

【做法】生姜切片或切丝煎水，加少许红糖，趁热服下，每日至少1杯。

【功效】驱寒保暖，缓解疼痛。适合腿脚酸痛患者饮用。

专家贴心指导

生姜能治疗久站、久走而引起的腿部肌肉酸痛，原理在于生姜含有一些如生姜精油、姜醇等消炎止痛药功效的有效成分，还含有一些能够直接作用于大脑镇痛中枢的物质，因此对于肌肉酸痛的治疗与预防均具有较好的效果。

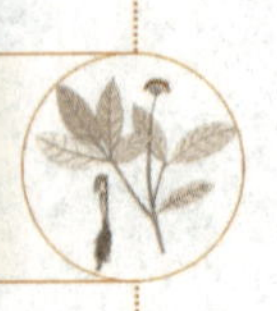

偏方4 腿抽筋，白酒加热巧治疗

腿抽筋是一种肌肉自发的强直性收缩。以发生在小腿和脚趾的肌肉痉挛最常见，发作时疼痛难忍，尤其是半夜抽筋时往往把人痛醒，且长时间不能止痛，严重影响睡眠。寒冷刺激、疲劳过度、缺钙、姿势不好等都可导致抽筋。电脑一族经常坐着工作，腿部血液循环欠佳，所以容易发生腿脚抽筋现象。

外用老偏方：白酒加热揉搓患处

如果上班族的腿抽筋是腿部血液循环不良引起的，就可以采取泡脚后用白酒加热揉搓的方法。具体做法是：每日临睡前，先用热水泡脚15分钟左右，再擦干，将高度数的白酒加温热后，倒一些在手心上，在经常抽筋的部位用力揉搓3～5分钟，至局部皮肤发红为止。如果有饮酒习惯，睡前再饮上20毫升白酒效果更佳。

专家贴心指导

白酒有活血化瘀、改善微循环的功效，睡前用加热的酒揉搓患部，能够促进局部的血液循环，加速代谢产物的运走、分解。而且，睡前少量饮酒，同样也可以改善血液循环，有效改善抽筋现象。

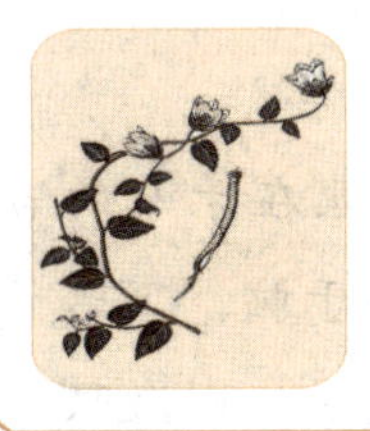

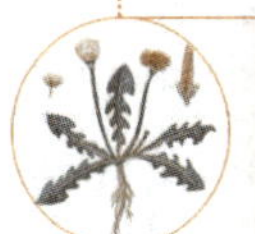

职场不适老偏方

上班一族，整日的劳碌让潜伏在身边的疾病有了可乘之机。我们将为您这些职场不适一一揪出，让老偏方为您支招，好让您能见招拆招，免遭伏击。

偏方1 办公室犯困，白领巧用偏方提神

上班犯困打瞌睡，是很多人再熟悉不过的体验了。要赶走瞌睡虫，我们应采取健康有效的方法。

(1)睡意来临时，用有芳香气味的牙膏刷牙漱口，或直接将牙膏抹于鼻腔黏膜处。也可以将鼻子浸入冷水中，刺激鼻黏膜。

(2)用手指顺时针或逆时针刮眼眶，一般一边眼眶至少刮10圈，要求用一定力度，刮得微痛为佳。

(3)捏住左手的拇指指尖，向掌面折弯，再向后扳，反复10次。再对另外四个手指和另外一只手进行同样的操作。

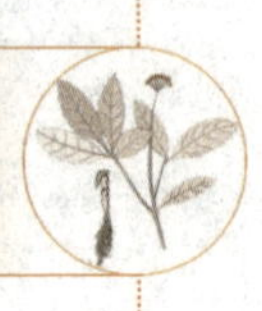

专家贴心指导

刺激舌头和鼻子会起到提神醒脑的作用，原理在于人的舌头与五脏六腑的经脉相通，古医书专门有“舌上通于脑，下达于脏腑”的论述。而眼眶与大脑中枢神经也有密切关联，刺激眼部周围穴位后，大脑的供血和供氧能够得到迅速改善，从而达到醒脑、提神等良效。而扳手指，其实就是在刺激心经、心包经、肺经等几条经络。心气旺，则神气强。

偏方2 加班没有食欲，用粉葛胃口大开

经常加班熬夜，不少人会食欲减退，甚至失眠、脸色苍白、神经衰弱，免疫力也跟着直线下降。面对大量的工作，拿什么来拯救我们已经渐渐失去的好体质？用粉葛煲汤来调理，疗效就十分不错。

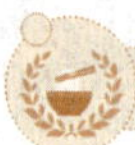

食疗老偏方：粉葛绿豆薏苡仁汤

【配方】粉葛、猪扇骨各500克，绿豆、薏苡仁各50克，蜜枣2枚，姜适量。

【做法】粉葛去皮洗净，切厚块；绿豆和薏苡仁洗净，提前浸泡1～2小时；猪扇骨斩块洗净，汆水捞起。将水倒入瓦煲煮沸，再放入所有材料大火煮沸，转小火煲90分钟，下精盐调味饮用。

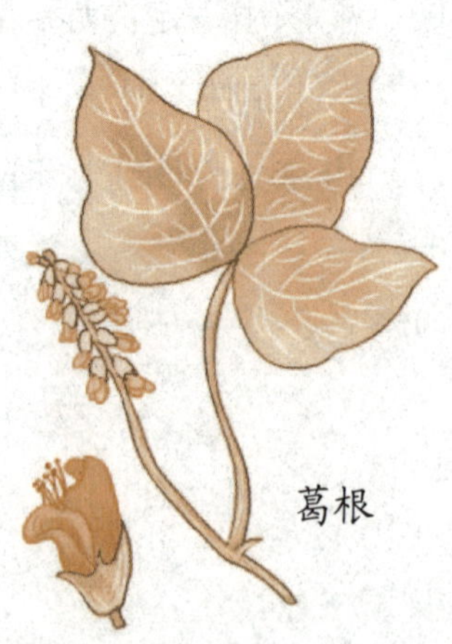
葛根

【功效】生津解渴，清热泻火，防治

暗疮。对高血压、糖尿病、胃肠有热滞、胸部憋闷人士同样适合。

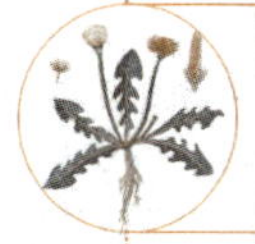

专家贴心指导

加班一族精神、肌肉紧张，心情烦躁，以致坐立不安、食欲不振，而粉葛有解热发汗的功效，可使神经和肌肉松弛，心情宁静，故加班族可常食。

偏方3 注意力分散，用燕麦粥柠檬茶改善

很多上班族都有这样的经历：正忙着手头的事，突然被跳出的新闻、接到的电话或者新收到的邮件吸引了注意力，于是转头去关注别的东西。每天上班忙忙碌碌，一天结束又感慨似乎什么也没做成。注意力分散者可用燕麦粥、柠檬茶来调理。

食疗老偏方：燕麦粥

【配方】燕麦、粳米各50克，白糖适量。

【做法】将燕麦、粳米淘净，同放锅内，加清水适量煮粥，待煮至粥熟后，白糖调味食用，每日1剂，连续3～5天。

【功效】燕麦热量低，能让人有饱腹感，减少一天内其余时间的进食，以此提升注意力。

茶疗老偏方：柠檬茶

【配方】柠檬片2～3片。

【做法】柠檬片用开水泡开，可以重复冲泡几次。可依据个人

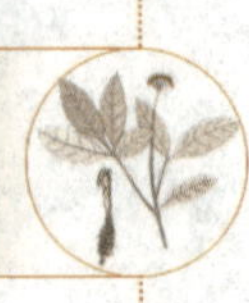

口味加入蜂蜜调味。

【功效】柠檬茶中含有丰富的水溶性维生素C，可以有效促进脑部的血液循环，从而增强脑细胞的活力，提高注意力和思考能力，甚至对于人的记忆力也有显著的提高。

专家贴心指导

燕麦粥里也可以加入桂圆肉、葡萄干等，出锅前煮5～10分钟放在粥里即可，过早加在粥里会使粥变色。喝柠檬茶时，可以根据个人口味，适量增减柠檬的量，还可以加入蜂蜜调味。

偏方4 办公室打嗝，小偏方助你远离窘境

办公室打嗝除了难受之外更多的是尴尬，所以治疗打嗝的小偏方就要早知道，以下偏方让你快速摆脱打嗝的窘境！

弯着身子喝水

在打嗝时，先喝一大杯水，注意喝水时身体向前弯，然后开始喝水。

憋　气

这是大部分人都会尝试的，打嗝时，憋一会儿气，然后缓缓地、稳定地吐气，如果一次不行，可以多试几次。

喝7口水

这个方法效果很好，要连续地喝下7口水。

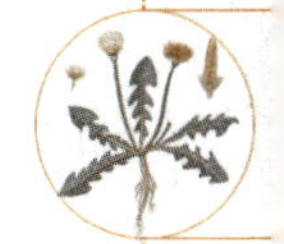

吃饭时候少说话

吃饭的时候说话，就会有空气进入食管中，所以吃饭时尽量不说话，可防止打嗝的发生。

喝韭菜汁

把韭菜洗干净后，榨成汁喝下。

90°弯腰

这项运动并不难，打嗝后弯腰与膝成90°，多做几次。

使自己打个喷嚏

无论使用什么方法，使自己打个喷嚏，能有效地阻止打嗝。

调整好心态，缓解心情

如果打嗝是精神方面的问题造成的，那么就要学会让自己放松一下，或者听听歌之类的分散一下注意力。

吃一口糖

注意不是平时吃的水果糖、奶糖之类的，是白砂糖，而且不要饮水，直接咽下去。

采用按摩的方法

打嗝时可用拇指按压中指第二个关节处约10秒钟，对治疗打嗝也很有帮助。

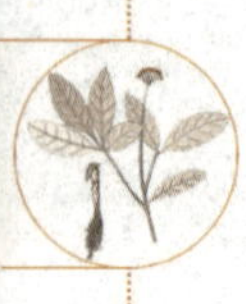

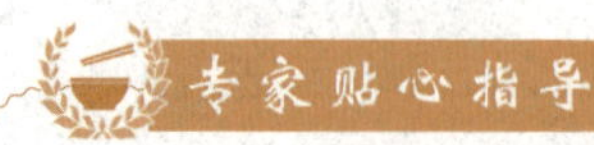

专家贴心指导

如果经常打嗝就说明你可能有某些疾病了，比如胃炎或是消化方面的问题，这样就要及早去医院做检查。

偏方5 嗓子嘶哑，薄荷茶是好帮手

咽喉既是正常呼吸必经之路，又是重要发声器。所以人人都要注意保护嗓子，尤其是教员、演员、广播员，更要注意。无论何种原因引起的嗓子嘶哑，其共同的特点都伴有声带及周围组织的充血、水肿，薄荷茶疗效较佳。

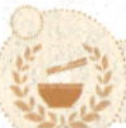

茶疗老偏方：薄荷茶

【配方】薄荷、蝉蜕各5克，竹沥水适量。

【做法】上两味沸水冲泡10分钟，对入竹沥水后饮用。

【功效】杀菌消炎，清咽利喉。主治急性声哑。

专家贴心指导

咽喉不适期间，除饮用薄荷茶进行防治外，还应戒烟、酒、辣、咖啡、浓茶，忌食一切有刺激性的食物，如姜、榨菜、蒜、芥菜(芥末)等；少食油炸、油煎、油腻、过甜和过咸的食品；少食瓜子、炒花生等炒制食品，因为它们具有热性可以伤阴；多食绿豆、百合、银耳、莲子、丝瓜、扁豆、海带、冬瓜等。

第 5 章

偏方治百病——内科病用对偏方不吃药

人们的生活水平越来越高，大鱼大肉成了餐桌常客，绿色运动渐渐远离生活，出门乘车，上班自动化，以致腰围变宽，经常便秘，血压变高，血脂变稠，血糖波动……健康问题日益严重。本章结合人们的健康状况精心挑选了一些经典偏方，有的食材本身就可以药食两用，无毒副作用，方便、管用，为您的健康保驾护航。

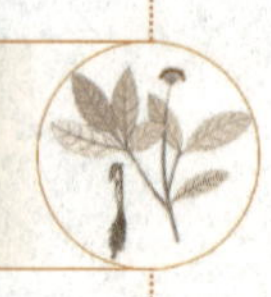

感冒老偏方

一年四季，感冒时有发生，对人们正常的生活和工作造成了很大的影响。那么不小心感冒了怎么办？偏方疗法可有效治疗感冒，让你远离感冒困扰。

偏方1 风寒感冒，喝一碗姜丝萝卜汤

风寒感冒是因风吹受凉而引起的感冒，秋冬发生较多。其症状为浑身酸痛、鼻塞流涕、咳嗽有痰。治疗可采用食疗，不但祛病，而且保健。

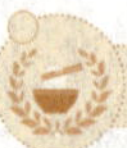

食疗老偏方：姜丝萝卜汤

【配方】生姜25克，萝卜50克，红糖适量。

【做法】生姜切丝，萝卜切片，两者共放锅中加水适量，煎煮10～15分钟，再加入红糖适量，稍煮1～2分钟即可。

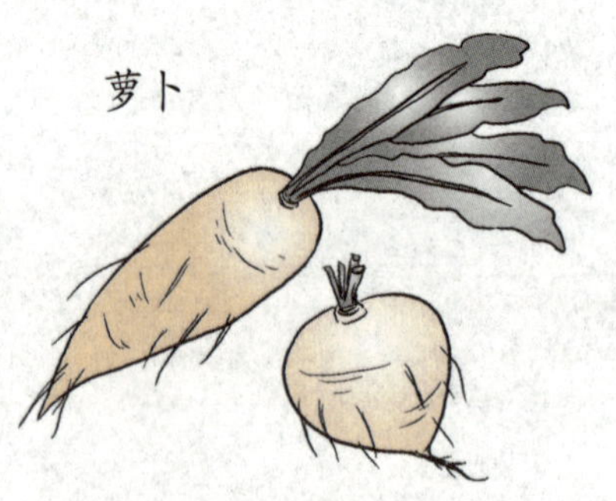

【功效】祛风，散寒，解表。适用于风寒感冒。

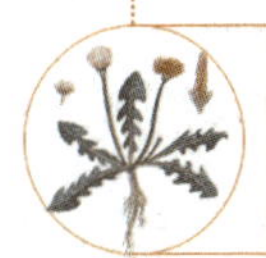

偏方2 感冒发热，喝碗白粥退热发汗

感冒发热是指感冒常常能引起发热症状，感冒主要是由于体虚、抗病能力减弱引起的。对付感冒发热，可熬碗白粥，加入葱、姜、米醋等材料，帮助发汗退热。

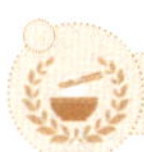

食疗老偏方：白粥

【配方】糯米30克，生姜2片，连须葱1节，米醋1毫升。

【做法】煮粥，粥熟纳生姜（捣烂），入连须葱，加米醋，趁热饮。

【功效】白粥不仅可以养胃，更是感冒发热、食欲不振时的营养佳品，可帮助发汗退热。

偏方3 缓解感冒症状，熏蒸法嗅闻帮你忙

很多人感冒的第一反应是看医生拿药吃。其实，是药三分毒，感冒初期可以先不着急吃药，缓解感冒症状，熏蒸法嗅闻帮你忙。

外用老偏方：甘菊精油等熏蒸嗅闻

利用甘菊精油+桉树油+薰衣草油（或茶树油），以熏蒸法嗅闻，或是在水中加入1～2滴漱口，能缓解初期的感冒症状。

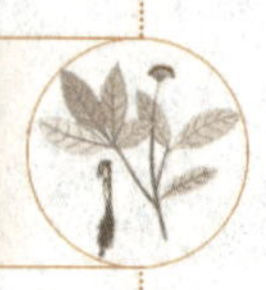

专家贴心指导

熏蒸时一定要用刚烧开的热水，如果用温水，其蒸气不多，少量的水蒸气不能有效地将精油送进呼吸道，就达不到预期的效果。

偏方4 短咳久咳都有方，汤饮治咳嗽不用慌

咳嗽是人体清除呼吸道内的分泌物或异物的保护性呼吸反射动作。咳嗽无痰或痰量极少，为干性咳嗽；咳嗽伴有咳痰为湿性咳嗽；而发作性咳嗽常由吸入刺激性气体或异物、淋巴结或肿瘤压迫气管或支气管分叉处引起。长期剧烈咳嗽可导致呼吸道出血，应引起人们高度重视。

食疗老偏方：川贝冰糖炖雪梨

【配方】川贝粉1克，雪梨1个，冰糖、枸杞子各适量。

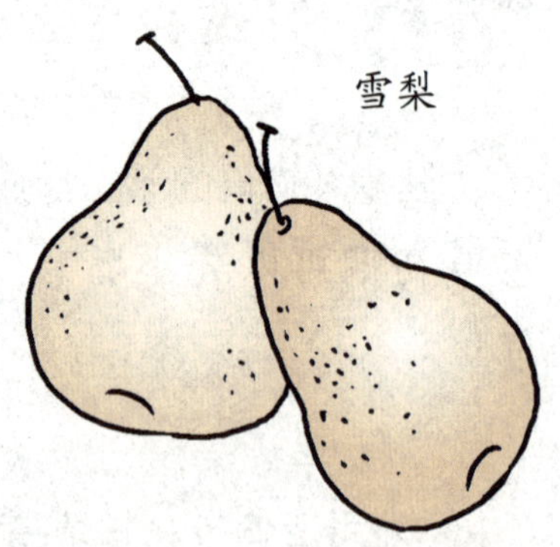

【做法】雪梨削去皮，用小刀将顶部去掉，挖去梨核，保留底部，洗净。将川贝粉、冰糖、枸杞子放入梨中，隔水蒸30分钟即可。吃梨喝汤，早晚各1次。

【功效】川贝冰糖炖雪梨滋润甘甜、清香宜人，可以滋阴润肺、化痰止咳，用于治疗肺热干咳、燥咳。

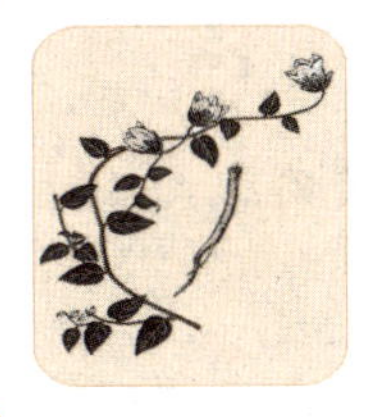

偏头痛老偏方

偏头痛是人们常见的一种症状，虽然问题不算大，但是一旦发作起来确实让人受不了，那么治疗偏头痛民间有什么好的偏方呢？下面就让我们一起来看一下吧。

偏方1 治疗头痛，川芎天麻茶显功效

随着生活节奏的不断加快，患有头痛的人也越来越多，许多人苦苦寻求良方。其实，据《本草纲目》记载，天麻川芎茶就是治疗头痛最好的妙药。

茶疗老偏方：川芎天麻茶

【配方】天麻、川芎各10克，白芷5克，绿茶3克。

【做法】上药研末，同绿茶放入保温瓶中，以沸水冲泡15分钟，代茶频饮。

【功效】养血祛风，止痛。主治头风、满头作痛、痛无定处，甚则头痛目眩、胸胁胀闷不舒，常因天气变化或情绪波动而诱发，如血管神经性头痛等。

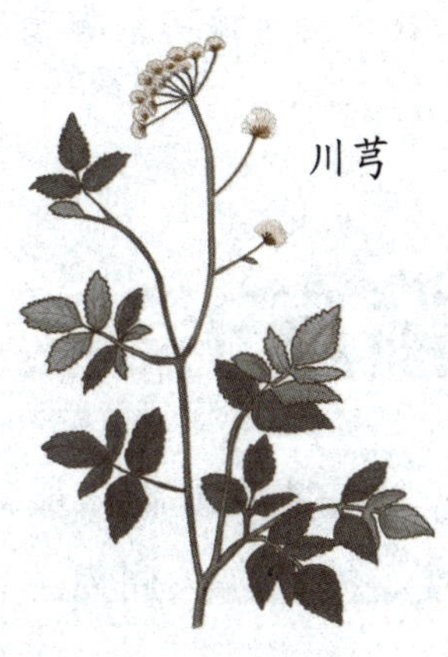

川芎

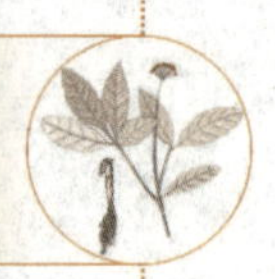

专家贴心指导

阴虚、失血及湿热甚者忌用，高血压患者不宜饮用。

偏方2 预防偏头痛，就用紫菜蛋花汤

偏头痛的预防与治疗密不可分，日常做好预防工作，对减少偏头痛的发作有重要作用。

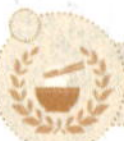

食疗老偏方：紫菜蛋花汤

【配方】干紫菜25克，鸡蛋2个。

【做法】煮汤食用，每日1～2次。或常吃海苔（紫菜干）。

【功效】有效预防偏头痛。

专家贴心指导

紫菜里含有大量的镁元素，有“镁元素的宝库”之称。据测定，每100克紫菜里含有460毫克镁，而鸡蛋里也含有镁元素。而镁元素对偏头痛有预防作用。

偏方3 治疗偏头痛，白萝卜汁滴鼻孔

偏头痛是临床最常见的原发性头痛类型，临床以发作性中重度、搏动样头痛为主要表现，头痛多为偏侧，一般持续4～72小

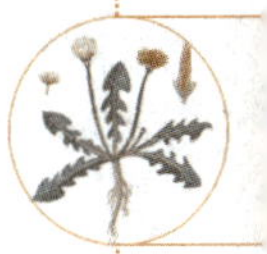

时，可伴有恶心、呕吐，光、声刺激或日常活动均可加重头痛，安静环境、休息可缓解头痛。偏头痛是一种常见的慢性神经血管性疾患，多起病于儿童和青春期，中青年期达发病高峰，女性多见，男女患者比例为1：2～1：3，人群中患病率为5%～10%，常有遗传背景。经常偏头痛者可采用以下老偏方缓解疼痛症状。

外用老偏方：白萝卜汁滴鼻孔

【配方】白萝卜500克。

【做法】将白萝卜洗净切丝，以洁净纱布包后榨取汁约20毫升。如左侧偏头痛，就将萝卜汁分数次滴入右侧鼻孔中；右侧偏头痛则滴入左侧鼻孔中。每日2次，连用4～5日即可见效。

【功效】通窍活血，同时有助于改善脑部血液循环，缓解偏头痛。

专家贴心指导

中医学认为，白萝卜汁味辛、甘，性凉，对治疗因鼻塞或鼻窦炎及外感风寒等引起的偏头痛有一定效果。西医称白萝卜汁中含天然芥子油，滴入鼻腔通过鼻黏膜迅速吸收，可起到通窍活血的效果，从而缓解偏头痛。患者取汁时要注意卫生，防止因萝卜汁受到污染而引起鼻腔、鼻窦感染的情况发生。此外，用白萝卜皮贴在两侧的太阳穴上，每晚贴20分钟，也可治偏头痛。治疗效果不明显的，最好及时去医院查明原因并进行有针对性的治疗。

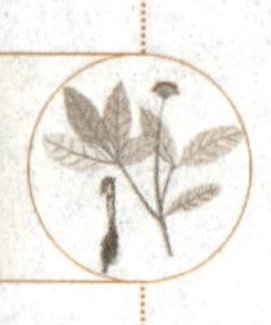

哮喘老偏方

乍暖还寒时节，在阴雨、雾霾等中医所称的“外邪”的“夹攻”下，很容易导致哮喘高发。不少患者会出现胸闷气短、咳嗽喘息、呼吸不畅的症状，很容易和感冒、支气管炎混淆。哪些传统的偏方可以让你远离哮喘，是很多哮喘患者及其家人尤为关心的问题。

偏方1 赶走哮喘，山楂桂圆让你平喘

哮喘是一种以可逆性气流受限为特征的气道慢性炎症性疾病，被世界医学界公认为四大顽症之一。哮喘严重危害人们的身心健康，减弱劳动能力，降低生活质量，且难以得到根治，易反复发作，轻者伤身，重者致人丧命，因此防治哮喘刻不容缓。

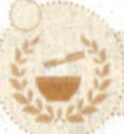

食疗老偏方：山楂桂圆水

【配方】山楂、桂圆各125克，冰糖100克。

【做法】上几味放在砂锅内用小火煮烂，然后每次取汁125毫升，睡前喝。

【功效】山楂开胃健脾，桂圆益智宁心，泡在一起喝能有效平喘。

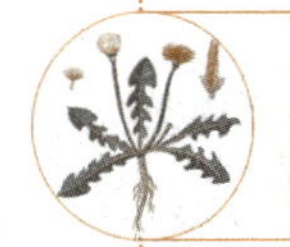

专家贴心指导

中医学认为，山楂只消不补，脾胃虚弱的哮喘患者不宜多食。

偏方2 预防冬季哮喘，乌鸡汤定喘补阳

冬季受寒冷的刺激，呼吸道疾病容易肆虐，哮喘就是其中之一。冬季，慢性支气管炎患者不妨试服乌鸡汤定喘。

食疗老偏方：乌鸡汤

【配方】川贝、粟壳各50克，芝麻500克，乌鸡1只（1.5～2千克），冰糖适量。

【做法】先将乌鸡剖开去肚杂，将芝麻放乌鸡内扎定，后将两味中药及冰糖放锅内，加水，隔水蒸4～6小时，分3～4次吃完。一般2～3剂根治。

【功效】补虚损，健脾胃，壮筋骨，活血调经，止白带。适用于肺虚久咳、痰少咽燥及风热咳嗽等症。

偏方3 多年哮喘，苹果蒸鸡蛋定咳止喘

有些患有多年哮喘病的患者，稍有劳累，或接触到花粉、烟雾等致敏性物质，哮喘就会发作。下面就为大家提供一款适宜于多年哮喘病患者的食疗偏方。

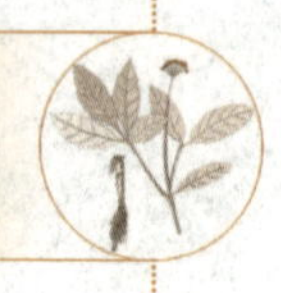

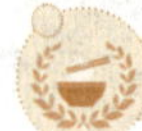

食疗老偏方：苹果蒸鸡蛋

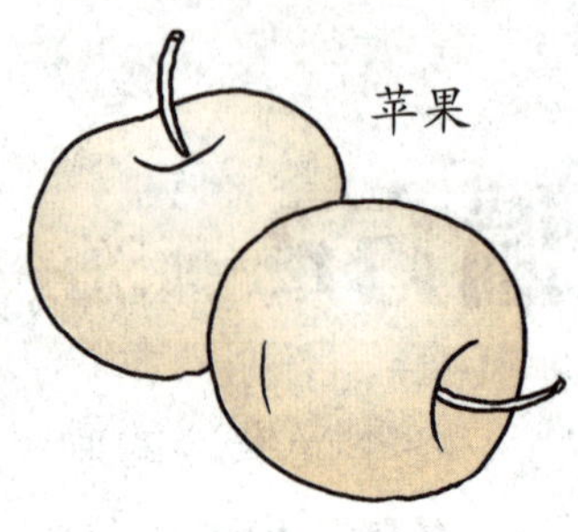

【配方】底部较平的苹果1个，新鲜鸡蛋1枚。

【做法】用小刀取出苹果果蒂，掏出果核和部分果肉，做成苹果盅。敲碎鸡蛋，倒入苹果盅里，再用果蒂盖上，放进笼屉内蒸，水开后再蒸20分钟即可。趁热服食，每日1剂，连续服用1周以上。

【功效】本方对咳嗽、支气管炎、哮喘等有很好的疗效，尤其适合过敏体质的患者。

专家贴心指导

从中医的角度来讲，治疗肺脏疾病有时是通过调整脾和肾的功能来实现的。该方中的苹果属甘平之品，常吃可以补脾气，起到培土生金的作用；蛋黄入肾经补肾气，又可达到金水相生的功效。故该方能对哮喘有一定作用。

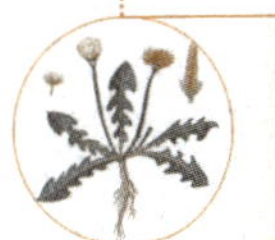

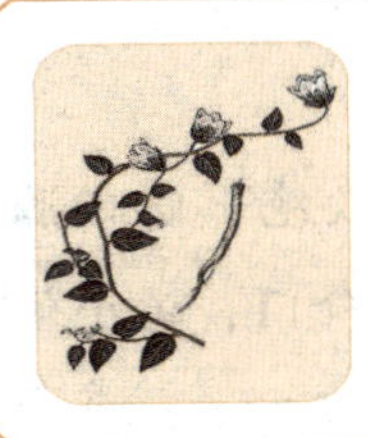

尿频老偏方

深夜时分，一些人需要不停地往来于厕所与睡床之间，只因尿意难忍，这就是所谓的尿频。对于这种情况，我们应该重视起来并且积极治疗。

偏方1 尿频爱起夜，白天多喝韭菜根茶

正常成人白天排尿4～6次，夜间0～2次，次数明显增多称尿频。尿频是一种症状。多种原因均可引起小便次数增多，但无疼痛，又称小便频数。中医学认为，尿频多为虚证，需要调养。多吃富含植物有机活性碱的食品，少吃肉类，多吃蔬菜。

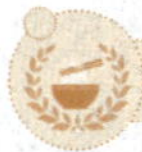

茶疗老偏方：韭菜根泡茶

【配方】韭菜根30~50克。

【做法】将韭菜根洗净，每天泡水当茶饮，饮用时间和量根据个人口干、口渴程度而定。

【功效】止汗固涩，补肾助阳。适用于阳痿、早泄、遗精、多尿等症。

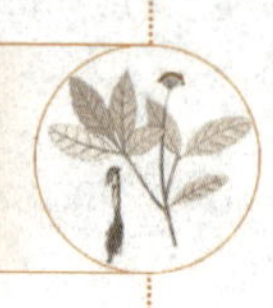

专家贴心指导

《本草纲目》指出，韭菜生汁主上气、喘息欲绝，解肉脯毒。韭菜煮汁饮，能止咳，消盗汗。韭菜籽补肝及命门，治小便频数、遗尿。

偏方2 尿频尿少，趁热温服马齿苋汁

出现尿频尿少情况时，平时注意多喝水，饮食宜清淡，温服马齿苋汁疗效也不错。

食疗老偏方：马齿苋汁

【配方】鲜马齿苋500克或干品150克，红糖100克。

【做法】马齿苋洗净切碎，与红糖一起放入砂锅，加水煎沸约30分钟，取汁约500毫升，趁热温服，服完睡觉盖被出汗。每次煎1剂，每日3次。

【功效】清热解毒，利水去湿，消炎止痛。适用于尿频、尿痛、尿少等症。

偏方3 尿频遗尿，来一屉山药茯苓包子

尿频遗尿严重影响人们的生活，食疗调理是比较好的选择。中药和食物一样是来源于大自然的矿物、植物、动物，副作用少，药效长久，可以持续运用直到根治疾病。

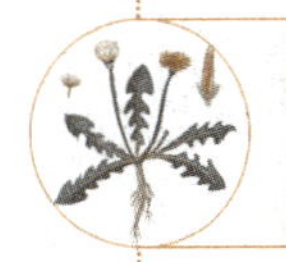

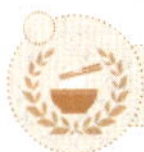

食疗老偏方：山药茯苓包子

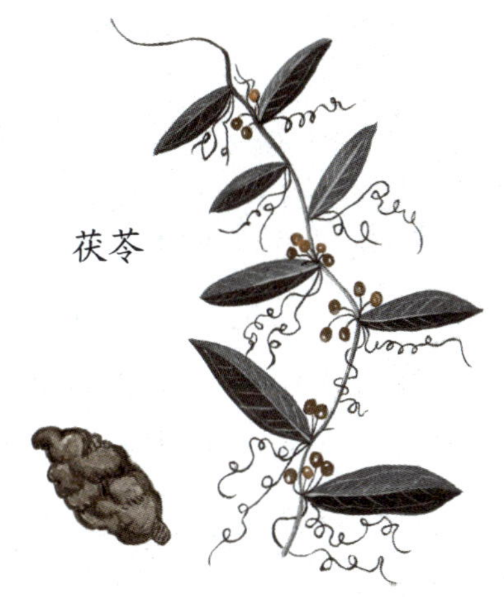

【配方】山药粉、茯苓粉各100克，面粉200克，猪油、青丝（即海带丝）、红丝（即胡萝卜丝）、白糖各适量。

【做法】山药粉、茯苓粉加适量水调成糊状蒸30分钟，再加入适量白糖、面粉及猪油、青丝、红丝少许，制成包子馅，用经发酵调食用碱的软面包成包子，蒸熟即可食用。

【功效】益脾气，补气，涩精。连续食用，可治脾胃不健、身体虚弱、食欲不振、消渴、尿频、遗尿等症。健康人食用更能使精力充沛、食欲旺盛，增强体质，祛病延年。

偏方4 巧治尿频，捏扳足小趾有效防治

中医学认为，按摩在一定程度上能够改善机体尿液代谢，从而防止夜尿、尿频等症状。

治疗尿频的按摩方，即用拇指和食指指端施力，对捏双足小趾中节横纹处上下、左右各1下，然后向上扳小趾3下。

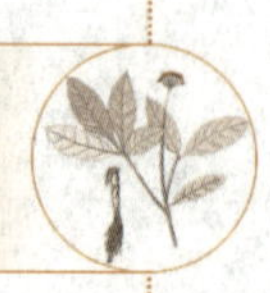

便秘老偏方

便秘主要是指排便次数减少、粪便量减少、粪便干结、排便费力等。上述症状同时存在2种以上时，可诊断为症状性便秘。便秘给人们带来的危害不言而喻，由于便秘的治疗周期相对较长，很多患者都在寻找有效的治疗方法。除了正规治疗之外，民间还流传着很多治疗便秘的偏方。

偏方1 小儿便秘，3岁儿童来份拔丝白薯

小儿便秘多与小儿消化功能较弱和饮食不当有关，有时药物治疗效果不佳，可以采用食疗，效果较好。

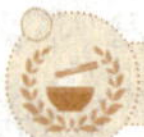

食疗老偏方：拔丝白薯

【配方】白薯500克，白糖250克，食用油15毫升，枸杞子10克，葡萄干100克。

【做法】将白薯洗净，切成滚刀块，入油锅中炸成金黄色。炒锅烧热入食用油，加入白糖溶化，熬成金黄色，用筷子头蘸点糖试试能拔丝时，立即将刚炸好的白薯倒入糖锅内，同时倒入枸杞子（蒸熟）、葡萄干翻动，即刻出锅装盘。

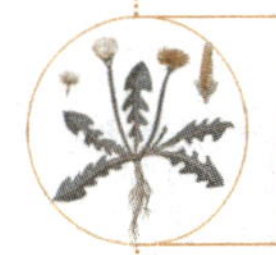

【功效】此品有助消化、加速新陈代谢和促进肠胃蠕动的功效，可利大便，治便秘，提供身体热能。

专家贴心指导

白薯含有丰富的淀粉、膳食纤维、胡萝卜素、维生素及钾、铁、铜、硒、钙等10余种微量元素和亚油酸等，营养价值很高，这些物质能保持血管弹性，对防治便秘十分有效。

偏方2 血虚阴亏便秘，巧用菠菜猪血汤

菠菜猪血汤特别适合于血虚阴亏便秘，多见于老年人、热病恢复期或胃中素有蕴热者。阴津、阴血有形物质的缺乏，使肠道无血以滋、无津以润，粪便在肠道中涩滞难行。

食疗老偏方：菠菜猪血汤

【配方】鲜菠菜500克，猪血250克，猪油、精盐、鸡精各适量。

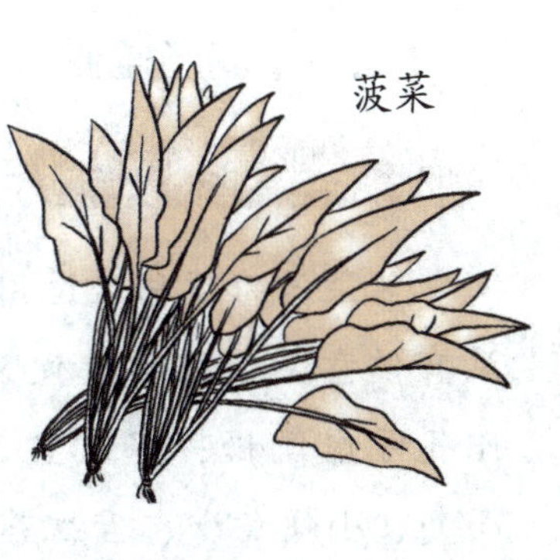
菠菜

【做法】菠菜切段，猪血切块。锅中加水煮沸后下猪血块、菠菜段，加猪油、精盐、鸡精搅匀再煮沸即成。佐餐食用，汤、菜、血全吃。每日或隔日1剂。

【功效】养血润肠，排毒通便。尤对大便干燥、解便痛苦最为有效。

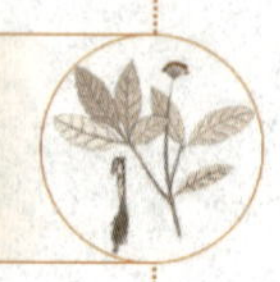

专家贴心指导

菠菜能治疗便秘主要是因为它含有大量的植物粗纤维，有利于促进肠道蠕动，从而利于排便。

偏方3 慢性便秘，早晚温服韭菜汁

慢性便秘为长时期的反复便秘，其发病可以是由急性便秘长期不愈转化而来，亦可以是在发病初起即为慢性便秘，后者于慢性疾病所致的便秘中多见。慢性便秘可用早晚温服韭菜汁调理。

食疗老偏方：韭菜汁

【配方】韭菜叶适量。

【做法】将韭菜叶洗净捣烂取汁10~20毫升，温开水送服，早晚各1次。

【功效】润肠通便，有助于预防肠癌和防治习惯性便秘。

专家贴心指导

韭菜治疗便秘只适用于大便艰涩、排出困难，或大便秘结，虽有便意，但临厕大便又难排出，伴有少气乏力、喜热怕冷的阳气亏虚便秘；不适宜大便干结、状如羊屎、面红身热、口干而臭、小便黄少、舌红苔黄的实热、阴虚便秘。因韭菜性温，味辛，实热、阴虚便秘用之，可加重病情。

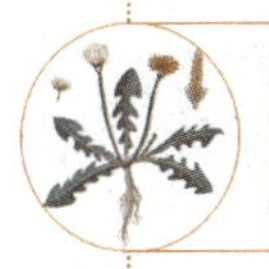

偏方4 气虚便秘，来一碗黄芪苏麻粥

气虚便秘主要表现为排便困难、时间迁长、神疲乏力、少气懒言、面色苍白、舌淡脉弱或有自汗。这个时候，不妨试试黄芪苏麻粥。

食疗老偏方：黄芪苏麻粥

【配方】黄芪10克，紫苏子、火麻仁各50克，粳米250克。

【做法】将黄芪、紫苏子、火麻仁洗净，烘干，打成细末，倒入200毫升温水，用力搅匀，待粗粒下沉时，取药汁备用。洗净粳米，以药汁煮粥。

【功效】适用于气虚便秘。

专家贴心指导

黄芪性微温，味甘，有补气固表、止汗脱毒、生肌、利尿、退肿之功效。用于治疗气虚乏力、中气下陷、久泻脱肛、便血崩漏、表虚自汗、痈疽难溃、久溃不敛、血虚萎黄、内热消渴、慢性肾炎、蛋白尿、糖尿病等。炙黄芪益气补中，生用固表托疮。

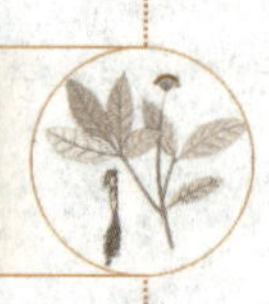

腹泻老偏方

腹泻是指排出异常稀薄的大便，或含有未消化食物甚或脓血，并且排便次数频密，伴有排便急迫感、肛门周围不适、失禁等症状。几乎每一个人都曾经有过腹泻性疾病，有人一腹泻就用止泻药，其实，这种做法并不正确。中医学认为，同是腹泻，致病机制却各不相同，对症下药才能起到治标又治本的效果。

偏方1 急性腹泻，用炒米加盐有奇效

急性腹泻是指一日3次以上稀便，或大便量超过200克，其中水分占80%，且病程在1～2周。引起急性腹泻的原因很多，较常见的原因是食入不洁食物。急性腹泻者除了积极求医治疗外，还可以试试下面的老偏方。

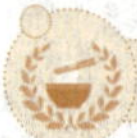

食疗老偏方：炒米加盐

【配方】炒米25克，精盐1.75克，水或米汤500毫升。

【做法】将炒米加盐，再加水煮2～3分钟，温服。

【功效】收敛止泻。适合腹泻者饮用。

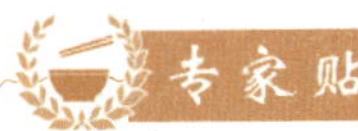
专家贴心指导

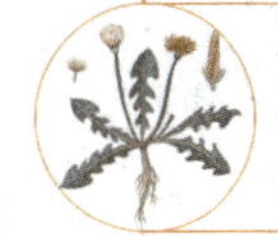

中医学认为，炒米是温性的，米又是养脾胃的，所以服食米汤能调理脾胃，温中散寒，达到止腹泻的效果。又由于腹泻会导致脱水、体内低钠，因此需增加钠盐的摄入，米汤内加点盐正是为了补充钠。

偏方2 多吃一点就拉肚子，扁豆炒熟止泻

多吃一点就拉肚子，这是脾胃虚寒、消化不良的表现。这种情况可以试试食疗偏方——炒扁豆。

食疗老偏方：炒扁豆

【配方】扁豆500克，蒜蓉、酱油、味精、精盐各适量。

【做法】扁豆掐成3厘米长的段洗净沥干，锅中放少许油，扁豆下锅后均匀地撒上精盐，保持中等火力。不住地翻炒，直至扁豆煸炒至表面发皱颜色变深，加入蒜蓉炒香，再加入少许清水、酱油、味精上色调味。

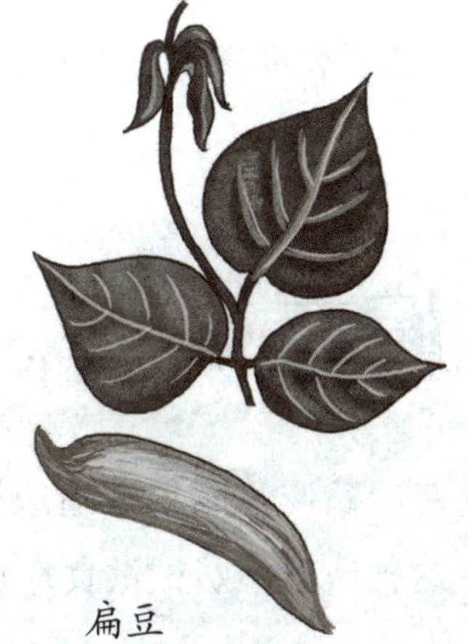
扁豆

【功效】扁豆有健脾和胃、除湿止泻的作用，炒后可使健脾止泻作用增强，故适用于脾虚所致的腹胀、泄泻。

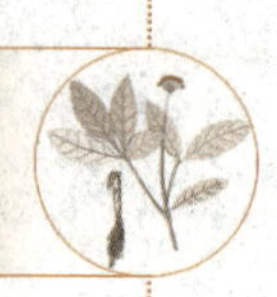

偏方3 肠子咕咕作响，喝桂圆汤止虚泻

肠子咕咕作响，头晕目眩，有时大便成稀水，这是脾胃虚弱的表现。不妨试试食疗老偏方——桂圆汤。

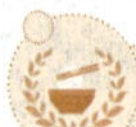

食疗老偏方：桂圆汤

【配方】桂圆100克。

【做法】将桂圆去皮，用水煎服，食桂圆肉喝汤。

【功效】桂圆有强心、健脾的作用。可治疗贫血和腹泻等。

专家贴心指导

桂圆易生内热，少年及体壮者少食为宜。有大便干燥、小便黄赤、口干舌燥等阴虚内热表现者不宜食用。舌苔厚腻、消化不良、食欲不振者也应少食。

偏方4 贪吃冷食闹腹泻，喝鲫鱼汤止冷泻

贪吃冷食往往造成肠胃不适，甚至引发腹泻等肠胃系统疾病。这种情况不妨试试食疗偏方——鲫鱼汤。

食疗老偏方：鲫鱼汤

【配方】鲫鱼1条（250克），韭菜适量。

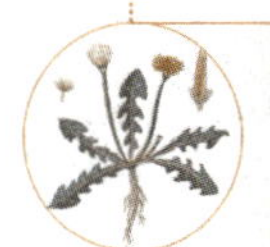

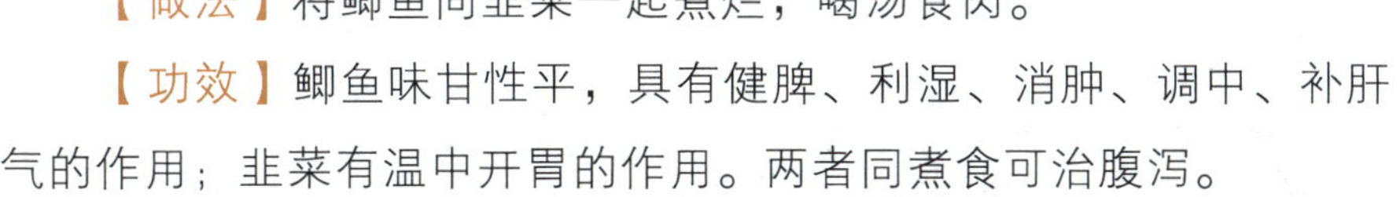

【做法】将鲫鱼同韭菜一起煮烂，喝汤食肉。

【功效】鲫鱼味甘性平，具有健脾、利湿、消肿、调中、补肝气的作用；韭菜有温中开胃的作用。两者同煮食可治腹泻。

偏方5 肾虚五更泄，食用山药益肾健脾

每天清晨起床前腹泻，并伴有脐周疼痛、腹胀、肠鸣等症状，这是肾虚的表现。肾虚五更泄可用山药来调理。

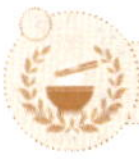

食疗老偏方：山药煎煮

【配方】山药250克。

【做法】每晚取山药煮熟食用。

【功效】山药有益肾健脾的作用。本方治肾虚五更泄。

专家贴心指导

山药味甘，性温、平，具有补脾养胃、补肺益肾的功效，可治疗脾虚久泻、慢性肠炎、肺虚咳喘、慢性胃炎等症。山药既是蔬菜又是滋补佳品，用山药治疗腹泻，既避免了药物的毒副作用，又比较容易被患者接受。

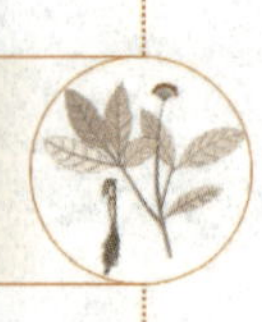

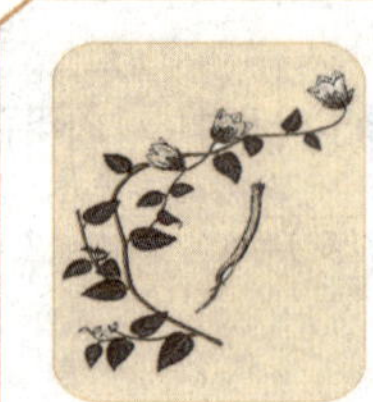

高血压老偏方

高血压是一种以动脉压升高为特征，可伴有心脏、血管、脑和肾脏等器官功能性或器质性改变的全身性疾病，它有原发性高血压和继发性高血压之分。高血压发病的原因很多，可分为遗传和环境两个方面。由于高血压常没有明显的症状，故被称为“无声的杀手”，但它却并不因此减少对机体的伤害。中医学认为，本病多为肝阳上亢，肝肾阴虚，或阴阳两虚，治疗应注重滋补肝肾、平肝潜阳。

偏方1 高血压头晕头痛，天麻川芎猪脑粥坚持用

食疗老偏方：天麻川芎猪脑粥

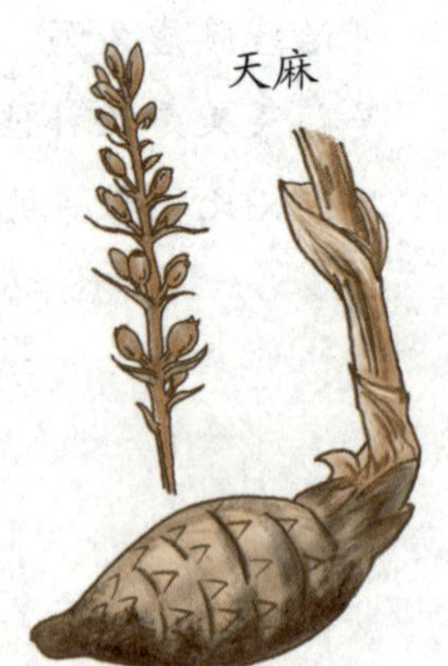

【配方】猪脑1个，天麻10克，川芎5克，糯米200克。

【做法】将天麻、川芎洗净，同放砂锅内，加水400毫升，煎煮20分钟，去渣取汁；将猪脑、糯米洗净后放入砂锅内，用文火煮成稠粥状（以猪脑熟为度）。

【功效】平肝阳，补骨髓，止头痛。适用于精髓不足、肝阳上亢所致的眩晕头痛、失眠多梦、神经衰弱者。

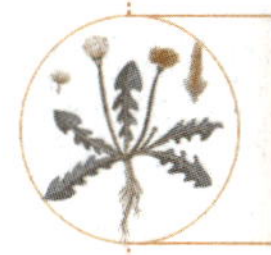

偏方2 除烦降压，鲜葫芦汁为你解烦忧

食疗老偏方：鲜葫芦汁

【配方】鲜葫芦、蜂蜜各适量。

【做法】将鲜葫芦捣烂取其汁，以蜂蜜调匀。每服300毫升，每日 2 次。

【功效】除烦降压。治疗高血压引起的烦热口渴症。

偏方3 平肝降压，喝一杯鲜芹菜汁

食疗老偏方：鲜芹菜汁

【配方】芹菜250克。

【做法】芹菜用沸水烫2分钟，切碎绞汁，可适当调味。每日2次，每次1小杯。

【功效】清热利湿，平肝凉血，降脂降压。适用于眩晕头痛、颜面潮红、易兴奋的高血压患者。

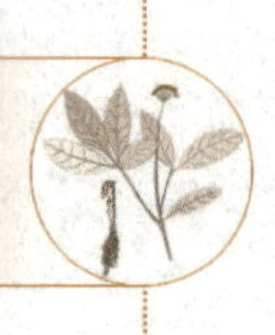

偏方4 利尿降压，芹菜炒鳝片佐餐食用

食疗老偏方：芹菜炒鳝片

【配方】黄鳝120克，西瓜翠衣、芹菜各150克，姜、葱、蒜蓉、精盐、香油各适量。

【做法】将黄鳝活剖，去内脏、脊骨及头，用少许精盐腌去黏液，并放入开水中汆去血腥，切片；西瓜翠衣切条；芹菜去根叶，切段，均下热水中焯一下捞起备用。炒锅内加香油，下姜、蒜蓉及葱爆香，放入鳝片稍炒，再入西瓜翠衣、芹菜翻炒至熟，调味勾芡即可。

【功效】清热平肝，利尿降压。适用于高血压患者。

偏方5 清热降压，芹菜凉拌海带二合一

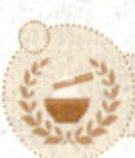

食疗老偏方：芹菜凉拌海带

【配方】芹菜100克，海带50克，香油、醋、精盐、味精各适量。

【做法】芹菜洗净切段，海带洗净切丝，然后分别在沸水中焯一下捞起，然后放入凉水中投凉，沥干水分，放入盆中，调入香油、醋、精盐、味精调味即可。

【功效】平肝，清热，降压。用于治疗高血压。

糖尿病老偏方

糖尿病是一组以高血糖为特征的代谢性疾病。此病早期无症状，随其发展可出现多尿、多饮、多食、疲乏、消瘦、尿液中血糖含量增高，或并发急性感染、肺结核、动脉粥样硬化、末梢神经炎、趾端坏死等症状。糖尿病治疗上应预防并发症的发生，中医老偏方在治疗糖尿病的过程中也发挥着积极的作用。

偏方1 糖尿病伴发便秘，白萝卜粥疗效好

食疗老偏方：白萝卜粥

【配方】白萝卜1个，粳米50克。

【做法】将白萝卜洗净，切成丁待用；粳米淘洗干净；然后将粳米与白萝卜丁一起放入锅中，加入适量清水，熬煮成粥即可。

【功效】消食，消胀，润肺通便。适用于糖尿病患者易腹胀、便秘者食用。

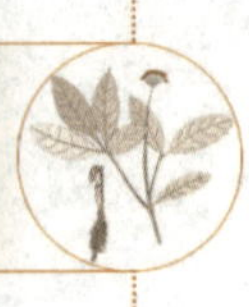

偏方2 糖尿病伴发咳嗽，白菜粳米粥有奇效

食疗老偏方：白菜粳米粥

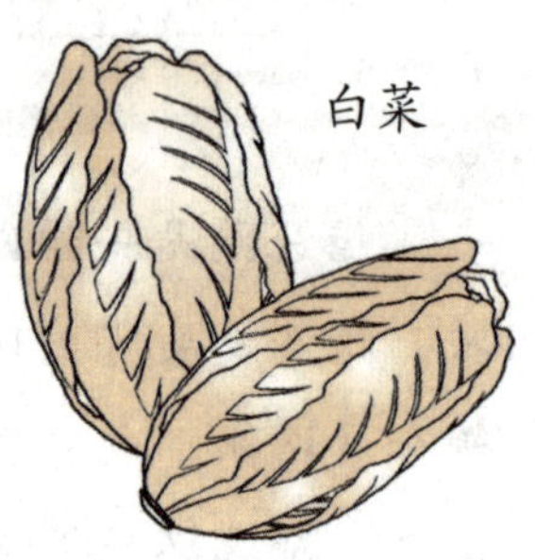

【配方】白菜、粳米各50克。

【做法】上述两味共煮粥食用。

【功效】清热利气，止渴除烦。适用于糖尿病伴有口渴、咳嗽、大便干燥者。

偏方3 糖尿病伴发耳鸣，芡实粥是福音

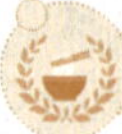

食疗老偏方：芡实粥

【配方】芡实粉、粳米各20克。

【做法】上述两味共煮粥食用。

【功效】固肾益精，聪耳明目。适用于糖尿病伴有眩晕、耳鸣、筋骨酸痛者。

偏方4 糖尿病伴发口苦，来杯玉竹芦根饮

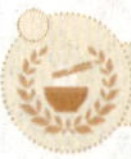

食疗老偏方：玉竹芦根饮

【配方】玉竹10克，芦根、干玉米须各30克。

【做法】上3味共同煎煮药汤，频频含饮。

【功效】养阴润燥，生津止渴，清热利尿。适用于糖尿病口干、口苦明显者。

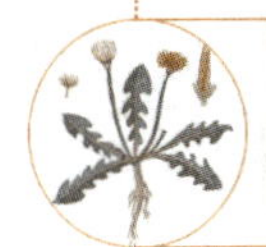

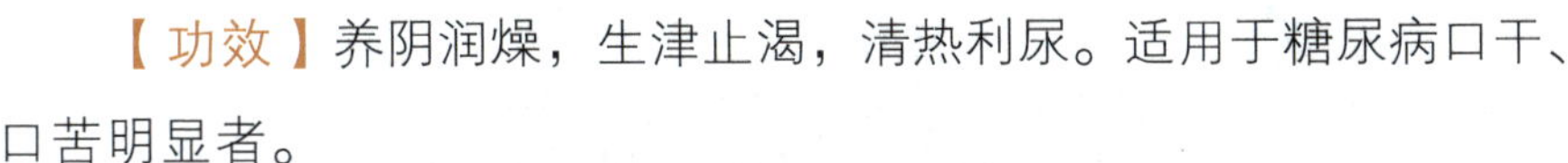

偏方5 糖尿病伴发失眠，喝枣仁五味饮

食疗老偏方：枣仁五味饮

【配方】炒酸枣仁15克，五味子6克，合欢花60克，生姜3片。

【做法】上几味加水少许煎煮，睡前服用。

【功效】解郁安神，滋阴补阳，补肾宁心。适用于糖尿病伴有失眠患者。

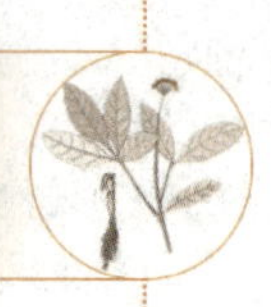

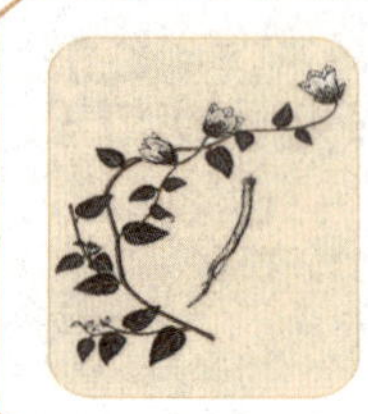

高脂血症老偏方

高脂血症是指血脂水平过高，可直接引起一些严重危害人体健康的疾病，如动脉粥样硬化、冠心病、胰腺炎等。中医指出，高脂血症多与饮食、情志、体质等密切相关，而食疗是避免高血脂的主要方法之一。高脂血症患者可常用下面的食疗偏方来进行调理。

偏方1 巧治高脂血症，粳米玉米粉粥早晚温服

食疗老偏方：粳米玉米粉粥

【配方】粳米100克，玉米粉适量。

【做法】先以玉米粉适量，冷水溶和，待粳米粥煮沸后，调入玉米粉同煮为粥。早、晚温热服食。

【功效】益肺宁心，调中开胃。主治高脂血症、冠心病、心肌梗死、动脉硬化等心血管系统疾病，对癌症亦有一定预防功效。

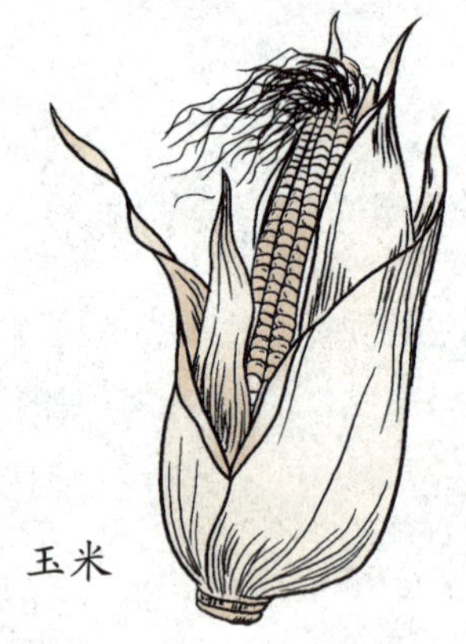

玉米

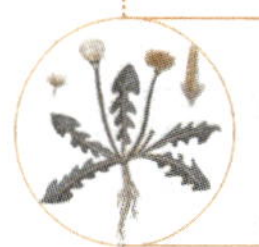

偏方2 血脂降下来，早晚温服甜浆粥

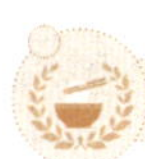

食疗老偏方：甜浆粥

【配方】豆浆适量，粳米50～100克，冰糖少许。

【做法】粳米洗净，与豆浆一同煮粥，粥成时调入冰糖，再煮沸即可。每日早晚温服。

【功效】补脾益肺，降脂减肥。适用于高血脂患者食用。

偏方3 高脂血症，绿豆萝卜灌藕当点心吃

食疗老偏方：绿豆萝卜灌藕

【配方】藕4节，绿豆200克，胡萝卜125克，白糖适量。

【做法】胡萝卜洗净，切碎捣成泥，用白糖将绿豆和胡萝卜调匀。藕洗净，用刀切开靠近藕节的一端，将和匀的绿豆萝卜泥塞入藕洞内，塞满为止，煮熟后当点心食。

【功效】健脾补血，补虚降脂。主治高脂血症。

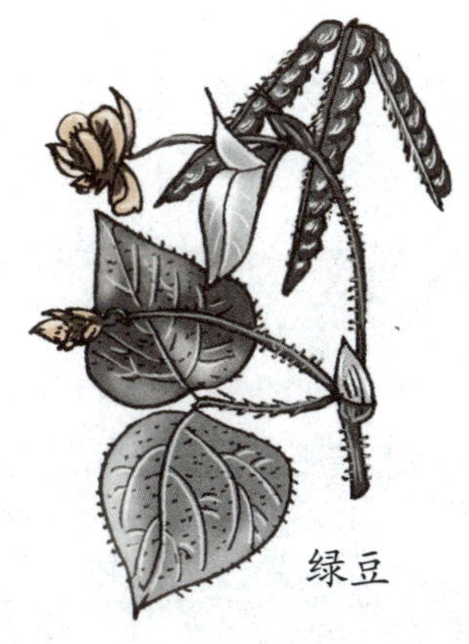
绿豆

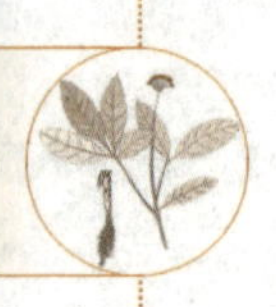

偏方4 调治高血脂，每天1剂山楂首乌饮

茶疗老偏方：山楂首乌饮

【配方】山楂、何首乌各20克。

【做法】山楂与何首乌加水煎煮20分钟，滤去药渣，代茶饮，每日1剂。

【功效】补肝肾，降血压，降血脂。用于治疗高血压、动脉硬化、高脂血症等属肝肾虚证。

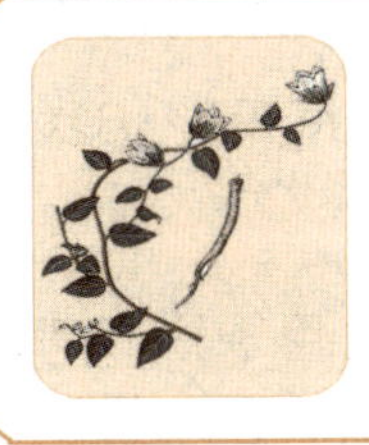

冠心病老偏方

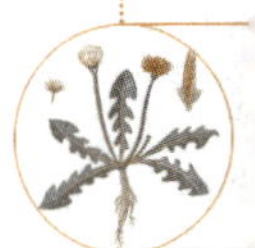

冠心病属于心脑血管疾病，是老年人最常见的一种缺血性心脏病，此病对生命的威胁极大，不可等闲视之。冠心病患者除了积极求医治疗外，日常生活中也可以采取一些中医偏方进行调治。

偏方1 防治冠心病，醋豆显神通

食疗老偏方：醋豆

【配方】黑豆（或黄豆）500克，米醋1000毫升。

【做法】黑豆去除杂质，洗净晒干，煮熟后放到有米醋的玻璃瓶内，将瓶口封严，15日后即可食用。

【功效】补肾，减肥，明目，降脂，降压。本方可有效防治冠心病。

偏方2 防治冠心病，每日食绿豆粥

食疗老偏方：绿豆粥

【配方】绿豆适量，北粳米100克。

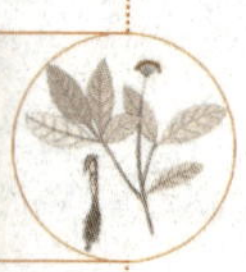

【做法】先将绿豆洗净，后以温水浸泡2小时，然后与北粳米同入砂锅内，加水1000毫升，煮至豆烂米开汤稠。每日2～3次顿服，夏季可当冷饮频食之。

【功效】清热解毒，解暑止渴，消肿，降脂。适用于冠心病、中暑、暑热烦渴、疮毒疖肿、食物中毒等症。

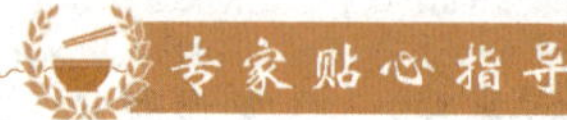

专家贴心指导

脾胃虚寒腹泻者不宜食用，一般不宜冬季食用。

偏方3 冠心病及体弱者，早晚温服豆浆粳米粥

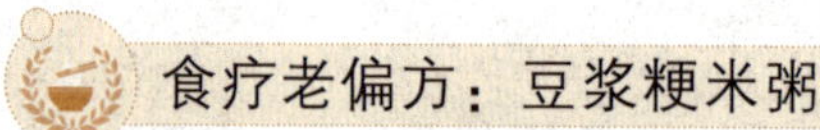

食疗老偏方：豆浆粳米粥

【配方】豆浆汁500毫升，粳米50克，砂糖或精盐适量。

【做法】将豆浆汁、粳米同入砂锅内，煮至粥稠，以表面有粥油为度，加入砂糖或精盐即可食用。每日早晚餐温热食。

【功效】补虚润燥。适用于动脉硬化、高血压、高脂血症、冠心病患者及体弱患者。

偏方4 冠心病患者开胃，每日吃蜜饯山楂

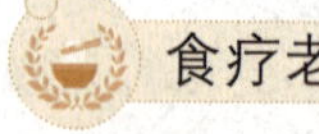

食疗老偏方：蜜饯山楂

【配方】生山楂500克，蜂蜜250克。

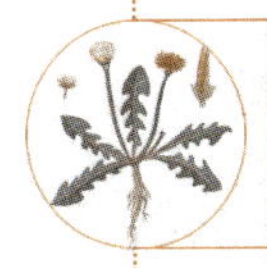

【做法】将生山楂洗净，去果柄、果核，放在铝锅内，加水适量，煎煮至七成熟烂、水将耗干时加入蜂蜜，再以小火煮熟透收汁即可。待冷，放入瓶罐中贮存备用。每日3次，每次15～30克。

【功效】开胃消食，活血化瘀。适用于冠心病以及食肉不消、腹泻者。

偏方5 患了冠心病，快喝菊花山楂茶

茶疗老偏方：菊花山楂茶

【配方】菊花、生山楂各15～20克。

【做法】水煎或开水冲浸。每日1剂，代茶饮用。

【功效】健脾消食，清热降脂。适用于冠心病、高血压、高脂血症。

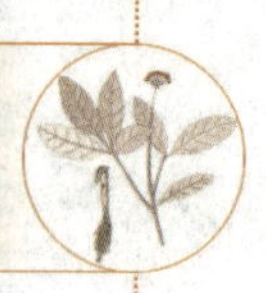

消化道溃疡老偏方

消化道溃疡主要指发生在胃和十二指肠的慢性溃疡，亦可发生于食管下段、胃空肠吻合口周围等，主要是由于体内胃酸分泌过多刺激胃壁糜烂甚至穿孔。以青壮年多发，男多于女，儿童亦可发病，老年患者所占比例亦逐年有所增加。其治疗和保健不能只依赖药物，日常饮食也起着举足轻重的作用。消化道溃疡患者可配合偏方进行治疗。

偏方1 上消化道溃疡，喝百合丹参芍药汤

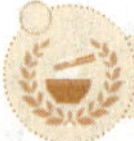

食疗老偏方：百合丹参芍药汤

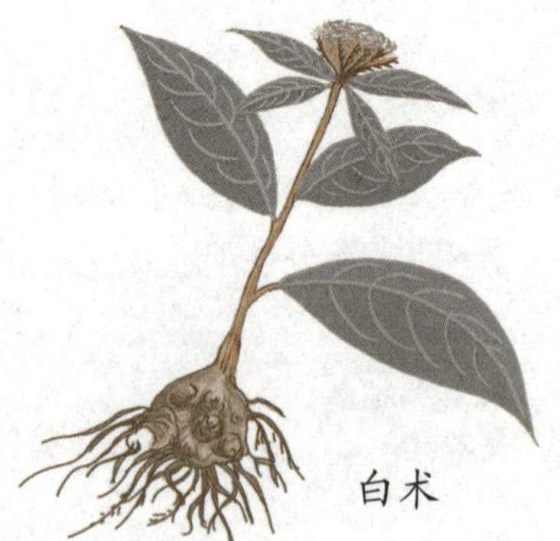
白术

【配方】百合、丹参、白术各15克，甘草16克，白芍18克，枳壳10克，山药20克，木香、乌药各5克，黄连3克。

【做法】水煎服，每日1剂，分早晚2次服。

【功效】疏肝止痛，养阴和胃。本方主治上消化道溃疡（胃热阴伤型）所致的胃脘隐隐灼痛、口干口渴、恶心呕吐、反酸、嗳气、纳差、舌暗红、苔白、脉弦紧。

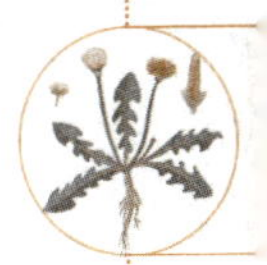

偏方2 胃十二指肠溃疡，喝益气固摄汤

食疗老偏方：益气固摄汤

【配方】海螵蛸、炒白术、党参、黄芩各30克，白芍15克，煅龙骨、煅牡蛎各50克，木香、砂仁各10克，五倍子3克。

【做法】水煎，每日1剂，分3次服。10日为1个疗程，最少2个疗程，最多5个疗程。忌食生冷辛酸食物。

【功效】健脾和胃，益气固摄。主治胃十二指肠溃疡（脾胃虚弱、固摄失司型）胃脘部隐隐疼痛、饮食减少、大便溏薄、舌淡苔白、脉虚弱。

偏方3 消化性溃疡，四逆散调胃止疼

食疗老偏方：四逆散

【配方】白芍15克，枳实、柴胡、甘草各10克。

【做法】每日1剂，水煎2次，每次10毫升，饭前1小时内服。

【功效】疏肝解郁，和胃止痛。主治消化性溃疡（肝气犯胃型），胃脘疼痛，痛连两肋，嗳气，反酸，苔薄白，脉弦缓或弦数。

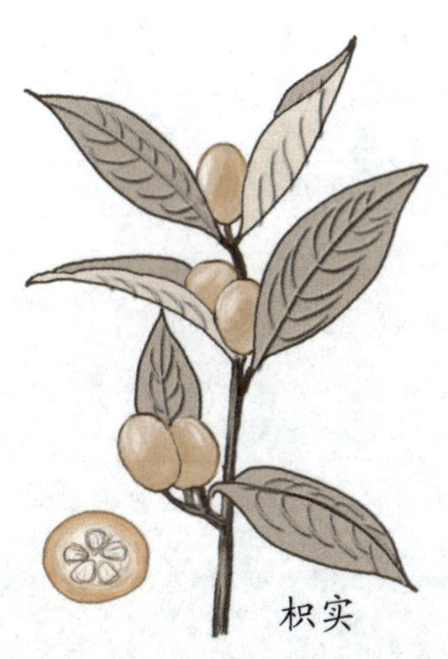
枳实

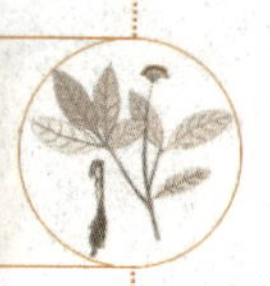

偏方4 溃疡病出血，鲜藕蒸熟饮汤吃藕

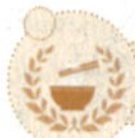

食疗老偏方：蒸鲜藕

【配方】鲜藕1整节，蜂蜜适量。

【做法】鲜藕洗净，切去一端藕节，注入蜂蜜仍盖上，用牙签固定，蒸熟后饮汤吃藕。另取藕一节，切碎后加适量水，煎汤食用。

【功效】健脾开胃。对溃疡病出血者有效，但宜凉食。

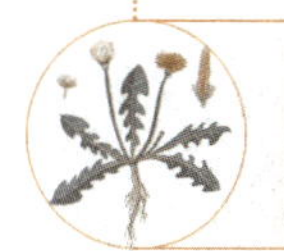

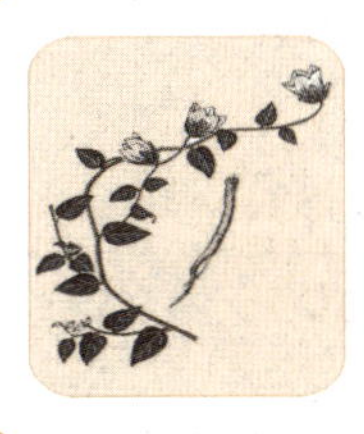

脂肪肝老偏方

脂肪肝，是指由于各种原因引起的肝细胞内脂肪堆积过多的病变。脂肪肝正严重威胁国人的健康，成为仅次于病毒性肝炎的第二大肝病，已被公认为造成隐蔽性肝硬化的常见原因。

偏方1 消除多余脂肪，就吃山楂薏苡仁粥

食疗老偏方：山楂薏苡仁粥

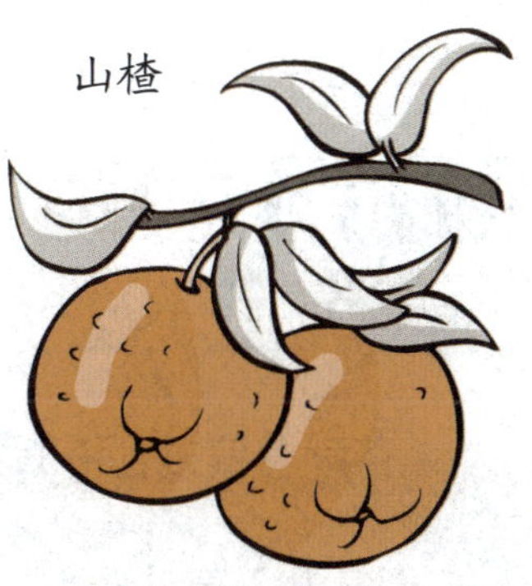

【配方】山楂25克，薏苡仁50克。

【做法】上2味洗净，熬煮成粥即可。

【功效】健脾利湿，化痰活血，降脂减肥。坚持食用1～2个月，就可以消除体内堆积的多余脂肪。

专家贴心指导

山楂粥美味可口，不仅开胃，而且还有利于胃肠道消化，除去体内的脂肪。还可用山楂泡茶，山楂茶清爽自然，酸甜美味。

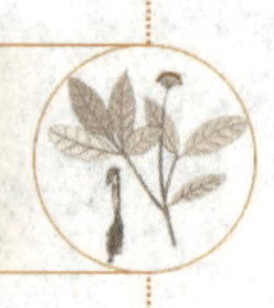

偏方2 消脂强体，喝一道当归芦荟茶

茶疗老偏方：当归芦荟茶

【配方】决明子、芦荟各30克，当归15克，茶叶适量。

【做法】先用水泡，然后将上4味加水一起煎煮，水开后再煎20～30分钟，每日2次。

【功效】滋阴补血，清肝通便。用于治疗脂肪肝，还可有效改善营养过剩状况，增强体质。

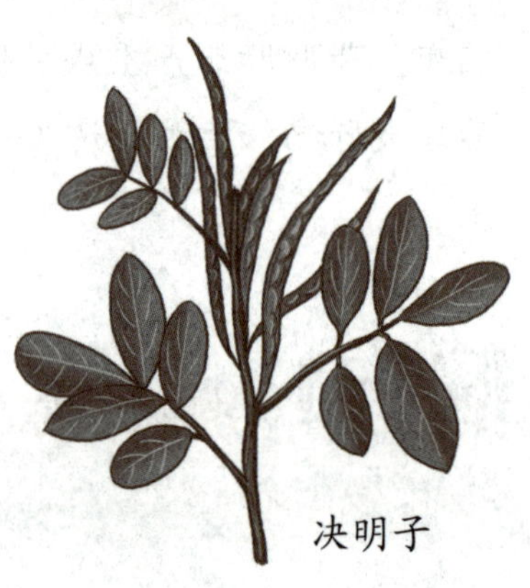

决明子

偏方3 远离脂肪肝，喝消脂减肥茶

茶疗老偏方：消脂减肥茶

【配方】绿茶6克，大黄2克。

【做法】上2味用沸水冲泡，随渴随饮。

【功效】清热泻火，通便消积，去脂。适用于脂肪肝、高脂血症、肥胖症等。

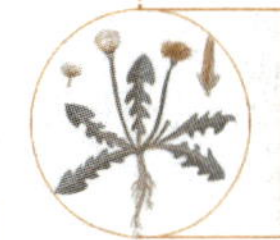

专家贴心指导

茶叶有增加血管弹性、降低胆固醇、预防脂肪肝的作用；茶叶中的茶多酚能抑制血清总胆固醇、三酰甘油及低密度脂蛋白胆固醇水平上升，对动脉粥样硬化指数的升高有明显的抑制作用；大黄有降低血清胆固醇的作用，其蒽醌类衍生物为泻下的有效成分，故能泻热通便，清热除湿。

偏方4 消脂减肥，海带烧木耳有疗效

食疗老偏方：海带烧木耳

【配方】鲜海带250克，黑木耳40克，芹菜100克，香醋12毫升，精盐4克，味精3克，白糖8克，葱白10克，姜片5克，料酒20毫升，食用油25毫升。

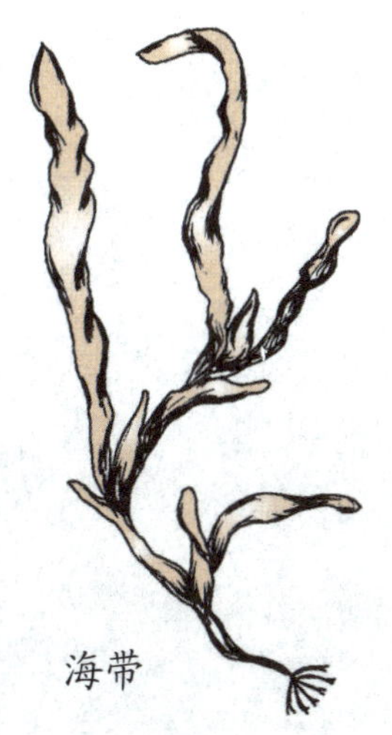

海带

【做法】海带洗净，横切成约1厘米宽的条，用沸水煮一下；葱白切段，芹菜洗净切段；黑木耳水发，拣去杂质，洗净。大火起油锅，爆炒葱白、姜片，倒入海带、木耳，加白糖、香醋、精盐、料酒及酌加素汤烧30分钟，倒入芹菜、味精，装碟上桌即可。

【功效】降压，减肥。用于脂肪肝、高脂血症、高血压、肥胖症。

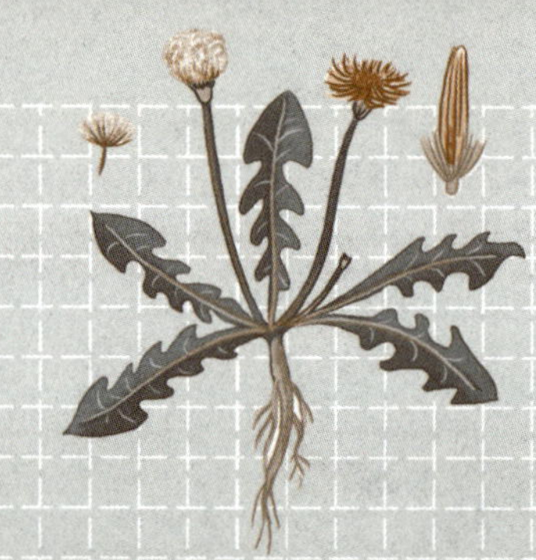

MINJIAN PIANFANG ZHI BAIBING

第 6 章

偏方治百病——外科病轻松就搞定

外科病种类繁多，如骨质疏松、闪腰、痔、肩周炎、颈椎病、腰椎间盘突出症、四肢麻木、腰酸背痛等，一旦患上这些疾病，如果不及时救治，不仅会遭受病痛，甚至还会有生命危险，如脑中风，不及时救治就有可能导致瘫痪或生命危险，因此，外科疾病不容小觑。本章提供了一些常见外科疾病的偏方，帮你“揪”出隐患，将疾病扼杀在摇篮里，让你的生活更加轻松美好！

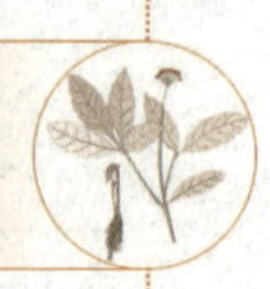

骨质疏松老偏方

骨质疏松是多种原因引起的一组骨病，极易导致骨折。许多老年人都患有骨质疏松症，骨骼健康大打折扣。下面几款食疗偏方，让你在享受美食的同时，还能防治骨质疏松！

偏方1 中老年缺钙者，吃芝麻核桃仁糊

食疗老偏方：芝麻核桃仁糊

【配方】黑芝麻、核桃仁各250克，白糖50克。

【做法】将黑芝麻拣去杂质，晒干，炒熟，与核桃仁同研为细末，加入白糖，拌匀后瓶装备用。每日2次，每次25克，温开水调服。

【功效】滋补肾阴，抗骨质疏松。适用于骨质疏松患者。

偏方2 调治骨质疏松，萝卜排骨汤强筋壮骨

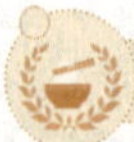

食疗老偏方：萝卜海带排骨汤

【配方】排骨、白萝卜各250克，水发海带50克，黄酒、姜、

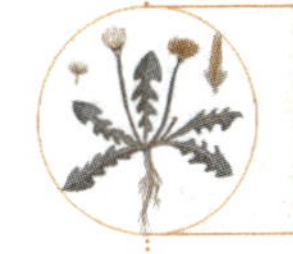

精盐、味精各适量。

【做法】排骨加水煮沸去掉浮沫，加上姜片、黄酒，小火炖熟。熟后加入萝卜丝，再煮5～10分钟，调味后放入海带丝、味精，煮沸即起。

【功效】补虚壮力，强筋壮骨。主治骨质疏松。

专家贴心指导

这是一道冬天常见的老火靓汤之一，汤鲜味美，老少皆宜。海带含有丰富的钙，可预防人体缺钙，还有降血压的功效；萝卜滋阴润燥，营养价值丰富。

偏方3 清热养骨，排骨豆腐虾皮汤强筋壮骨

食疗老偏方：排骨豆腐虾皮汤

【配方】猪排骨250克，豆腐400克，洋葱50克，蒜头1瓣，虾皮25克，黄酒、姜片、葱段、胡椒粉、精盐、味精各适量。

【做法】豆腐切块，洋葱洗净，切片，排骨加水煮沸后撇去浮沫，加上姜片和葱段、黄酒小火煮烂。熟后加豆腐块、虾皮煮熟，再加入洋葱和蒜头，煮几分钟后熟后调味，煮沸即可。

【功效】强筋壮骨，润滑肌肤，滋养五脏，清热解毒。适用于骨质疏松患者。

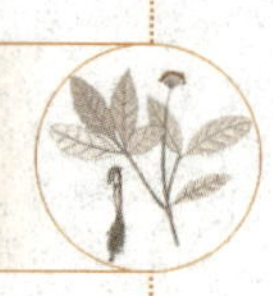

闪腰老偏方

急性腰扭伤俗称“闪腰”“岔气”。多是在姿势不良情况下，身体过度扭动或牵拉造成脊柱的不协调运动及局部的软组织损伤。临床以腰部疼痛、腰部活动受限、牵涉痛、肌痉挛、行走困难、咳嗽打喷嚏时腰痛加重为特点。调治闪腰，不妨试试老偏方。

偏方1 敷治闪腰，中药盐热敷扭伤处

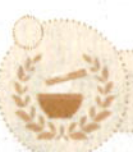

外敷老偏方：中药盐袋热敷扭伤处

【配方】盐1000克，伸筋草、红花各30克，当归10克，威灵仙20克。

【做法】将上药混合包在布袋里，微波炉加热或在锅内炒热后，热敷扭伤处，每次30分钟，早晚各1次。

【功效】活血化瘀。用于治疗急性腰扭伤。

专家贴心指导

热敷时注意不要烫伤皮肤。

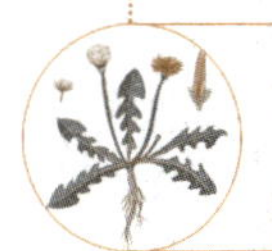

偏方2 治腰止痛，药物外敷让你挺直腰板

外敷老偏方：中药外敷

【配方】生姜1块，雄黄适量。

【做法】将生姜内层挖空，把研细的雄黄放入生姜片盖紧，放瓦上焙干，把生姜焙成老黄色，放冷，研细末，撒在伤湿膏上，贴患处，痛止去药。

【功效】消肿止痛，解表祛风。适合闪腰患者使用。

偏方3 调治闪腰，按摩扶正急性腰扭伤

一旦发生“闪腰”，可酌情选用以下两种方法。

按摩老偏方：拇指按摩推揉

闪腰者取俯卧姿势，家人用双手掌在脊柱两旁，从上往下边揉边压，至臀部向下按摩到大腿下面、小腿后面的肌群，按摩几次后，再在最痛的部位用拇指按摩推揉几次。

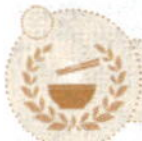

运动老偏方：背运法

让闪腰者与家人靠背站立，双方将肘弯曲相互套住，然后家人低头弯腰，把患者背起并轻轻左右摇晃，同时让患者双足向上踢，

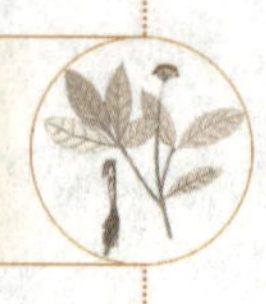

3～5分钟放下，休息几分钟再做。一般背几次之后，腰痛会逐步好转，以后每天背几次，直至痊愈。

偏方4 “闪腰”病，蹬蹬腿就能快速止痛

运动老偏方：拉伸蹬腿

患者俯卧在床，腰下放一个枕头，先上下按摩腰部脊柱两侧肌肉数分钟，然后握住患者的双踝，将其膝关节弯曲，反复屈曲几次，突然迅速用力向后拉伸，使患者的双腿像蹬腿一样蹬出去，同时让患者的腹部抬离床面，如此反复做1～5次。最后，按摩腰部脊柱两旁的肌肉数分钟即可。

专家贴心指导

这种拉伸蹬腿法，是把夹紧的腰椎关节用力快速拉开，令关节间隙迅速扩大。这时候，被挤压嵌顿住的滑膜就会立即自行弹性回缩，疼痛也就迅速消失了。

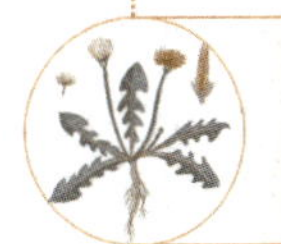

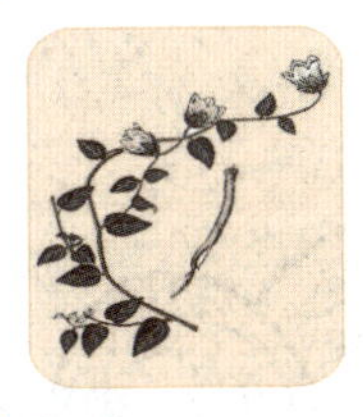

痔老偏方

痔是一种常见的肛肠疾病，是人类特有的常见病、多发病，男女均可得病。除了药物和手术治疗外，还可以采用一些治痔的偏方。

偏方1 痔出血，木耳柿饼祛瘀止血

食疗老偏方：木耳柿饼

【配方】黑木耳5克，柿饼30克。

【做法】将黑木耳泡发，柿饼切块，同加水煮烂，每日1～2次。

【功效】益气滋阴，祛瘀止血。适用于痔出血患者。

偏方2 调治内痔，每日喝一次荸荠汤

内痔是位于肛门齿线以上，截石位于3、7、11点处，无肛管皮肤所覆盖由黏膜下痔内静脉丛扩大曲张所形成柔软的静脉团。

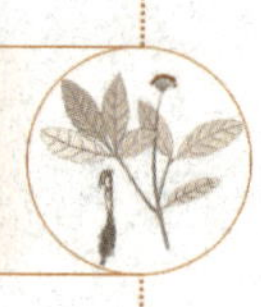

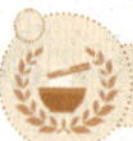

食疗老偏方：荸荠汤

【配方】鲜荸荠500克，红糖90克。

【做法】上2味加水适量，煮沸1小时，饮汤，吃荸荠，每日1次。

【功效】清热养阴。适用于内痔。

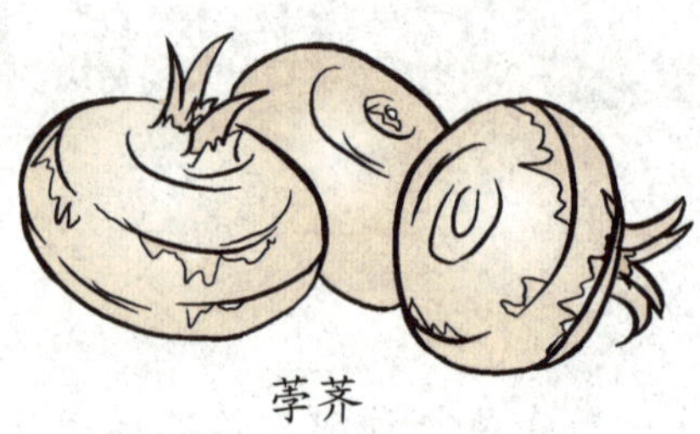

荸荠

偏方3 调治外痔，蕹菜蜂蜜饮清热解毒

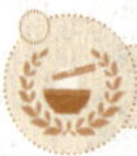

食疗老偏方：蕹菜蜂蜜饮

【配方】蕹菜2000克，蜂蜜250克。

【做法】将蕹菜洗净，切碎，捣汁，放锅内，先以大火，后以小火加热煎煮浓缩，至较稠时加入蜂蜜，再煎至黏稠时停火，待冷装瓶备用，每次以沸水冲化饮用1汤匙，每日2次。

【功效】清热解毒，利尿，止血。适用于外痔患者。

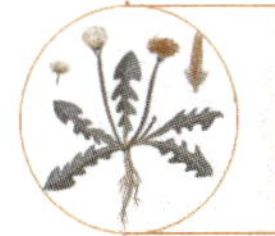

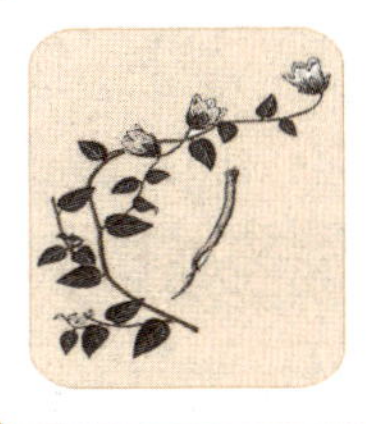

肩周炎老偏方

肩周炎俗称“五十肩”，顾名思义，是一种50岁左右人群多发的老年病，女性发病率略高于男性，多见于体力劳动者。如得不到有效的治疗，有可能严重影响肩关节的功能活动。

偏方1 肩关节屈伸不利，川乌麻黄温经散寒

食疗老偏方：川乌麻黄

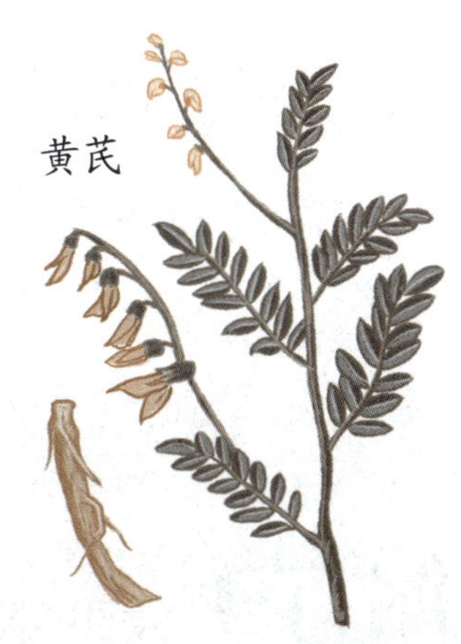
黄芪

【配方】川乌5克，麻黄6克，芍药、甘草各10克，黄芪15克。

【做法】上述几味水煎服。

【功效】温经散寒，祛风除湿。适用于肩周炎患者。

专家贴心指导

川乌、麻黄温经散寒，除湿止痛；芍药、甘草缓急止痛；黄芪益气固表，并能利血通痹。

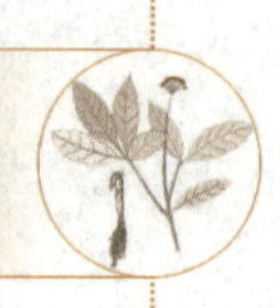

偏方2 风、寒、湿偏盛肩周炎，羌活当归巧治

羌活、当归可以作为治疗肩周炎的基础方剂，也就是说不论是行痹、痛痹、着痹均可用此方加减，所以本方主要治风、寒、湿偏盛不明显的肩周炎，根据具体病情加减运用。

食疗老偏方：羌活当归饮

【配方】羌活、独活、秦艽、甘草、乳香、木香、桑枝、海风藤各10克，桂心1克，当归、川芎各15克。

【做法】上述药材水煎服。

【功效】益气和营，祛风胜湿。适用于风、寒、湿偏盛肩周炎。

专家贴心指导

羌活、独活、海风藤、秦艽、桂心祛风除湿、散寒；当归、川芎、乳香、木香、桑枝、甘草活血通络、止痛。

偏方3 天热摇扇，一边散热一边改善肩周炎

在夏天，一些老年人常因风扇、空调猛吹感受风寒引起肩周炎，而摇扇则没有风扇、空调的危害，并使肩关节得到锻炼。其他季节也可模仿摇扇动作进行锻炼。

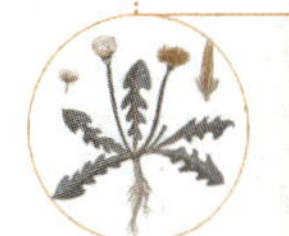

专家贴心指导

摇扇子是一种需要手指、腕和局部关节肌肉协调配合的上肢运动。天热时经常摇扇，正是对上肢关节肌肉的锻炼，这种方法可以促进肌肉的血液循环，增强肌肉力量和各关节协调配合的灵活性。

偏方4 疲劳所致肩周炎，按摩消除是良方

慢性累积性疲劳损伤可能导致肩周炎，系指在长期的周而复始的重力作用下，虽然受力一般，但组织出现了慢性疲劳，强度和韧性下降，有的表面无特殊变化，但内部的组织结构已出现损伤或病理改变。

按摩老偏方：推按关节及腰背

按摩部位以四肢关节、肌肉及腰背部为主，重点按摩负荷量最大的部位。先做几次推摩，然后用擦摩、重推摩交替进行。在大肌肉群部位，开始做轻推摩，然后再做揉捏，加上重推摩、按压及扣打等辅助手法。应以揉捏为主，最后以轻推摩、抖动结束。

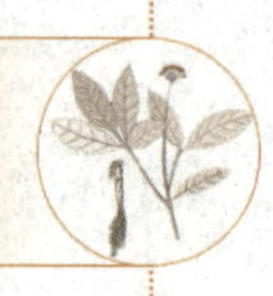

颈椎病老偏方

颈椎病又称颈椎综合征，是颈椎骨关节炎、增生性颈椎炎、颈神经根综合征、颈椎间盘脱出症的总称。颈椎病以其“锲而不舍”的精神顽强停留在威胁人类健康的舞台上，因此，人类也应积极治疗颈椎病。治疗颈椎病可以试试下面的小偏方。

偏方1 颈椎病，当归川芎帮你抬起头

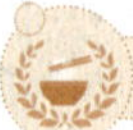

食疗老偏方：当归川芎汤

【配方】当归、刘寄奴各15克，川芎、姜黄、白芷、威灵仙各12克，红花、羌活、胆南星、白芥子各9克，路路通、桑枝各30克。

【做法】水煎服，每日1剂。

【功效】活血化瘀，行气通络，除湿涤痰。用于治疗颈椎病。

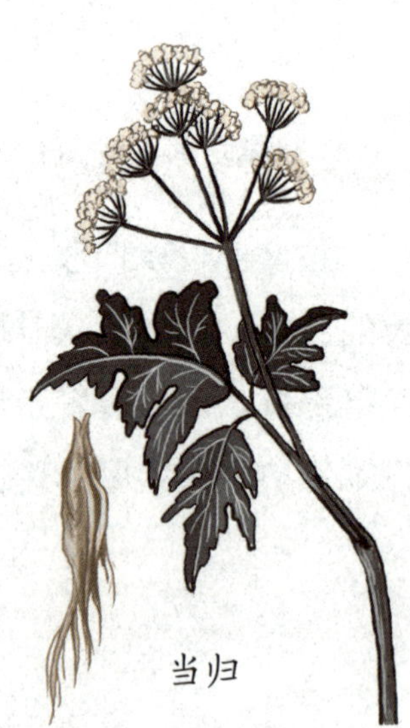

当归

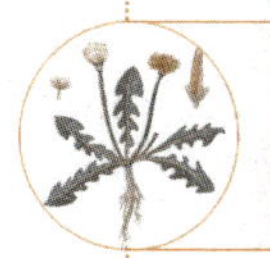

偏方2 颈项痛、活动不利，吃天麻炖鱼头

临床表现为颈项疼痛，活动不利，椎体压痛，痛连上臂，手指麻木，筋脉拘急，遇寒则剧，得暖则舒，舌质淡，苔白，脉弦。可食用天麻炖鱼头。

食疗老偏方：天麻炖鱼头

【配方】天麻10克，鲜鳙鱼头1个，生姜3片。

【做法】将天麻、鳙鱼头、生姜放炖盅内，加清水适量，隔水炖熟，调味即可。佐餐食用，隔日1次，可常食。

【功效】补益肝肾，祛风通络。适用于颈动脉型颈椎病。

偏方3 神经根型颈椎病，吃桑枝煲鸡

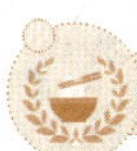

食疗老偏方：桑枝煲鸡

【配方】桑枝60克，母鸡1只（约1000克），精盐少许。

【做法】将母鸡去杂，洗净，切块，与老桑枝同放锅内，加适量水煲汤，调味。饮汤食鸡肉。

【功效】补肾精，通经络。适用于神经根型颈椎病。

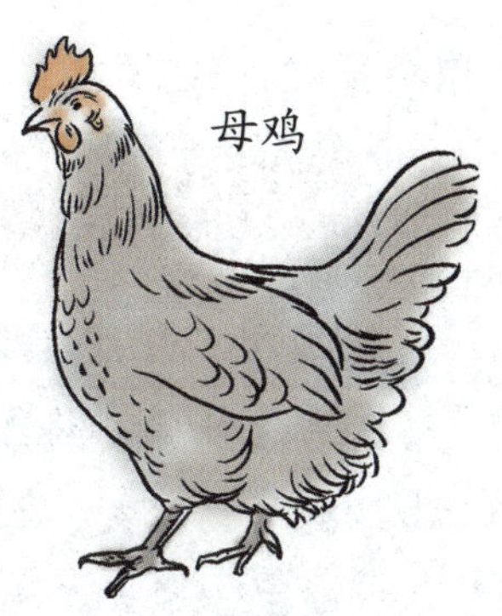

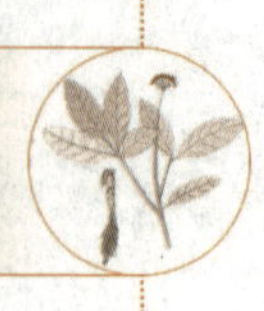

抽筋老偏方

抽筋即肌肉痉挛。预防抽筋，除了在日常生活中及时补钙之外，还可通过以下偏方消除抽筋现象。

偏方1 抽筋一扫光，芍药甘草汤离不了

食疗老偏方：芍药甘草汤

【配方】白芍（生）20克，甘草（生）10克。

【做法】用开水冲泡，或用温火煮，可以作为茶水饮用。

【功效】柔肝解痉，和营止痛。适用于治疗抽筋。

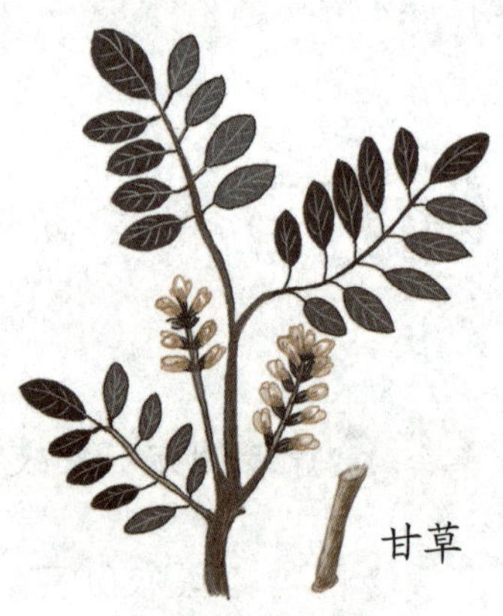

甘草

专家贴心指导

此方中白芍味酸，养阴柔肝，调和营卫；甘草味甘，缓急止痛，且能补虚。药理研究表明，芍药、甘草中的成分有镇静、镇痛、解热、抗炎、松弛平滑肌的作用。经临床证明，此方对多种急性痛症，尤其是平滑肌痉挛引起的疼痛，都有很好的效果。

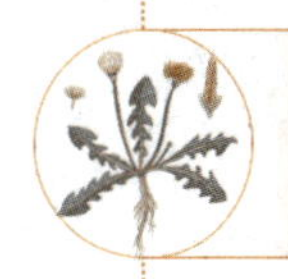

偏方2 防治孕妇小腿抽筋，多吃三鲜水饺

食疗老偏方：三鲜水饺

【配方】冷水面500克，猪肉400克，水发海参、虾肉各100克，水发木耳50克，香油、酱油各50毫升，料酒20毫升，精盐4克，味精、葱末、姜末各适量。

【做法】冷水面放在案板上，加盖拧干的湿布，饧约1小时；猪肉洗净，剁成碎末，加适量清水，使劲搅打至黏稠，再加洗净切碎的海参、虾肉、木耳、酱油、料酒、精盐、味精、葱末、姜末和香油，拌匀成馅。将冷水面分块揉匀，搓长，做成小剂子，擀皮，包入饺子馅，捏成饺子生坯。开水煮食。

【功效】本品含钙多，常食可防治孕妇小腿抽筋。

偏方3 妊娠易抽筋，杜仲排骨汤强健筋骨

食疗老偏方：杜仲排骨汤

【配方】杜仲1克，苋菜250克，银鱼100克，猪排骨250克，高汤1000毫升，味精、精盐、生粉各适量。

【做法】先将苋菜拣好后洗净，切小段备用，再将锅内加高汤烧开后，放入杜仲、苋菜、银鱼、猪排骨一起煮滚，后加精盐调

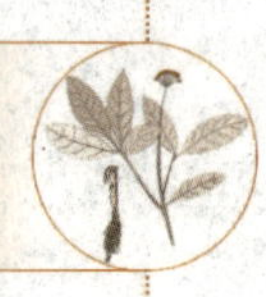

味，并用生粉水勾薄芡即可。

【功效】杜仲可补肝肾、强筋骨；银鱼、苋菜含有丰富的钙质，可强筋骨。怀孕女性常喝此汤，可改善妊娠时脚易抽筋的现象。

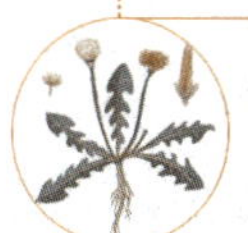

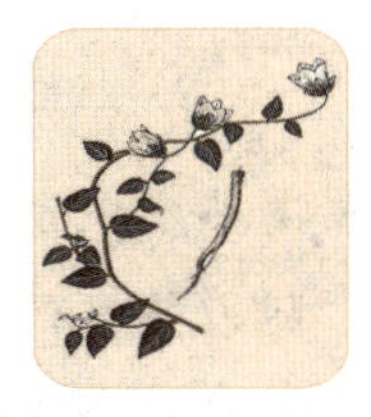

腰椎间盘突出老偏方

腰椎间盘突出症是由于腰部肌肉一直保持收缩状态，造成局部血液循环不畅，代谢产物沉积，刺激局部神经而产生的痛感。它在我们的日常生活中已经是一种多见不怪的腰部疾病。随着人们对腰椎疾病的长期研究，发现了很多腰椎间盘突出的治疗方法，偏方治疗也是其中一种不错的选择。

偏方1 腰椎间盘突出，“绿色疗法”效果好

现代医学研究认为，局部血液循环改善，会加快局部的新陈代谢，排出那些产生疼痛的物质，从而达到迅速止痛的效果。而精油泡澡是一种温和的舒缓疼痛的“绿色疗法”，对于缓解腰椎疼痛有一定程度的帮助。

泡洗老偏方：精油泡澡

在洗澡水中滴入洋甘菊精油3滴、薰衣草精油3滴、薄荷精油2滴。水量以没过胃部为宜，水温以37～39℃为宜，然后将身体慢慢浸入浴缸中，沐浴20分钟。此方法不仅使身体内部得到了热疗，缓解腰椎疼痛，还能缓解身体与情绪上的紧张，微微的发汗还可以排出毛孔里的堵塞物，起到保健效果。

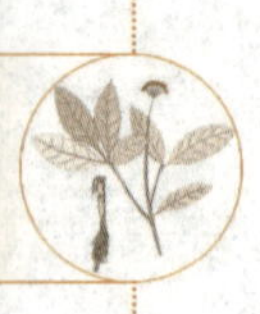

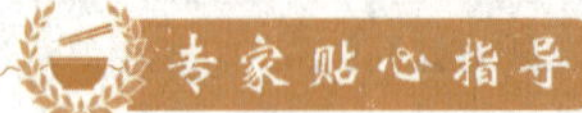

用精油来泡澡除了可以缓解腰椎疼痛，还可以借着热水流动散发香气，转换心情，消除疲劳，克服压力。此外，随着热水的温度，体温上升，毛细血管的血液循环也因此加速，同时也会促进皮肤对精油的吸收，增加皮肤的渗透，改善皮肤因浸泡过久所致的干燥、粗糙。

偏方2 气滞血瘀型，三七地黄瘦肉汤有奇效

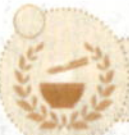

食疗老偏方：三七地黄瘦肉汤

【配方】三七12克，生地黄30克，大枣4枚，猪瘦肉300克，精盐适量。

【做法】将上述材料放入砂锅，加水用大火煮沸，再改小火煮1小时，至瘦肉熟烂，放精盐调味。患者可饮汤吃肉，隔日1次。

【功效】活血化瘀，定痛。主治气滞血瘀型急性腰椎间盘突出症。

偏方3 脾胃虚弱型，三七炖田鸡活血止痛

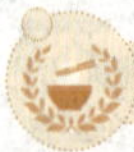

食疗老偏方：三七炖田鸡

【配方】田鸡2只，三七15克，大枣4枚。

【做法】田鸡去皮、头和内脏；三七打碎；大枣去核。上述材料放入锅中同煮，大火煮沸后改小火炖1～2小时。饮汤吃肉，每日1次。

【功效】益气活血，消肿止痛。主治气虚血瘀、脾胃虚弱型腰椎间盘突出症。

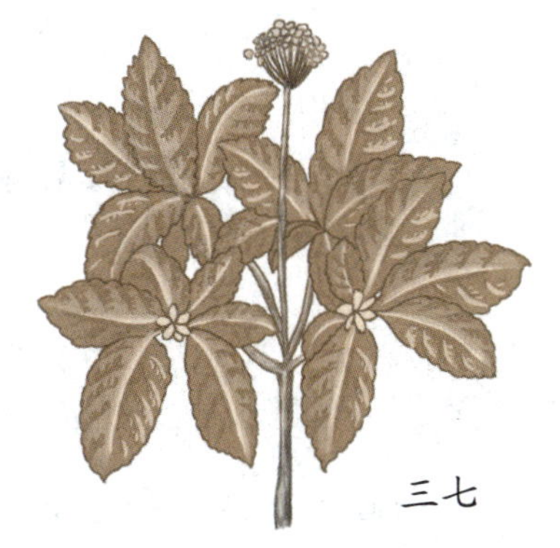

三七

偏方4 腰椎间盘突出症，猪脊髓鳖汤食肉饮汤

食疗老偏方：猪脊髓鳖汤

【配方】鳖1只，猪脊髓200克，生姜、葱白各10克，胡椒粉、精盐、味精各适量。

【做法】将鳖用开水烫死，揭去鳖甲，去掉内脏和头、爪；猪脊髓洗净，放入碗内。鳖肉入锅中，加生姜、胡椒粉，用大火烧沸，再用小火将鳖肉煮熟，放入猪脊髓，煮熟后放入精盐、味精。食肉饮汤，分次食完。

【功效】滋阴补肾，填髓补髓。适用于腰椎间盘突出症的治疗。

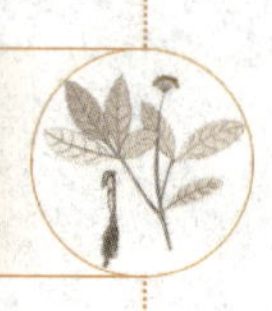

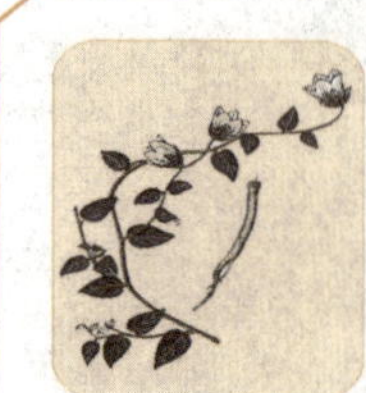

四肢麻木老偏方

四肢麻木是人们日常生活中常会出现的症状，如怀孕、不正确睡姿、如厕久蹲均可引发，一般会在短时间内消除。如果长时间或反复四肢麻木，那么就应该引起重视了。四肢麻木除了积极就医治疗外，也可以试试下面的小偏方。

偏方1 四肢麻木，木耳核桃仁调治有特效

食疗老偏方：木耳核桃仁

【配方】木耳、核桃仁、蜂蜜各120克。

【做法】将木耳泡发、洗净，与核桃仁、蜂蜜捣成泥，放碗内上锅蒸熟，分4次吃完。

【功效】祛风活血。适用于四肢麻木症。

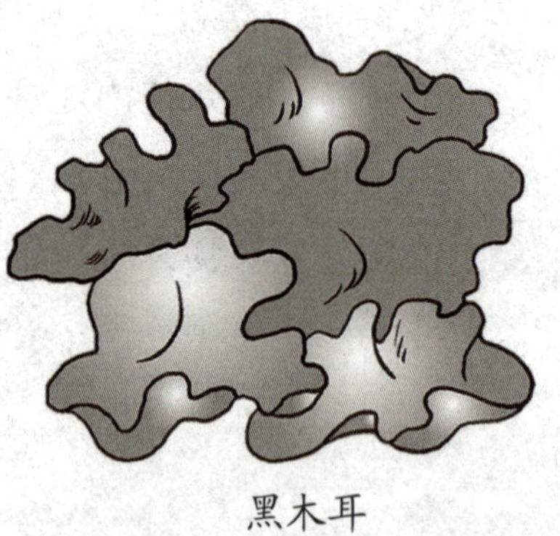

黑木耳

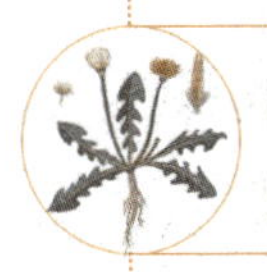

偏方2 四肢麻木腰腿痛，蘑菇丸早晚一丸

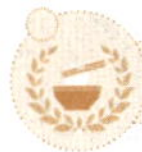

食疗老偏方：蘑菇丸

【配方】干蘑菇500克，饴糖适量，白酒30毫升。

【做法】干蘑菇研面，与其他2味共和为丸（每丸9克）。早晚各1丸，开水送服。

【功效】舒筋活络，祛风止痛。适用于风湿性腰腿痛、类风湿关节炎、四肢麻木、骨质增生等症。

偏方3 巧治四肢麻木，喝葱白花椒汤

食疗老偏方：葱白花椒汤

【配方】葱白60克，生姜20克，花椒2克。

【做法】上述3味水煎服。

【功效】发汗解表，温中止痛。本方可治四肢麻木。

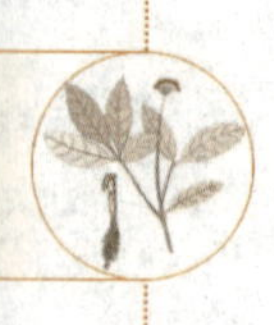

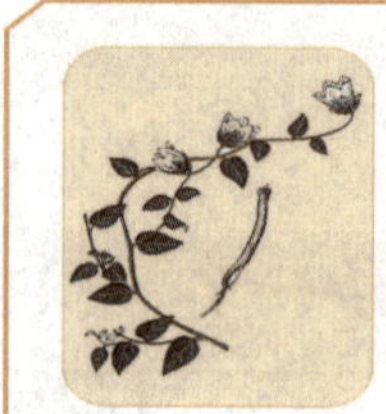

腰酸背痛、颈肩痛老偏方

生活中患有腰酸背痛、颈肩痛的人并不占少数，但人们对于这种情况常听之任之，或者忍痛扛着。长此以往，只会进一步损害身体，提前进入衰老期。腰酸背痛者可以试试以下小偏方以缓解症状。

偏方1 久坐腰酸背痛，两个偏方来帮忙

久坐工作的人，如办公室白领、司机等，由于他们坐的时候腰部往往会不由自主地向前弯曲，这样腰部、背部的肌肉就会处于紧张收缩的“工作”状态。时间久了，这些肌肉里就会积聚大量工作时产生的代谢废物，刺激局部神经感受器，就会产生腰酸背痛的症状。此时进行飞燕、拱桥运动，则可达到“阴阳调和”。

运动老偏方1：飞燕运动

趴在地板或硬板床上，双手放于身后，然后挺胸抬头，双臂用力往身体后伸直，同时腰部用力，带动大腿，让身体反翘起来，做飞燕式运动。

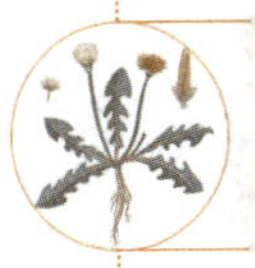

运动老偏方2：拱桥运动

仰卧在床上或地板上，两手平放于身旁，然后腰部用力，抬起臀部，使屁股离床或地板10厘米以上，做拱桥式运动。

专家贴心指导

从现代医学角度来讲，进行飞燕、拱桥运动，会使腰部的肌肉产生强烈的收缩、放松，能够挤压肌肉的血管促进血液流动，有利于局部积累的大量代谢物被排走。若长期坚持这两个动作，使肌肉的耐久性增加，长时间坐着也就不会出现腰痛了。

偏方2 治疗颈肩疼痛，用电吹风、粗盐袋

对于长期伏案的文字工作者来说，得颈椎病不足为奇，因为脖子和颈椎长时间弯曲着，肌肉长期保持收缩，就会产生颈肩部疼痛，颈椎病也就接踵而至。

外用老偏方：电吹风“热熨”痛处

患者坐直身子，左手先找出颈部压痛点，右手打开吹风机，将热风对着压痛点吹，热熨痛处。每次15分钟，早晚使用若干次。如果左手手指还能按摩压痛点，效果则更佳。

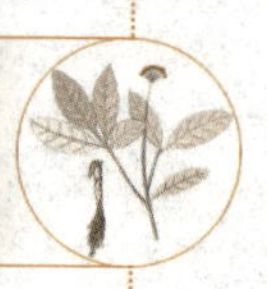

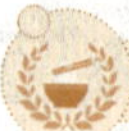

外敷老偏方：粗盐袋敷颈肩处

取500～1000克粗盐，装入布袋中，用微波炉加热，外敷于颈肩处。每天根据颈肩痛的情况，反复使用多次。

专家贴心指导

电吹风“热熨”疗法是通过温热的刺激，使颈肩部的气血得以流畅，打通瘀滞。现代医学研究认为，局部血液循环改善，会加快局部的新陈代谢，排走那些产生疼痛的物质，从而达到迅速止痛或舒缓疼痛的效果。

偏方3 坐姿不良后背痛，扩胸滚网球

长时间固定坐姿或不良坐姿引起的背部疼痛，可用如下两个运动小偏方。

运动老偏方1：滚网球

将网球放在胸背部疼痛区域和墙壁之间，反复挤压和滚动，每次5分钟，一天可反复数次。

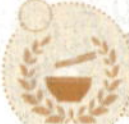

运动老偏方2：扩胸运动

双肩向脊柱方向收紧，让胸椎脊柱两边的肌肉挤压脊柱，并保持肌肉收缩状态5分钟，反复数次。

第7章

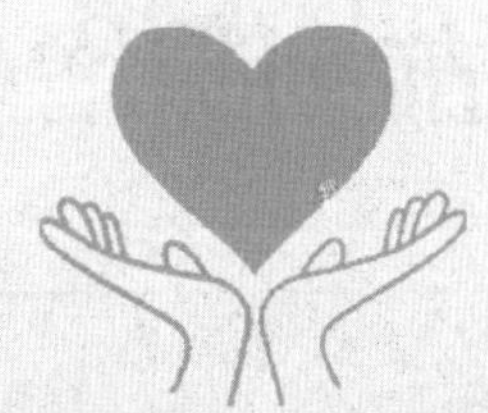

偏方治百病——男科病轻松就搞定

现代男人工作生活压力大，如买房买车、子女教育、赡养老人等，无一不是压在男人头上的“大山”。男人的身心问题也随之越来越多，如前列腺增生、前列腺炎、阳痿、早泄、遗精、性功能减退等，让男人不堪重负。本章从男人的需求入手，列举了一些调治男性常见病症的有效偏方，帮助男性提高生活质量，找回健康与自信。

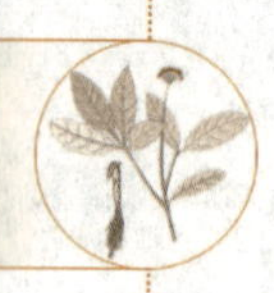

前列腺增生老偏方

前列腺增生是老年男性常见疾病，其病因是由于前列腺的逐渐增大对尿道及膀胱出口产生压迫作用，临床上表现为尿频、尿急、夜间尿次增加和排尿费力，并能导致泌尿系统感染、膀胱结石和血尿等并发症，对老年男性的生活质量产生严重影响，因此需要积极治疗，部分患者甚至需要手术治疗。对于前列腺增生患者来说，选用下述偏方疗法对前列腺的保健和前列腺增生的治疗有益。

偏方1 前列腺增生，油菜花蜜解苦衷

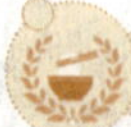

食疗老偏方：油菜花蜜

【配方】油菜花蜜1勺。

【做法】温开水冲服，每日2次，1个月为1个疗程，可长期服用。

【功效】清热润燥，消肿散结，舒张血管。长期服用能有效防治前列腺增生。

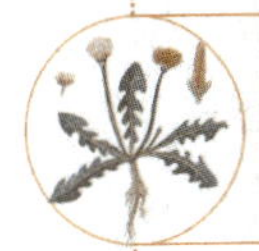

专家贴心指导

现代医学研究发现，油菜花里含有一种成分，有抗前列腺增生的功效。油菜花蜜里还含有多种氨基酸、维生素、矿物质等营养成分，若长期服用，除了能防治前列腺增生，还能增强人体免疫力。

偏方2 升阳利尿，喝参芪冬瓜汤

食疗老偏方：参芪冬瓜汤

【配方】党参15克，黄芪20克，冬瓜50克，味精、香油、精盐各适量。

【做法】将党参、黄芪置于砂锅内加水煎15分钟去渣留汁，趁热加进冬瓜至熟，再加调料即成，佐餐用。

【功效】健脾益气，升阳利尿。对前列腺保健和前列腺增生有一定的辅助疗效。

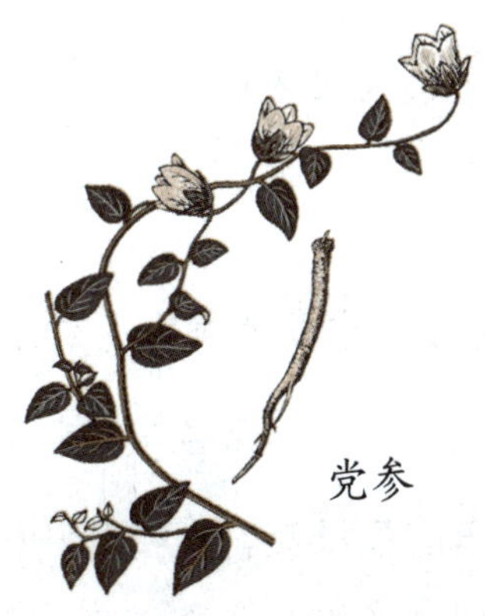

党参

专家贴心指导

党参性平味甘，入脾、肺经，有补养脾肺、健运中气之效；黄芪补气升阳；冬瓜利尿生津，清热除烦。三味配伍可达升阳利尿之效，男性前列腺疾病患者常服有益。

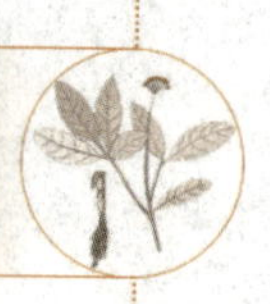

偏方3 温阳利水，桂草粥调治前列腺增生

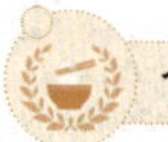

食疗老偏方：桂草粥

【配方】肉桂5克，车前草30克，粳米50克，红糖适量。

【做法】先将肉桂、车前草水煎，去渣取汁，再加进粳米煮熟后加适量红糖，空腹服。

【功效】温补心肾，暖脾散寒。适用于前列腺增生患者。

偏方4 泻火利水，杏梨石苇饮前列腺不增生

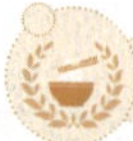

食疗老偏方：杏梨石苇饮

【配方】苦杏仁10克，石苇12克，车前草15克，大鸭梨1个，冰糖少许。

【做法】将杏仁去皮捣碎，鸭梨去核切块，与石苇、车前草加水同煮，熟后加冰糖，代茶饮。

【功效】泻肺火，利水道。适用于前列腺增生患者。

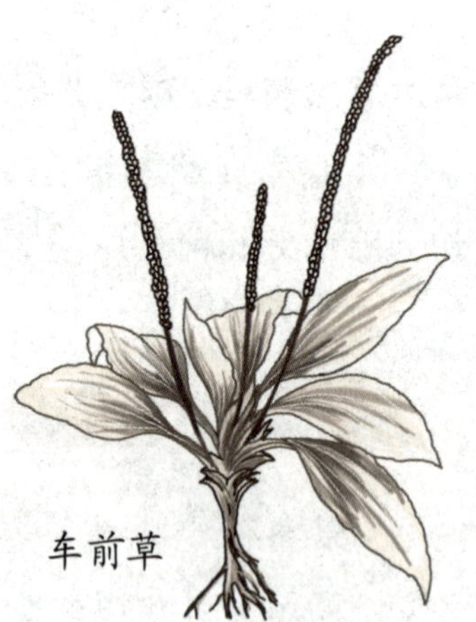

车前草

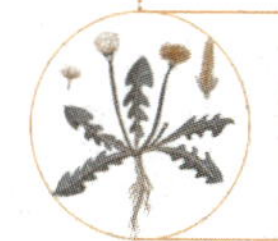

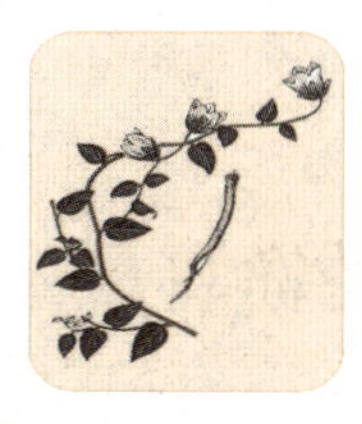

阳痿老偏方

阳痿是指男性生殖器痿弱不举，不能勃起，或勃起不坚，不能完成正常房事的一种病症。本病多由房事劳损、肝肾不足、命门火衰引起，只有在激发补肾壮阳功能的基础上，益气养血，疏肝理气，活血化瘀，才能促进垂体-肾上腺-生殖腺的激素分泌，增强性功能活动，达到治疗目的。民间常用的治疗偏方如下。

偏方1 肾虚阳痿，巴戟天牛膝酒尽显阳刚之气

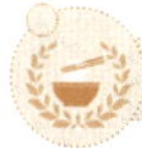

食疗老偏方：巴戟天牛膝酒

【配方】巴戟天、怀牛膝各150克，米酒1500毫升。

【做法】先将巴戟天、怀牛膝用清水洗净，然后隔水蒸30分钟，取出风干，再放入瓶内，注入米酒，浸泡7日即可饮用。

【功效】壮阳补气。适用于肾虚引起的阳痿、双足软弱无力等症。

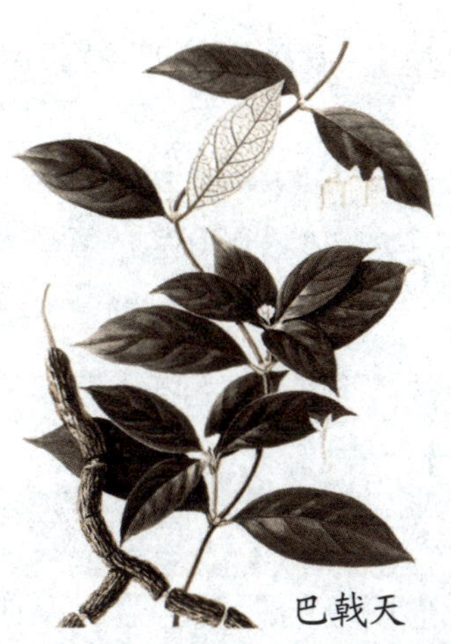
巴戟天

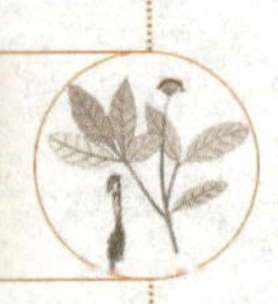

偏方2 命门火衰阳痿，韭菜炒虾米还你尊严

命门是对肾阴肾阳功能的概括。命门之火为一身阳气之根，人体五脏六腑功能活动的动力之源。若久病伤肾，或年老肾亏，或房事过度等，将致命门火衰。若命门火衰，则可出现阳痿、早泄。

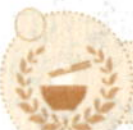

食疗老偏方：韭菜炒虾米

【配方】韭菜150克，鲜虾50克。

【做法】上2味炒熟佐膳或酒，每周2～3次，连食4周。

【功效】温补肾阳。适用于命门火衰所致阳痿。

偏方3 阳虚阳痿，附片炖狗肉壮阳益气

食疗老偏方：附片炖狗肉

【配方】熟附片30克，生姜150克，狗肉1000克，葱、蒜各适量。

【做法】先煎煮附片1小时，然后放入狗肉、生姜、葱、蒜，一同下锅炖烂，可分多次食用。

【功效】温中驱寒。本方主治肾阳虚所致的阳痿早泄、夜尿多、畏寒、四肢不温等症。

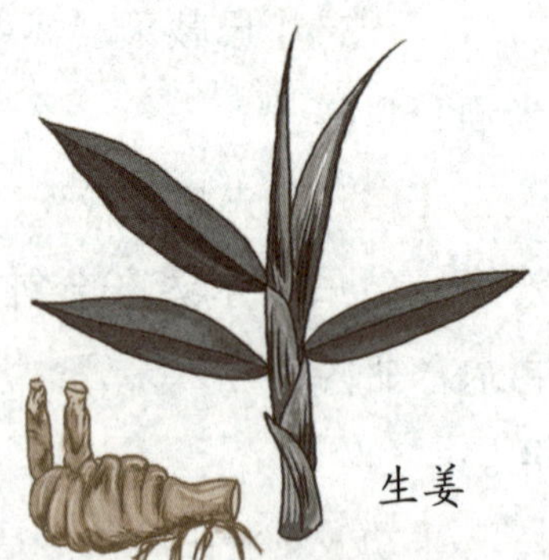

生姜

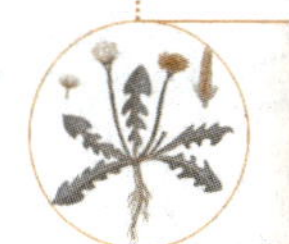

偏方4 中气不足阳痿，北芪枸杞炖乳鸽是上品

中气不足者以阴茎举而不坚为特点，并伴有乏力气短、纳少神疲，诊断宜补气益中。

食疗老偏方：北芪枸杞炖乳鸽

【配方】北芪、枸杞子各30克，乳鸽1只，调味品适量。

【做法】乳鸽用水溺死，烫去毛，去内脏，加水，三物同煮至鸽肉熟，调味食鸽肉、枸杞子，饮汤。每周2次，连食3周。

【功效】补心益脾，固摄精气。适用于中气不足所致的阳痿。

偏方5 阴虚精少阳痿，炖虫草鸡食肉饮汤

人体各个脏腑若失去肾阴的滋养就会发生病变，如肝失滋养则肝阴虚，肝阳亢，甚至出现发白早脱、牙齿动摇、阳痿、遗精、精少不育、二便异常等。

食疗老偏方：炖虫草鸡

【配方】冬虫夏草5枚，母鸡1只，精盐、味精各适量。

【做法】将母鸡宰杀，去毛、杂，洗净，同冬虫夏草一同放入锅内，加水炖1.5小时，待鸡肉烂熟时加精盐和味精调味，食肉饮汤。

【功效】补肺益肾，益补气血。适用于阴虚精少型阳痿。

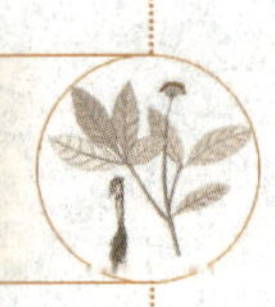

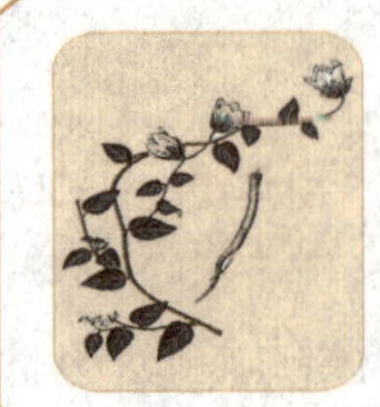

前列腺炎老偏方

前列腺炎是男性生殖系统的常见病。在泌尿外科男性患者中50岁以下组占首位，51岁以上组居第2位。其发病率高达6%。前列腺炎患者除了积极就医治疗外，不妨试试下面的小偏方。

偏方1 前列腺炎，白兰花猪肉汤应常食

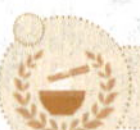

食疗老偏方：白兰花猪肉汤

【配方】猪瘦肉150～200克，鲜白兰花（干品）30克，精盐适量。

【做法】将猪瘦肉洗净，切小块，与鲜白兰花加水，放进瓦煲内，大火煲沸后，改为小火煲约1.5小时，调入适量的精盐即可。饮汤食肉，每日1次。

【功效】补肾滋阴，行气化浊。适用于男子前列腺炎及女子白带过多等症。

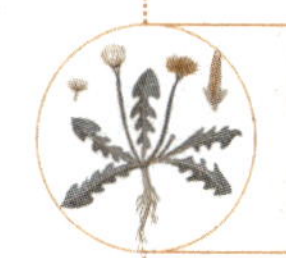

偏方2 利水解毒，爵床红枣汤用于前列腺炎

食疗老偏方：爵床红枣汤

【配方】爵床草100克（干者减半），大枣30克。

【做法】将爵床草洗净，切碎，同大枣一起加水1000毫升，煎至400毫升左右。每日2次分服，饮药汁吃枣。

【功效】利水解毒。适用于前列腺炎。

偏方3 老人前列腺炎，常食车前绿豆粥

食疗老偏方：车前绿豆粥

【配方】车前子60克，绿豆50克，高粱米100克，陈皮15克，通草10克。

【做法】将车前子、陈皮、通草用纱布包好，煮汁去渣，加入绿豆和高粱米煮粥。空腹食，连食数日。

【功效】清热利尿，凉血解毒。适用于老年人前列腺炎、小便淋痛。

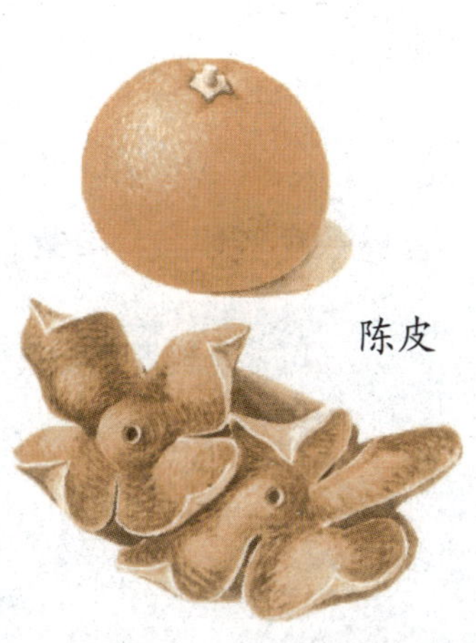

陈皮

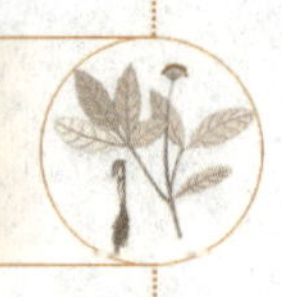

偏方4 气滞血瘀型前列腺炎，萝卜浸蜜来帮忙

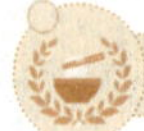

食疗老偏方：萝卜浸蜜

【配方】萝卜1500克，蜂蜜适量。

【做法】将萝卜洗净，去皮切片，用蜂蜜浸泡10分钟，放在瓦上焙干，再浸再焙，不要焙焦，连焙3次。每次嚼服数片，盐水送服，每日4～5次，常吃。

【功效】解毒生津，和中止咳，利大小便。适用于气滞血瘀型慢性前列腺炎。

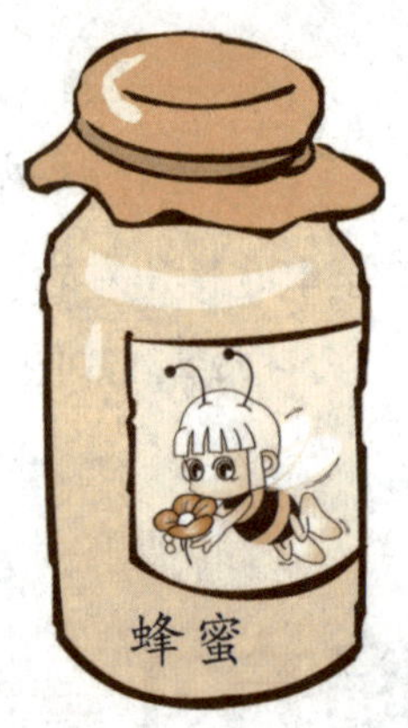

偏方5 排尿困难及尿频尿痛，常饮二紫通尿茶

茶疗老偏方：二紫通尿茶

【配方】紫花地丁、紫参、车前草各15克，海金沙30克。

【做法】上药研为粗末，置保温瓶中，以沸水500毫升冲泡，闷15分钟。代茶饮用，每日1剂，连服5～7日。

【功效】消炎利尿。适用于前列腺炎、排尿困难及尿频尿痛症者。

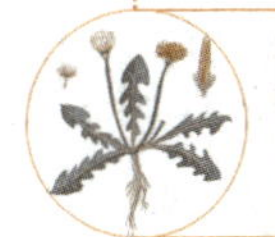

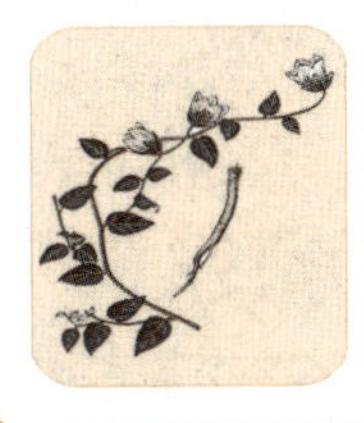

早泄老偏方

早泄是最常见的射精功能障碍，发病率占成年男子的1/3以上。中医学认为，早泄多为淫欲过度，肾气亏损，封藏失职，固摄无权，或相火炽盛，精关失摄，精液外泄所致。故固肾摄精、清泻相火为治疗大法。早泄患者不妨试试下面的小偏方。

偏方1 脾虚型早泄，芡实莲子粥治早泄

脾虚型早泄患者常有早泄、气短乏力、面色少华、失眠多梦、心悸怔忡、腹胀便溏、食少纳呆、头目晕眩等脾虚症状。脾虚型早泄患者可以采取芡实莲子粥辅助治疗。

食疗老偏方：芡实莲子粥

【配方】粳米500克，莲子、芡实各50克。

【做法】将粳米淘洗净；莲子温水泡发，去心去皮；芡实温水泡发。粳米、莲子、芡实同入锅内，搅匀，加适量水，如焖米饭样焖熟。食用时将饭搅开。

【功效】健脾固肾，涩精止遗。适用于阳痿不举、遗精、早泄和脾虚所致的泄泻等。

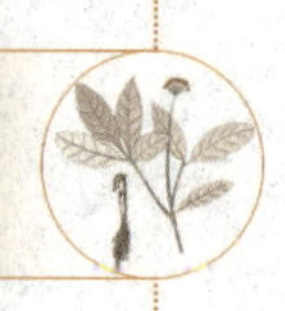

偏方2 肾虚早泄，锁阳鸡固肾止遗

中医学认为，肾为先天之本，肾虚可有阳痿、早泄等性功能减退的证候。适当控制性生活次数，再食用锁阳鸡，即可达到不错的治疗效果。

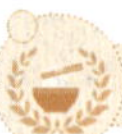

食疗老偏方：锁阳鸡

【配方】锁阳、金樱子、党参、怀山药各20克，五味子15克，小公鸡1只。

【做法】将鸡开膛去内脏杂物，洗净，连同上述药物一并放入大炖盅内，注入开水八成满，盖上盅盖，隔水炖4小时即成。

【功效】固肾止遗，滋阴壮阳。用于治疗肾虚阳痿、遗精、早泄等。

偏方3 见色流精，肾鞭汤补肾壮阳

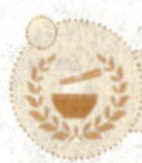

食疗老偏方：肾鞭汤

【配方】羊肾2个，羊鞭（公羊的生殖器）2条，肉苁蓉、巴戟天各12克，枸杞子、熟地黄各10克，山药15克。

【做法】羊肾剖开除去筋膜及导管后切条，羊鞭里外洗净，肉苁蓉等五味药用纱布包好，锅内放水同炖，开锅后改小火，吃肉饮汤，日服1次，连续食完。

【功效】补肾壮阳。用于治疗阳痿不举或举而不久、不坚，对见色流精有较好的疗效。

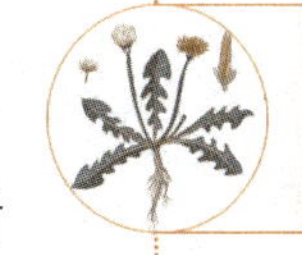

偏方4 早泄、阳痿，炸麻雀让你“持久”

食疗老偏方：炸麻雀

【配方】麻雀4只，花生油、精盐各适量。

【做法】将麻雀去毛及内脏杂物，洗净，晾干。将油放入锅内烧至五六成热，下麻雀炸至金黄色取出，把油倒出，用原锅炒盐末少许即成。吃时蘸精盐，每日2次，每次2只，可连用几日。

【功效】补肾壮阳。适用于早泄、阳痿、遗精等症。

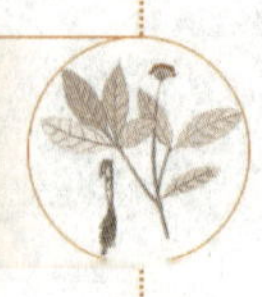

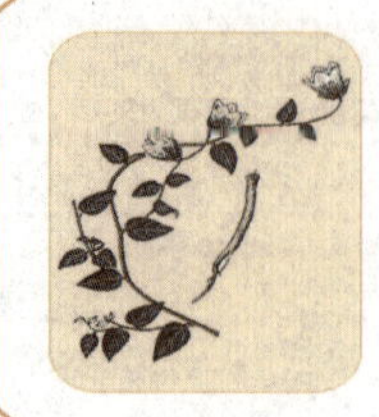

遗精老偏方

遗精指男子睡眠因梦或无梦甚至清醒时产生不能自主的泄精，频繁遗精会影响身体、影响工作，因此要尽早治疗。俗话说药补不如食补，选择遗精的治疗方法也是这样，下面给大家推荐几款治疗遗精的偏方。

偏方1 脾肾两虚型遗精，芡实莲子粥固精止遗

食疗老偏方：芡实莲子粥

【配方】芡实研粉50克，核桃仁（上锅小火炒焦研粉）、莲子肉（先用温水浸泡20分钟）各30克，大枣（生去核）10枚，红糖适量。

【做法】先用凉开水将芡实粉、核桃仁粉打糊，将莲子肉、大枣煮熟，将粉糊放入滚开汤水中，离火，待温后加入红糖食用。

【功效】补脾益肾，固精止遗。适用于脾肾两虚所致的遗精。

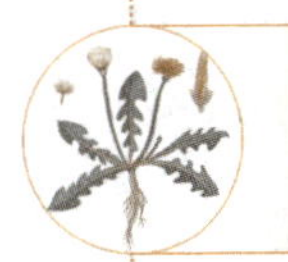

偏方2 湿热下注的遗精，莲子煲猪肚健脾止遗

食疗老偏方：莲子煲猪肚

【配方】莲子100克，猪肚250克，精盐、味精各适量。

【做法】先将莲子劈开，去心，猪肚洗净，切成小块，加水适量煲汤，加少许精盐、味精调味食用。

【功效】益胃健脾。适用于脾胃虚弱、水湿不化、湿热下注所致的遗精。

偏方3 肾虚精关不固，三子养精粥收涩固精

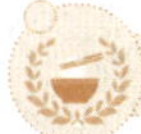

食疗老偏方：三子养精粥

【配方】金樱子、覆盆子各30克，五味子15克，粳米50克。

【做法】先煮金樱子、覆盆子、五味子15～20分钟，去渣取汁，用药汁煮米成粥。每晚睡前食用，连食1个月。

【功效】收涩固精。适用于肾虚、精关不固所致的遗精。

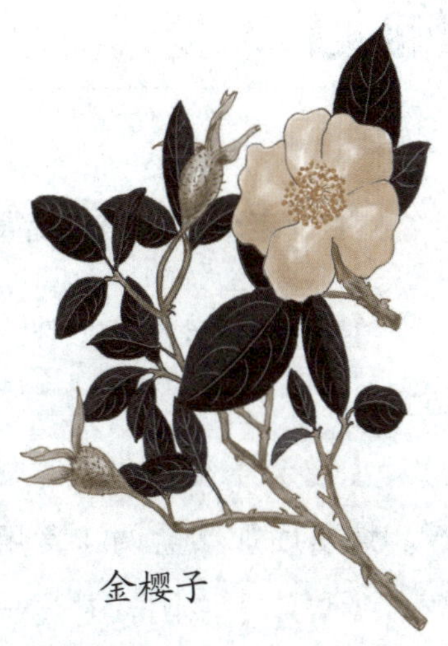

金樱子

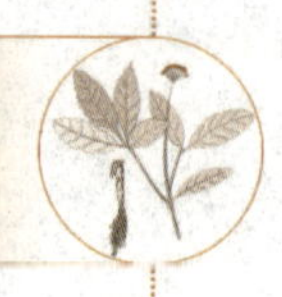

偏方4 肾气不固型遗精，虫草红枣炖甲鱼方

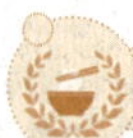

食疗老偏方：虫草红枣炖甲鱼

【配方】活甲鱼1只，冬虫夏草10克，大枣20克，料酒、精盐、葱段、姜片、蒜瓣、味精、鸡汤各适量。

【做法】先将甲鱼杀死，用开水烫一下，剖去外皮，挖去内脏，洗净后把甲鱼剁成6块，再放入清水中煮至六成熟时捞出，放入凉水中浸泡10分钟；用清水洗净冬虫夏草；大枣用开水浸泡后捞出。将甲鱼肉放汤碗中，上放冬虫夏草、大枣，加料酒、精盐、葱段、姜片、蒜瓣、味精和鸡汤，盖上盖蒸2小时，取出后食肉饮汤。

【功效】益气补肾，滋阴固精。适用于肾气不固所致的遗精。

偏方5 遗精滑泄，核桃猪肾治梦遗滑精

食疗老偏方：核桃猪肾

【配方】核桃仁、杜仲各30克，猪肾（猪腰子）1具，精盐适量。

【做法】猪肾剖开，去膜，洗净，与其他2味共入锅中加水同煮。炖熟后加精盐调味食用。连食1周有效。

【功效】滋阴，补肾固精。适用于肾虚所致的遗精滑泄。

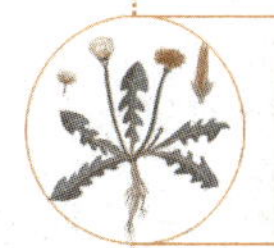

性功能减退老偏方

性功能减退，是指男子性行为表达水平降低和性活动能力逐步减弱，性欲受到不同程度的抑制。这是常见的男子性功能障碍之一，也是一个让男性十分尴尬的症状。

偏方1 肾阳不足，鹿角胶粥补肾阳、益精血

食疗老偏方：鹿角胶粥

【配方】鹿角胶6克，粳米100克。

【做法】将鹿角胶打碎，待粳米煮成粥后放入其中溶解，加白糖适量。

【功效】补肾阳，益精血。适用于肾阳不足、精血虚损所致的形体羸瘦、腰膝酸软、疼痛、遗精、阳痿等症。

偏方2 阴阳俱亏，枸杞猪肾粥固精强腰

食疗老偏方：枸杞猪肾粥

【配方】枸杞子10克，猪肾1个（去内膜，切碎），粳米100

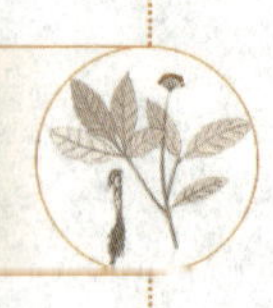

克，葱、姜、精盐各适量。

【做法】上几味同煮成粥。

【功效】益肾阴，补肾阳，固精强腰。适用于肾虚劳损、阴阳俱亏所致的腰脊疼痛、腰膝酸软、腿足痿弱、头晕耳鸣等症。

偏方3 肾阳虚亏形寒肢冷，双凤壮阳粥补阳

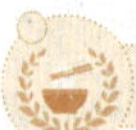

食疗老偏方：双凤壮阳粥

【配方】麻雀5只，仔公鸡1只，补骨脂、巴戟天、淫羊藿各15克，姜丝、精盐各适量。

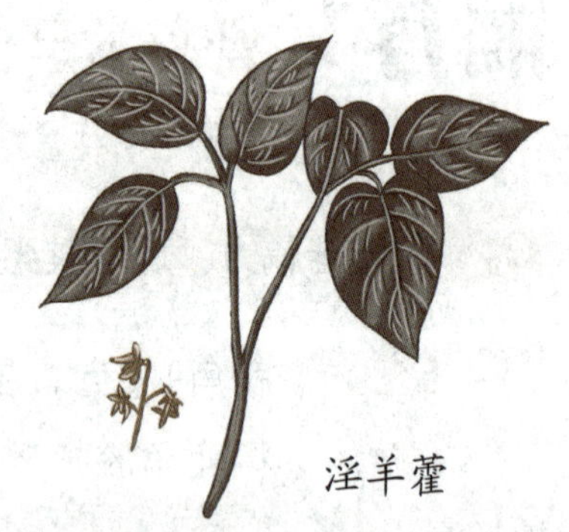

淫羊藿

【做法】将麻雀及公鸡宰杀，放入沸水锅内烫透，去毛及内脏，清水洗净，切成小块，放入盆内，加料酒、酱油拌匀，腌制入味，待用。把粳米淘洗净，直接放入锅内，倒入药汁，加少许清水，置大火上煮开，加入麻雀、鸡肉、姜丝、精盐，改用小火煮至粥成即可。每日早、晚酌量食用。

【功效】补肾壮阳，强筋健骨。适用于肾阳亏虚形寒肢冷、腰腿冷痛之人。

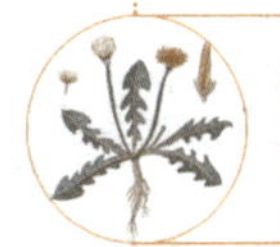

更年期老偏方

对男性来说，更年期是指50—60岁这一阶段。更年期易发生浑身燥热、眩晕、心悸、眼前有黑点或四肢发凉等症状，需要特别注意保养。更年期男性可采取以下偏方进行调治。

偏方1 更年期盗汗，喝点百合莲藕饮生津补脾

盗汗是中医的一个病症名，是以入睡后汗出异常，醒后汗出即止为特征的一种病症。更年期人群多数会出现这种情况。中医学认为，“汗为心液”，若盗汗长期不止，心阴耗伤十分严重，应积极治疗。

食疗老偏方：百合莲藕饮

【配方】新鲜百合1000克，藕粉500克，白糖适量。

【做法】将百合洗净，晒干或烘干，研成粉末，装进密封瓶备用。每次取百合粉、藕粉各1匙，用2～3匙的凉开水调成薄芡，再用300毫升的沸水冲泡，调入适量白糖即可。可每日食2次，连食1个月。

【功效】百合具有润燥、清热的功效，莲藕则具有生津、补脾的功效。适用于男性更年期盗汗。

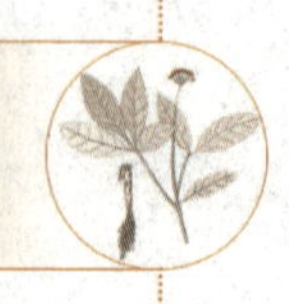

偏方2 更年期五心烦热，吃地黄枣仁粥补阴清热

专家表示，五心烦热是指两手两足心发热，自觉心胸烦热，并伴有口燥咽干、腰膝酸软、脉沉细数等症状。如果长期不采取治疗措施，将加速器官功能衰老。

食疗老偏方：地黄枣仁粥

【配方】生地黄、酸枣仁各30克，粳米100克，白糖适量。

【做法】生地黄加水煎取100毫升药汁，去渣；酸枣仁加水研末，取汁100毫升。将生地黄汁、酸枣仁汁与洗净的粳米同煮成稀粥，加白糖少许，调匀即可。

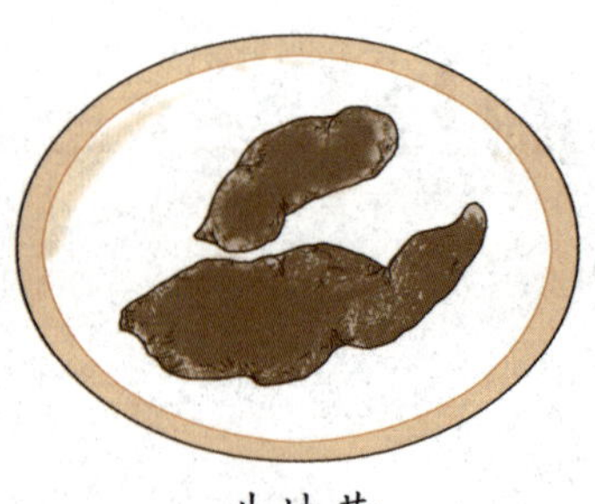

生地黄

【功效】补阴清热。适用于改善更年期五心烦热、面热汗出、耳鸣腰酸、烦闷易怒、口苦尿黄、多梦便干等症。

偏方3 更年期性能力下降，按摩腿根和后腰

随着年龄的增长，性生活“力不从心”是很多男人的难言之隐，甚至成为心病，影响夫妻关系和感情。经常按摩大腿根、后腰和涌泉穴可提高性能力。

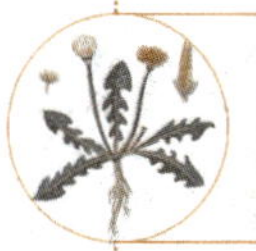

按摩老偏方1：摩擦大腿根

每天临睡前坐在床上，用一只手使阴茎靠拢一边，另外一只手摩擦另一边的大腿根部，由下而上摩擦大腿根36次，然后换手，做同样的摩擦，接着从阴茎根部由下而上提升阴茎。摩擦下腹部36次即可。此法能促进雄性荷尔蒙分泌，适合性欲减退的男性。

按摩老偏方2：摩擦后腰

用手掌按于后腰部，而后用力上下摩擦，通过此摩擦可刺激与腰痛有关的经络和穴位，如命门穴等，此法对于早泄、性无能等症很有效。

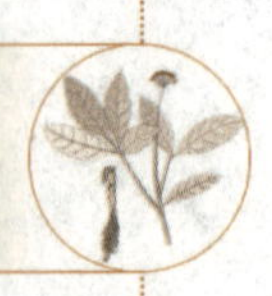

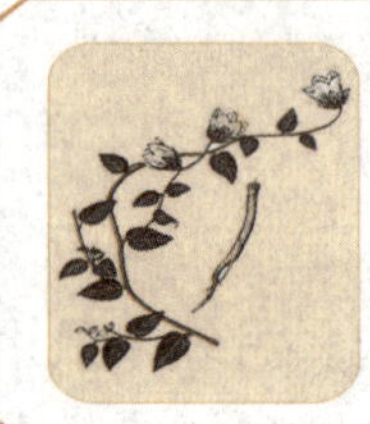

不育症老偏方

由于丈夫生育功能障碍，导致女性不能受孕的情况叫作“男性不育症”。中医学认为，男性不育症可分为痰湿内阻型、肾精亏虚型和肾阴亏虚型三种，类型不同治疗方法也不同。不育症患者可以试试以下小偏方。

偏方1 痰湿内阻型不育症，吃山药薏苡仁萝卜粥

痰湿内阻型不育症主要表现为：婚后不育、阳痿、早泄，精虫少、活力低或无射精，形体肥胖、痰多欲吐、胸闷恶心、眩晕、头重如蒙、气短懒言、食少多寐，舌质淡红、苔白腻，脉弦滑。

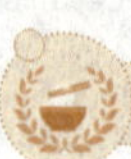

食疗老偏方：山药薏苡仁萝卜粥

【配方】萝卜1000克，薏苡仁30克，山药20克，粳米50克。

【做法】萝卜煮熟绞汁，与薏苡仁、山药、粳米一起煮粥食用。

【功效】补肾涩精，健脾渗湿。本方主要治疗男性痰湿内阻型不育症。

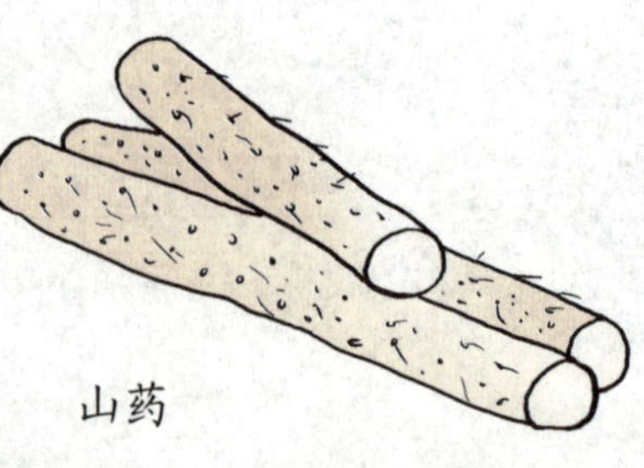

山药

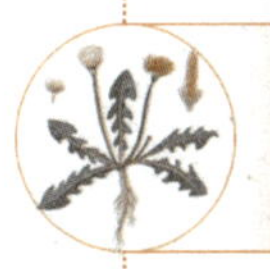

偏方2 肾精亏虚型不育症，吃枸杞黑豆糯米糊

肾精亏虚型男性不育症主要表现为：婚后久不生育、阳痿、遗精、早泄，精虫少、活动力低，伴头晕、神疲、腰腿酸痛，舌质淡红、苔白，脉沉细无力。

食疗老偏方：枸杞黑豆糯米糊

【配方】黑豆、绿豆各30克，山药60克（切片），桑椹、枸杞子各30克，糯米粉适量。

【做法】前5味加水适量煮熟，再加糯米粉煮沸搅匀即成。每日1剂，5天为1个疗程。

【功效】补血滋阴，补肾益精，生津止渴。主治肾精亏虚型不育症。

偏方3 肾阴亏虚型不育症，枸杞海参粥效果好

肾阴亏虚型男性不育症主要表现为：婚后不育、腰膝酸软、神疲乏力、头晕目眩、性欲减退、时或亢进，遗精、精虫少、活力低、精液少，五心烦热、夜寐不安，舌质红、苔少，脉细数。

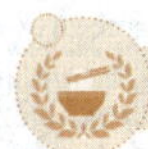

食疗老偏方：枸杞海参粥

【配方】海参、枸杞子、山药各30克，糯米100克。

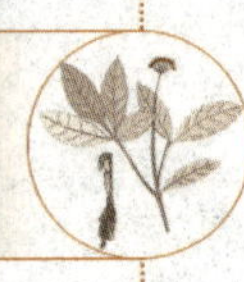

【做法】将海参浸透、剖洗干净，切片煮烂。将糯米、山药、枸杞子煮成稀粥并与海参混合再煮片刻，调味食用，每日1剂。

【功效】健脾和胃，补肾益精，养血润燥。主治肾阴亏虚型不育症。

第 8 章

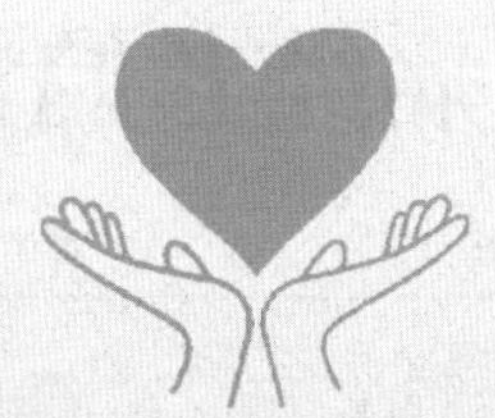

偏方治百病——妇科病用对偏方不吃药

女人如花，女人似玉，如花似玉的女人是上天最得意的作品。也许正因如此，妇科疾病似乎特别嫉妒女人，让女人受尽了煎熬与痛苦。本章列举的偏方，就是为了让女人找回健康与美丽，轻轻松松做最幸福的女人。

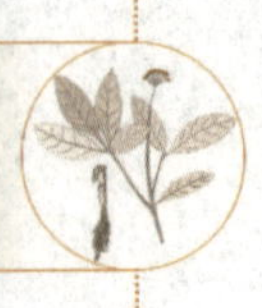

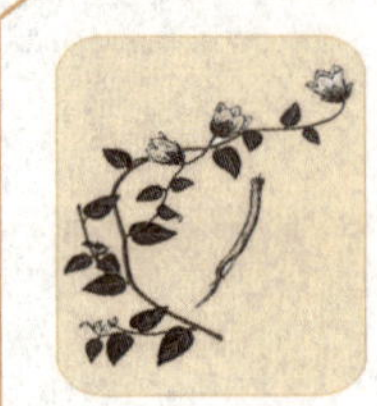

痛经老偏方

痛经是最令女性烦恼的事情，它不仅会严重影响女性的工作和学习效率，而且还会对女性的身心健康和幸福生活造成很大的损害。所以痛经的女性一定要做好防治措施，这样才能将痛经可能造成的伤害降到最低。

偏方1 肝阴不足所致痛经，吃小麦玉竹粥

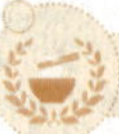

食疗老偏方：小麦玉竹粥

【配方】粳米60克，玉竹9克，小麦15克，大枣（干）10克。

【做法】将小麦、大枣、玉竹、粳米，依常法共煮作粥。

【功效】养心益肾，养阴润燥，生津止渴。适用于肝阴不足所致的经前紧张症，症见全身无力、经行嗜睡，多数伴随剧烈痛经、焦虑烦躁、精神不集中、行为改变等症状。

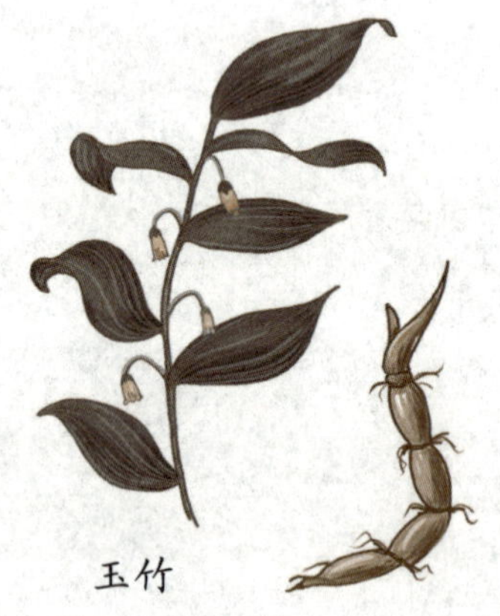
玉竹

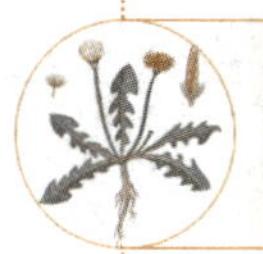

偏方2 脾肾阳虚之痛经，喝干姜羊肉汤

食疗老偏方：干姜羊肉汤

【配方】羊肉（瘦）150克，干姜30克，葱花3克，花椒粉、精盐各适量。

【做法】羊肉切块，与干姜共炖至肉烂，调入精盐、葱花、花椒粉即可。

【功效】温里，散寒，补虚。适用于脾肾阳虚之肢冷畏寒、腰膝酸软、小便清长或下肢水肿，泄下量多，月经后期小腹发凉等症。

偏方3 血热型痛经，芹菜牛肉粥补虚凉血

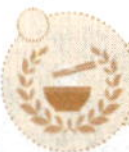

食疗老偏方：芹菜牛肉粥

【配方】芹菜120克，牛肉（肥瘦）25克，粳米100克。

【做法】带根芹菜洗净，切末；牛肉洗净蒸熟，切成末。芹菜与粳米一同煮粥，待粥熟时加入熟牛肉末，稍煮即成。

【功效】清热凉血，补虚。适用于血热型月经先期者。

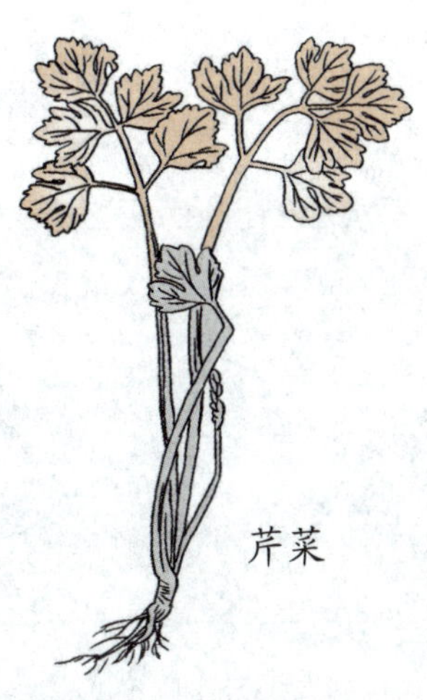

芹菜

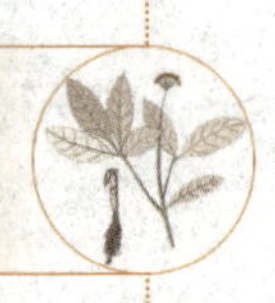

偏方4 补气养血，黄芪当归止痛粥治痛经

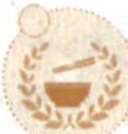

食疗老偏方：黄芪当归止痛粥

【配方】黄芪、当归、白芍各15克，泽兰10克，糯米100克，红糖5克。

【做法】将前4味洗净，放入砂锅，多加水煎15分钟后，去渣取汁，与糯米共煮成粥，食用时调入红糖即可。

【功效】黄芪、当归补气养血；白芍、糯米、红糖敛阴缓痛；泽兰活血祛瘀止痛。合用补气血、健脾胃、止疼痛，主治女性痛经。

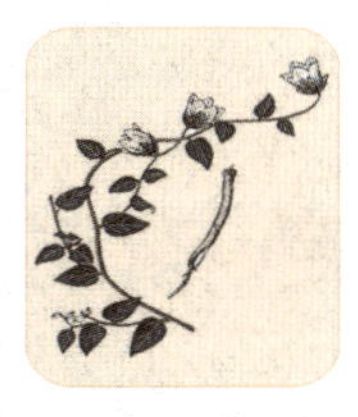

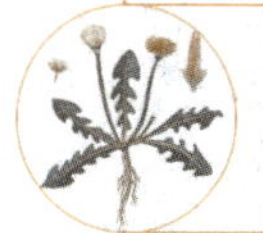

崩漏老偏方

妇女不在行经期间阴道突然大量出血，或淋漓下血不断者，称为“崩漏”。治疗崩漏要根据症状的缓急，按“急则治标，缓则治本”的原则，对暴崩下血者应急用药物固摄止血，同时施以食疗。

偏方1 崩漏，雄乌鸡粥治“崩漏”

食疗老偏方：雄乌鸡粥

【配方】雄乌鸡1只，糯米100克，葱白3根，花椒、精盐各适量。

【做法】将鸡去毛及内脏，洗净，切块煎烂，再入糯米及葱、花椒、精盐煮粥。空腹食，每日2次。

【功效】益气养血，止崩安胎。适用于脾虚血亏而致的暴崩下血或淋漓不净、血色淡质薄、面色白或水肿、身体倦怠、四肢不温、气短懒言等。

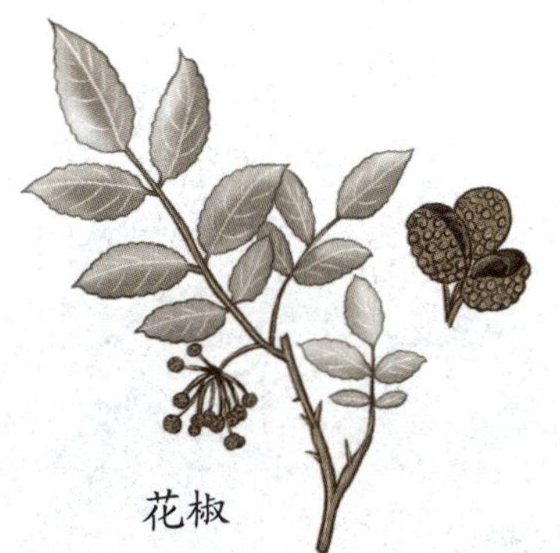

花椒

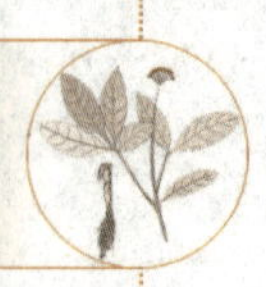

偏方2 血热崩漏，按压穴位3分钟搞定

崩漏主要是由于冲任损伤，不能固摄所致。究其原因，不外乎血热、气虚、血瘀及肝肾阴虚。在药物治疗崩漏的同时根据不同病因施以按摩手法，调冲任，理气血，引血归经。血热者出血量多，色紫红或紫黑，质稠，并有热象。按摩疗法如下。

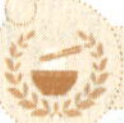

按摩老偏方：掐按断红穴等

（1）取坐位，自行用一拇指指甲掐另一手断红穴。

（2）取仰卧位，用拇指按压隐白、三阴交、血海穴各3分钟。

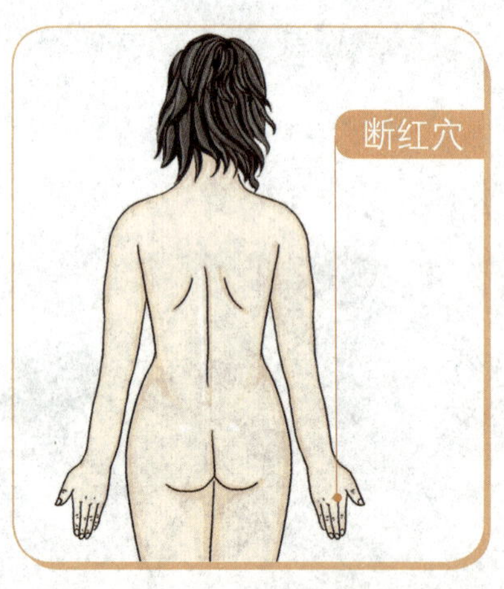

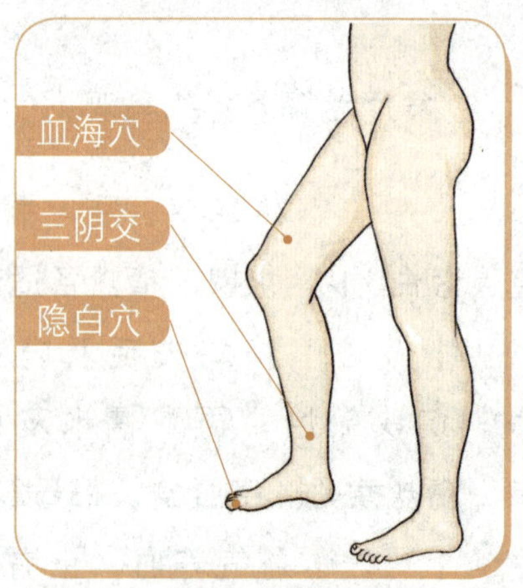

偏方3 气虚崩漏，两种按摩俯卧就止漏

气虚崩漏者出血量多，色淡质稀，伴神疲乏力、气短。按摩疗法如下。

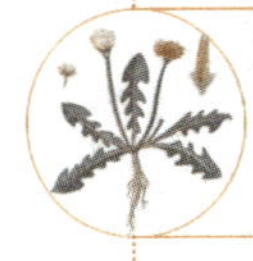

(1)取仰卧位，用掌摩法摩小腹5分钟；再用食指、中指直推法，由下至上推中极、关元、石门、气海穴，反复数次。

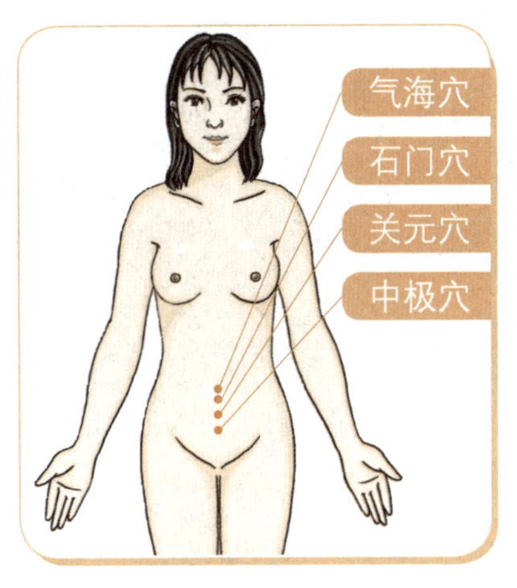

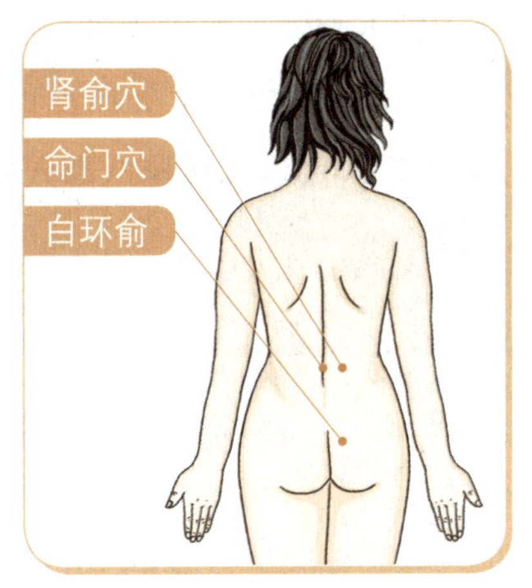

(2)取俯卧位，用指擦法直擦背部督脉和足太阳经，反复擦10遍；再横擦气海、肾俞、命门、白环俞各1分钟。

偏方4 血瘀崩漏，仰卧位两种按摩见效快

血瘀崩漏者量时多时少，淋漓不断，夹有血块，少腹痛拒按，血块下后痛减。按摩疗法如下。

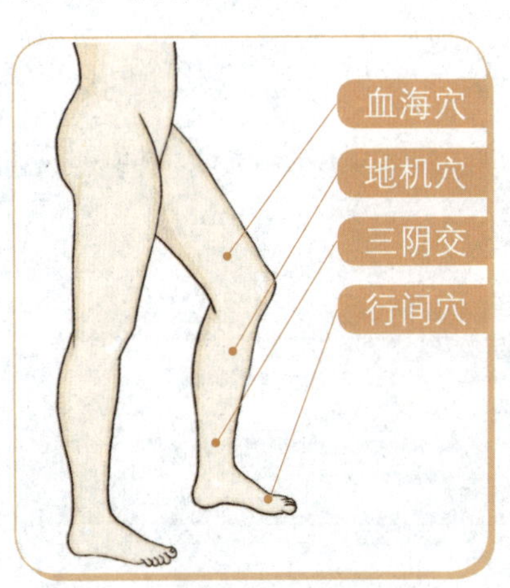

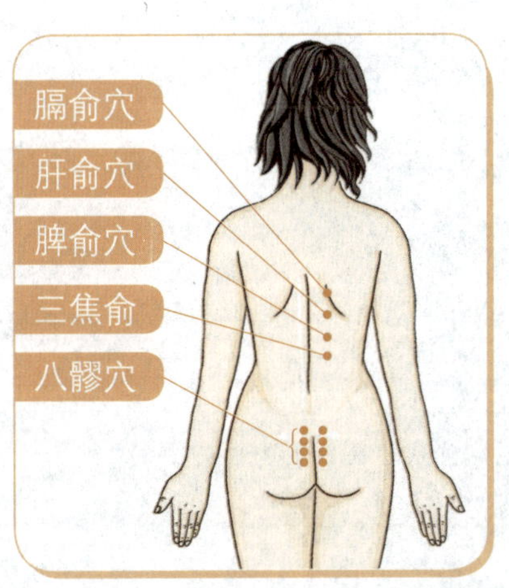

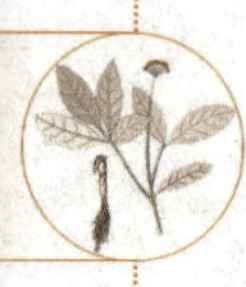

(1)取仰卧位，用拇指揉地机、血海、行间、三阴交穴各2分钟；再用掌按法按中极、关元穴各2分钟；最后用掌摩法摩下腹部2分钟，以下腹部有热感为度。

(2)取俯卧位，家人用禅推法推膈俞、肝俞、脾俞、三焦俞穴各2分钟；再用手掌按压八髎穴50次以上。

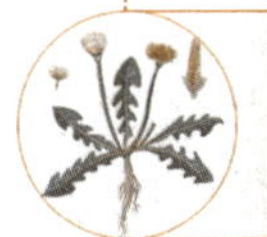

宫颈炎老偏方

宫颈炎是育龄妇女的常见病，有急性和慢性两种。主要表现为白带增多，呈黏稠的黏液或脓性黏液，有时可伴有血丝或夹有血丝。在出现宫颈炎的早期症状时就需要及时治疗，以免出现严重危害。宫颈炎患者可以试试以下小偏方。

偏方1 宫颈炎，野牡丹叶治疗别拖延

外敷老偏方：野牡丹叶煎剂

【配方】多花野牡丹干叶2000克。

【做法】取多花野牡丹干叶，加水过叶，煮沸30分钟，二煎仍加水过叶煮沸1小时，两煎混合浓缩成1000毫升，即成200%煎剂，分装备用。先扩张阴道，用消毒干棉球拭净宫颈黏液，再将浸透药液的棉球贴于宫颈糜烂面，每日1次。

【功效】收敛止血，祛瘀消肿。主治慢性宫颈炎（宫颈糜烂）。

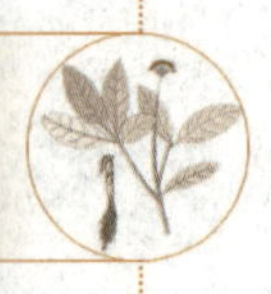

偏方2 脾虚型宫颈炎，白果乌鸡健脾利湿

食疗老偏方：白果乌鸡

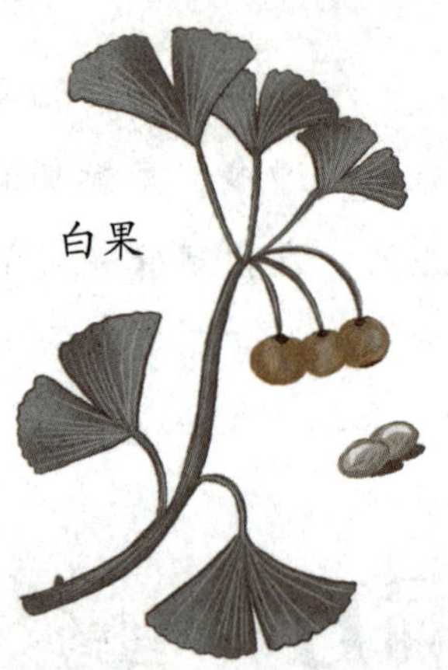

【配方】雄乌鸡1只，莲子肉、白果、粳米各15克，胡椒30克。

【做法】将乌鸡洗净，再将上药放入鸡腹内，放砂锅内煮烂熟后空腹食用。

【功效】健脾，利湿，止带。适用于脾虚型宫颈炎患者。

偏方3 湿热型宫颈炎，刺苋根煎汁清热利湿

食疗老偏方：刺苋根煎汁

【配方】刺苋根30～60克，冰糖适量。

【做法】将刺苋根洗净切碎，放砂锅内煎取汁液，去渣，调入冰糖饮用。

【功效】清热解毒，利湿止带。适用于湿热型宫颈炎患者。

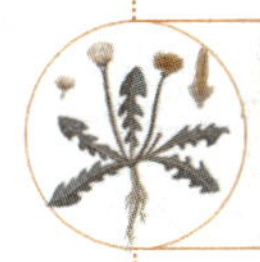

偏方4 肾阳虚型宫颈炎，韭菜根煮鸡蛋固涩止带

食疗老偏方：韭菜根煮鸡蛋

【配方】韭菜根、白糖各50克，鸡蛋2个。

【做法】上3味同煮汤食，连服数天。

【功效】温补肾阳，固涩止带。适用于肾阳虚型宫颈炎患者。

偏方5 宫颈炎防治，用对敷贴也管用

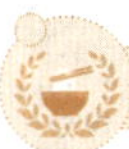

外用老偏方：枯矾蛇床丸

【配方】枯矾3克，蛇床子6克。

【做法】将上2味共研细末，用蜡调和成丸，如弹子大小，以消毒纱布包裹塞入阴道，每天1换，至愈。

【功效】温肾助阳，祛风，燥湿，杀虫。用于白带量多清稀、久治不愈者。

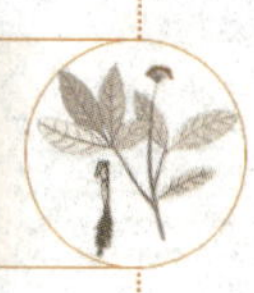

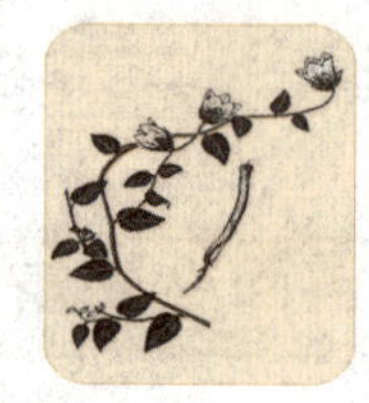

乳腺炎老偏方

乳腺炎是指乳腺的急性化脓性感染，是产褥期的常见病，是引起产后发热的原因之一，最常见于哺乳妇女，尤其是初产妇。乳腺疾病严重地影响母婴双方的健康。无病早防，有病早治。乳腺炎患者可以试试以下老偏方。

偏方1 乳腺炎，仙人掌是巧治的法宝

外敷老偏方：仙人掌外敷

【配方】仙人掌100~150克，鸡蛋清适量。

【做法】将仙人掌捣烂成糊状，加入适量鸡蛋清，和匀后敷于患处。

【功效】抗菌，消炎，止痛。适合乳腺炎患者使用。

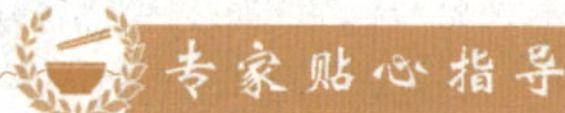

仙人掌含有消炎、止痛的成分，并且还含有类似于抗生素成分的天然物质；蛋清里同样含有抗菌力强大的溶菌酶，两者联合使用，就能起到治疗乳腺炎的效果了。

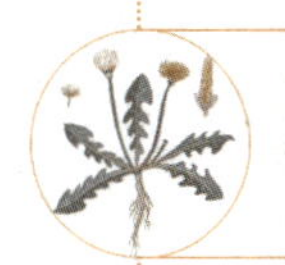

偏方2 通利乳汁，用豆腐香菇炖猪蹄

食疗老偏方：豆腐香菇炖猪蹄

【配方】豆腐、丝瓜各200克，干香菇50克，猪蹄1000克，姜丝、葱段、精盐各适量。

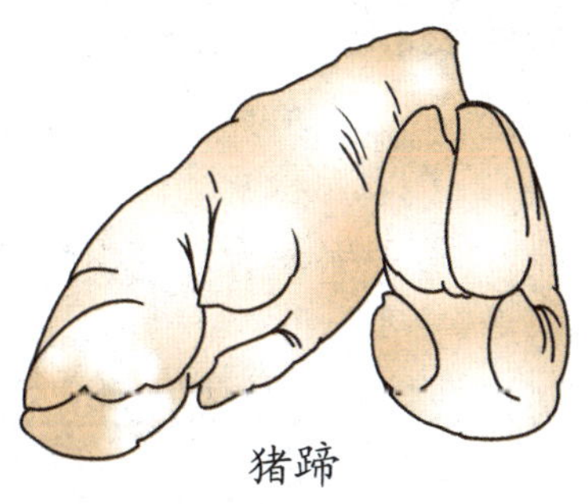

猪蹄

【做法】猪蹄去毛，洗净，斩成小块备用，豆腐放入盐水中浸泡10～15分钟，用清水洗净，切成小块；丝瓜去皮切块；香菇浸软去老蒂切块。将猪蹄加约2500毫升水，煮至肉烂时，放入香菇、豆腐及丝瓜，并加姜丝、葱段、精盐煮开即可。

【功效】通络行乳，散结止痛，清热除瘀。适用于乳腺炎患者。

偏方3 化结消肿，选用豆角蒲公英煎蛋

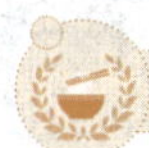

食疗老偏方：豆角蒲公英煎蛋

【配方】鸡蛋4个，蒲公英10克，豆角300克，花生油15毫升，精盐少许。

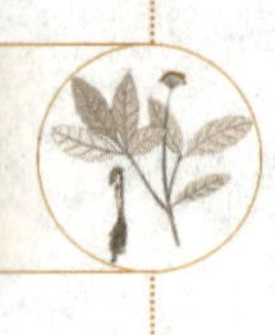

【做法】豆角洗净切成小粒，蒲公英研成细末，两者与鸡蛋拌匀。炒锅下油，烧至八成热时，倒入已拌好的鸡蛋浆，煎至鸡蛋九成熟，加精盐和少量清水，煮沸即可。

【功效】清热解毒，化结消肿。适用于急性乳腺炎。

偏方4 消肿止痛，仙人掌拌马齿苋是良方

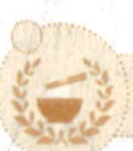

食疗老偏方：仙人掌拌马齿苋

【配方】马齿苋500克，仙人掌60克，白砂糖、醋、香油各适量。

【做法】将马齿苋洗净，切成段；仙人掌去刺、皮，并切成丝。将马齿苋和仙人掌一同放入沸水中焯5分钟，捞起后加入白砂糖、醋、香油拌匀即可。

【功效】清热解毒，消肿止痛。适合一切疔疮、丹毒、痔及乳腺炎患者食用。单用马齿苋凉拌，疗效亦可。

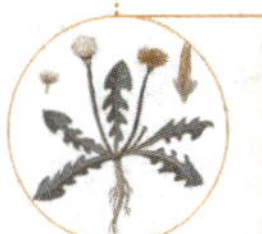

月经失调老偏方

从青春期开始陪伴着女性直至更年期，月经被女性亲密喻为“老朋友”，但大多数女性并不能与这位“老朋友”相处融洽，月经不调正困扰着当下无数的女性。

偏方1 气虚型月经出血过多，喝黑木耳红枣茶

气虚型月经不调主要表现为月经周期紊乱，或先期而至，或后期未来，或先后无定期、经期延长、经量多、经色淡等。治以健脾补肾、益气调经为主。

茶疗老偏方：黑木耳红枣茶

【配方】黑木耳30克，大枣20枚。

【做法】黑木耳、大枣共煮汤饮之。每日1次。

【功效】补中益气，养血止血。主治气虚型月经出血过多。

偏方2 月经先期量多，喝浓茶红糖饮

月经周期提前七天以上，甚至十余天一行者称为“月经先

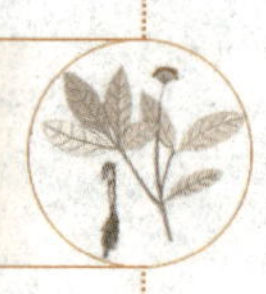

期”，亦称“经期超前”“经行先期”或“经早”。本病治疗重在调整周期，使之恢复常态。

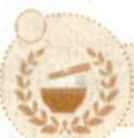

茶疗老偏方：浓茶红糖饮

【配方】茶叶、红糖各适量。

【做法】煮浓茶1碗，去渣，放红糖溶化后饮。每日1次。

【功效】清热，调经。主治月经先期量多。

偏方3 妇女经期错乱，山楂红糖饮活血调经

月经不调可能导致不孕，因此女性要注意积极治疗月经不调。山楂红糖饮可治疗女性经期错乱。

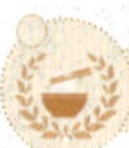

食疗老偏方：山楂红糖饮

【配方】生山楂肉50克，红糖40克。

【做法】山楂水煎去渣，冲入红糖，热饮。

【功效】活血调经。主治妇女经期错乱。

偏方4 经期先后不定，喝一杯茴香酒

女性的经期提前、经期延迟、经量正常但经期延长等现象都属于月经不调。调理可用茴香酒。

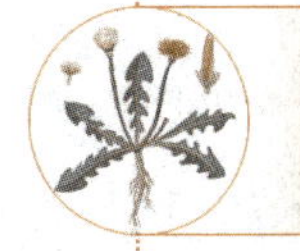

食疗老偏方：茴香酒

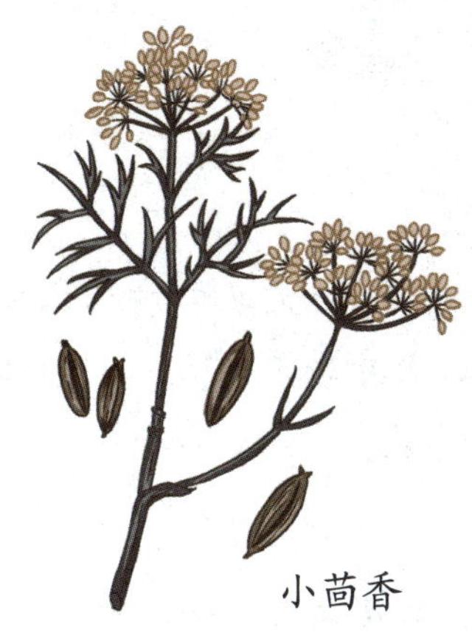
小茴香

【配方】小茴香、青皮各15克，黄酒250毫升。

【做法】将小茴香、青皮洗净，入酒内浸泡3天，即可饮用。每日2次，每次15～30毫升，如不耐酒者，可以醋代之。

【功效】疏肝理气。主治经期先后不定，经色正常、无血块行而不畅、乳房及小腹胀痛等症。

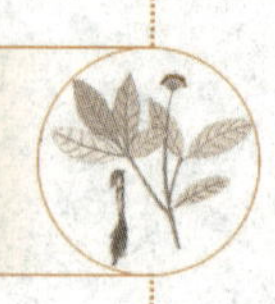

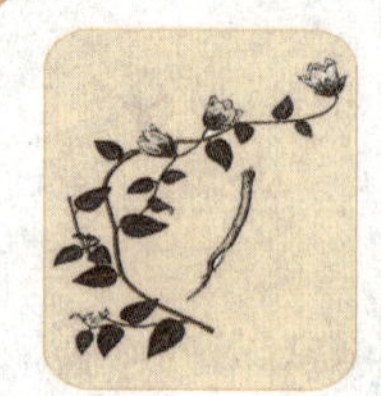

止白带老偏方

白带是妇女从阴道里流出来的一种带有黏性的白色液体，它是由前庭大腺、子宫颈腺体、子宫内膜的分泌物和阴道黏膜的渗出液、脱落的阴道上皮细胞混合而成。可以说，它是女人身体的晴雨表，白带量多，不仅会在卫生方面给女性带来困扰，更是女性健康情况告急的折射。

偏方1 美肤止白带，冬瓜仁汤两全其美

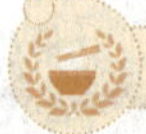

食疗老偏方：冬瓜仁汤

【配方】冬瓜仁、冰糖各30克。

【做法】将冬瓜仁洗净，碾成粗末放入碗内，加入冰糖与适量水，隔水炖服，每日2次，连服数日。

【功效】冬瓜仁味甘性微寒，能润肺化痰，利水除湿，消痈排脓。适用于痰热咳嗽、水肿、小便不利、带下白浊等症。

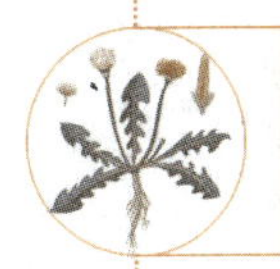

偏方2 除湿止带，银花绿豆粥顶药用

食疗老偏方：银花绿豆粥

【配方】金银花20克，绿豆50克，粳米100克。

【做法】金银花加水煎取汁，加绿豆、粳米共煮成粥，白糖调味。每日1次，温热服食。

【功效】清热解毒，除湿止带。可帮助缓解妇女的白带过多症状。

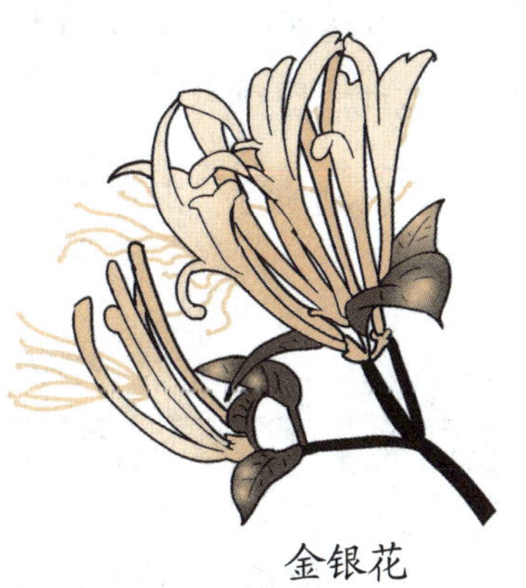
金银花

偏方3 利水渗湿，茯苓车前粥疗效好

食疗老偏方：茯苓车前粥

【配方】茯苓粉、车前子各30克，粳米60克。

【做法】车前子用纱布包好，水煎30分钟，去渣取汁，加粳米煮粥，粥成时加茯苓粉、白糖适量稍煮即可。每日空腹食2次。

【功效】利水渗湿，清热解毒。适用于妇女白带异常者。

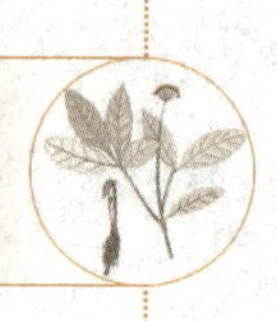

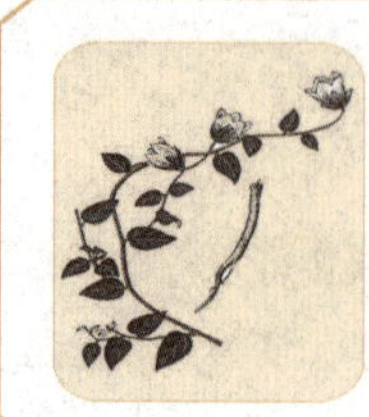

子宫脱垂老偏方

子宫脱垂是指子宫从正常位置沿阴道下降到坐骨棘水平下，甚至脱出于阴道口外。民间俗称“吊茄袋”。若已发生子宫脱垂，可多食补气升阳益血之品。子宫脱垂患者也可以试用下面的偏方。

偏方1 子宫脱垂，升麻促恢复见神效

临床根据子宫脱垂的程度，分为三度。Ⅰ度：子宫颈下垂到坐骨棘水平以下，但不超越阴道口。Ⅱ度：子宫颈及部分子宫体脱出于阴道口外。Ⅲ度：整个子宫体脱出于阴道口外。

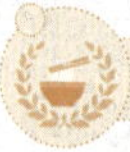

食疗老偏方：升麻牡蛎散

【配方】升麻6克，牡蛎12克。

【做法】将上2味共研细粉，每日分2～3次空腹服下。按子宫脱垂程度Ⅰ度、Ⅱ度、Ⅲ度，分别服药1个月、2个月、3个月为1个疗程，可连服3个疗程。少数患者于服药1周以后自觉下腹部有轻微痛感，可停药或减量。

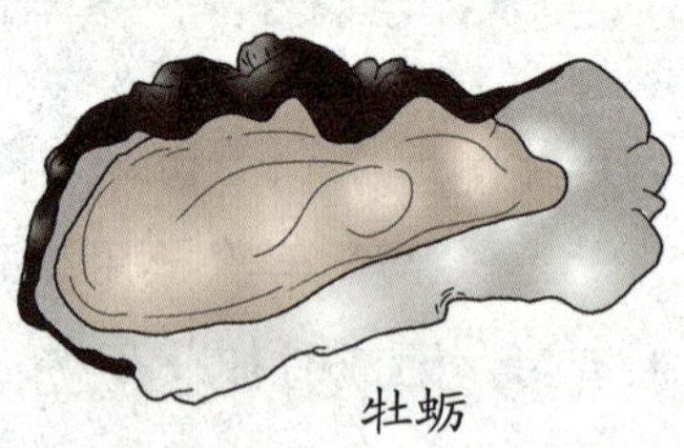

牡蛎

【功效】升举阳气，收敛固涩。主治子宫脱垂。

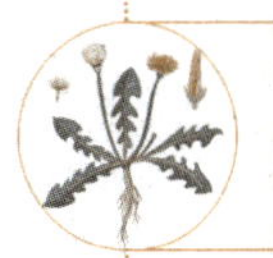

偏方2 肾虚型子宫脱垂，吃芡实山药粥

肾虚型子宫脱垂主要表现为：子宫下脱、腰酸、腿软；小腹下坠、小便频数，夜间尤甚；头晕耳鸣；舌质淡、苔白；脉沉弱。治以补肾固脱为主。

食疗老偏方：芡实山药粥

【配方】芡实粉、山药粉各20克，核桃仁粉30克，大枣10枚，粳米100克。

【做法】将上5味同煮粥，加白糖适量食用。

【功效】补脾止泻，益肾。本方主治肾虚型子宫脱垂症。

偏方3 湿热型子宫脱垂，点按血海等穴

湿热型子宫脱垂患者，治以清热利湿为主。

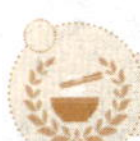

按摩老偏方：点按血海等穴

(1)用点法或按法点按血海、百会、丰隆、足三里、三阴交、丘墟、太溪、涌泉、太冲各半分钟。

(2)轻叩脊柱两侧及骶髋部约1分钟。

此外，子宫脱垂者应积极采取预防措施，如实行计划生育、正确处理分娩、做好妇女五期保健、节制房事等，可减少子宫脱垂

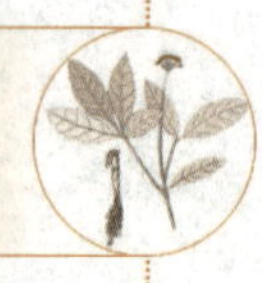

的发生；脱垂者，应避免重体力劳动，少食辛辣烧烤之品，心情舒畅，保持大便通畅，如有慢性咳嗽要积极治疗，每天可不定期做收腹提肛练习。

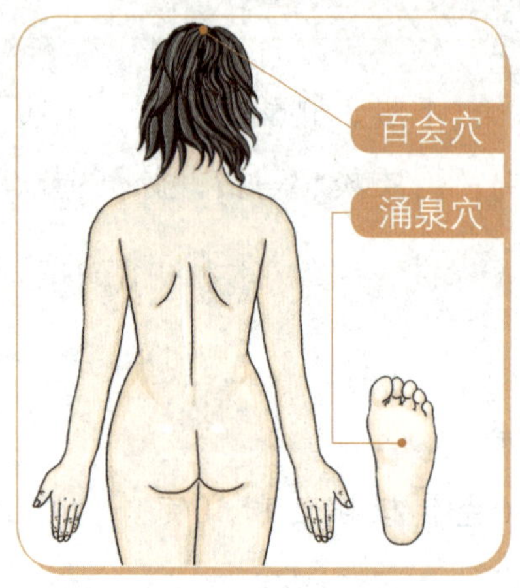

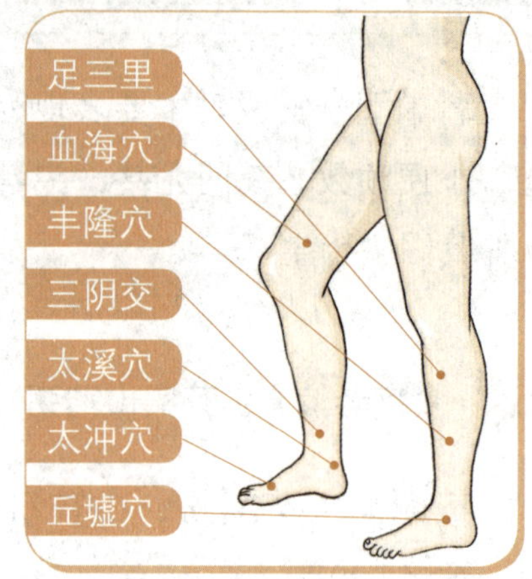

乳腺增生老偏方

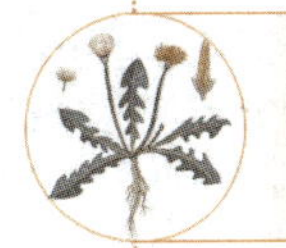

乳腺增生主要是由人体内分泌失调所引起的一种慢性乳腺疾病。通常和情绪、压力、遗传、生活环境、饮食起居有一定的关系。不及时治疗会增加癌变的可能性。

偏方1 乳腺小叶增生，喝海带鳖甲猪肉汤

乳腺小叶增生是乳腺增生性疾病中最为常见的一种，可发生于青春期以后的任何年龄的妇女。食疗对于乳腺小叶增生有一定的积极作用。

食疗老偏方：海带鳖甲猪肉汤

【配方】海带、鳖甲、猪瘦肉各65克，精盐、香油各适量。

【做法】海带用清水洗去杂质，泡开切块；鳖甲打碎，与猪瘦肉共煮汤，汤成后加入适量精盐、香油调味即可。每日分2次温服，并吃海带。

【功效】抗癌防癌。常饮此汤，不仅可防治乳腺小叶增生，而且对预防乳腺癌有效。

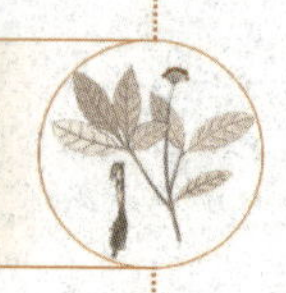

偏方2 防治乳腺增生，服香附路路通蜜饮

乳腺增生成了近年来女性的高发疾病，它的危害是不容忽视的，所以要积极地防治乳腺增生。

食疗老偏方：香附路路通蜜饮

【配方】香附20克，路路通、蜂蜜各30克，郁金10克，金橘叶15克。

【做法】将上4味洗净，入锅，加适量水，煎煮30分钟，去渣取汁，待药汁转温后调入蜂蜜搅匀即成。上午、下午分服。

【功效】疏肝理气，解郁散结。适用于乳腺小叶增生，症属肝郁气滞型。

偏方3 防治乳腺增生，常按摩这3大穴位

女性平时应谨防乳腺增生找上门，如果不慎患了乳腺增生，除了吃一些中成药和西药以外，还可以采用穴位按摩疗法来辅助治疗。日常生活中，女性朋友经常进行穴位按摩可预防乳腺增生。

按摩老偏方1：按摩太冲穴、行间穴

女性在生活中，常常因生气、郁闷思虑、情绪激动等导致气滞血瘀、情怀不畅，使内分泌激素失调，从而诱发乳腺增生、结节

等乳腺疾病。此时，按摩脚上的太冲穴（第一趾骨间隙的后方凹陷处）和行间穴（第一、二趾间，趾蹼缘的后方赤白肉际处）。这两个穴位是疏解郁闷情绪的开关。泡脚的时候可以按压这两个穴位。也可以用铅笔（用带橡皮的那头）按揉，在趾骨之间寻找穴位很顺手，按揉力度以可以承受为佳。

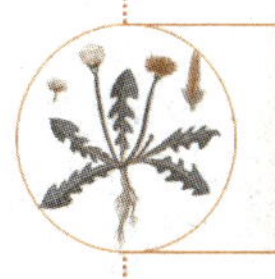

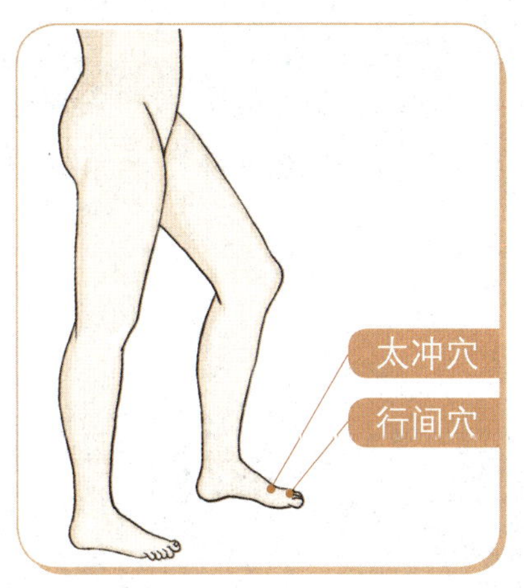

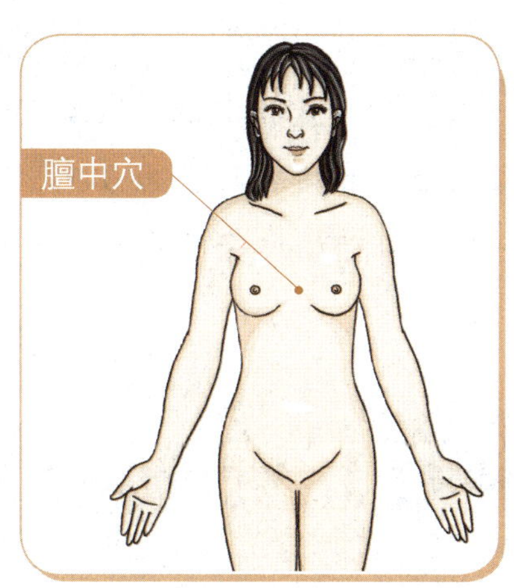

按摩老偏方2：按揉膻中穴

防治乳腺增生，除了按摩脚上的穴位外，胸部的渠道也得疏通，首推膻中穴（两乳头连线的中点）。可以用拇指旋转按揉膻中穴，具体操作可按个人习惯进行。再就是对包块部位的按摩，按揉、点压均可。若每天坚持，持之以恒，就会有不错的效果。

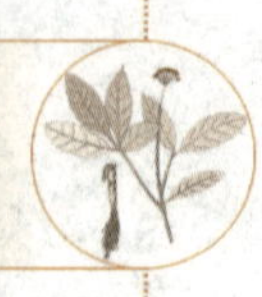

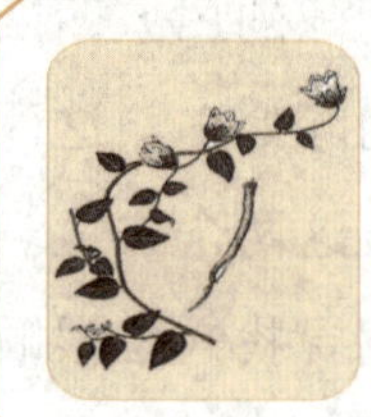

盆腔炎老偏方

盆腔炎是指女性盆腔器官组织发生的炎症性病变，一般以子宫内膜炎和输卵管炎为多见。又分为急性和慢性两种。若不及时治疗，可因输卵管闭锁而造成继发性不孕。

偏方1 慢性盆腔炎，盆底肌肉锻炼效果好

慢性盆腔炎病情较顽固，当机体抵抗力较差时，亦可急性发作。下肢的运动可加强盆腔的血液循环，促进炎症消散。

运动老偏方：盆底肌肉锻炼

躺在床上，放松全身，有意识地反复缩阴、提肛，锻炼盆底肌肉，保持缩阴、提肛动作3秒钟，然后放松3秒钟，连续做15～20分钟。每日1次，1个月为1个疗程。

专家贴心指导

盆底肌肉锻炼的方法是通过运动来达到“活血化瘀”之效。不断锻炼盆底的肌肉，反复让肌肉收缩、放松，能够促进和加强盆腔内部的血液循环。

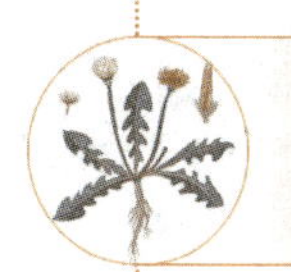

偏方2 湿热瘀毒型盆腔炎，喝银花冬瓜仁蜜汤

中医根据盆腔炎的不同病因及表现将其分为多种类型，其中湿热瘀毒型较为常见，主要表现为下腹及小腹两侧疼痛、拒按、微发热、自汗、带下色黄量多、舌红苔黄等。患者可经常服用银花冬瓜仁蜜汤进行辅助治疗，既可有效缓解下腹及小腹两侧的疼痛症状，又可消除其发热自汗、带下色黄量多等症。

食疗老偏方：银花冬瓜仁蜜汤

【配方】冬瓜仁、金银花各20克，黄连2克，蜂蜜50克。

【做法】先煎金银花，去渣取汁，用药汁煎冬瓜仁15分钟后入黄连、蜂蜜即可。每日1剂，连服1周。

【功效】清热解毒。主治湿热瘀毒型盆腔炎。

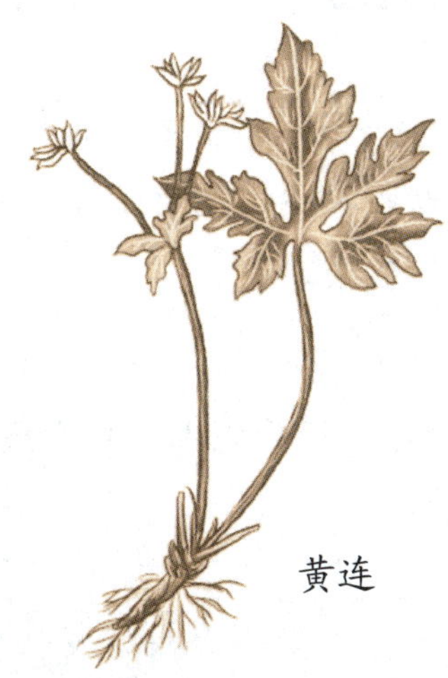

黄连

偏方3 各类慢性盆腔炎，喝荔枝核蜜饮

食疗老偏方：荔枝核蜜饮

【配方】荔枝核30克，蜂蜜20克。

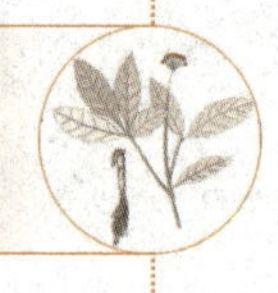

【做法】荔枝核敲碎后放入砂锅，加水浸泡片刻，煎煮30分钟，去渣取汁，趁温热调入蜂蜜，拌和均匀即可。早晚2次分服。

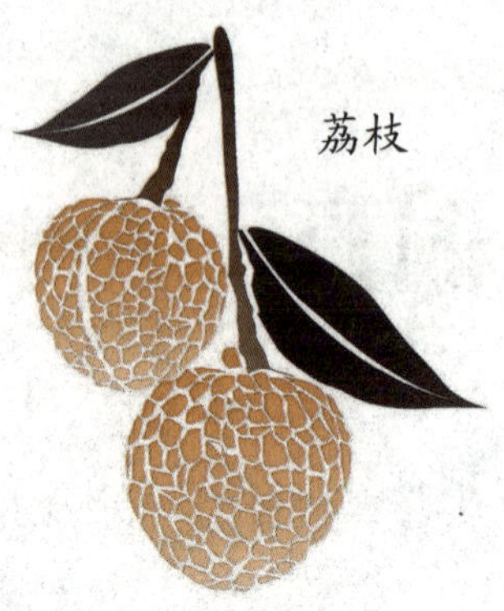
荔枝

【功效】理气，利湿，止痛。主治各类慢性盆腔炎、下腹及小腹两侧疼痛不舒、心情抑郁、带下量多。

偏方4 气滞血瘀型盆腔炎，喝青皮红花茶

中医对于治疗盆腔炎的药膳治疗法很多，其中用于气滞血瘀型盆腔炎会采用青皮红花茶进行食疗，经常饮用以达到良好的辅助治疗效果。

茶疗老偏方：青皮红花茶

【配方】青皮、红花各10克。

【做法】青皮晾干后切成丝，与红花同入砂锅，加水浸泡30分钟，煎煮30分钟，用洁净纱布过滤，去渣取汁即成。当茶频频饮用，或早晚2次分服。

【功效】理气活血。主治气滞血瘀型盆腔炎。

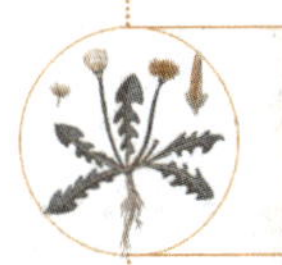

外阴瘙痒老偏方

外阴瘙痒是外阴各种不同病变所引起的一种症状，但也可发生于外阴完全正常者，当瘙痒加重时，患者多坐卧不安，以致影响生活和工作。

外阴瘙痒多位于阴蒂、小阴唇，也可波及大阴唇、会阴甚至肛周等皮损区。长期搔抓可出现抓痕、血痂或继发毛囊炎。外阴瘙痒是困扰女性的常见妇科病症，治疗此症的方法也非常多。除了西医的治疗以外，中医也拥有许多调治此症的独特方法。

偏方1 外阴瘙痒，生姜艾叶熏洗来帮忙

外用老偏方：生姜艾叶熏洗

【配方】生姜120克，艾叶90克（鲜者200~250克）。

【做法】将生姜洗净连皮打碎，与艾叶一起入锅，加水煎沸20分钟后去渣，将药液倒入盆内，患者坐在盆上令蒸气先熏阴部，待水温度适宜，洗10~15分钟，每日1~2次，连洗3日可愈。

【功效】理气血，逐寒湿，杀菌止痒。适合外阴瘙痒者使用。

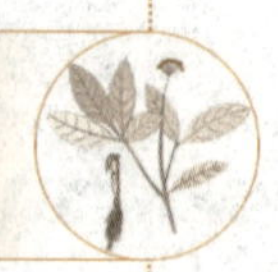

专家贴心指导

治疗期间和愈后15天内，忌食辛辣、油炸煎炒食物，严禁喝酒，禁房事。

偏方2 外阴瘙痒，葱白花椒水洗阴部

泡洗老偏方：葱白花椒水洗阴部

【配方】葱白连根50克，花椒50粒。

【做法】将连根葱白与花椒加水烧开，熏洗阴部，每日2次，连洗3日可愈。

【功效】温中止痛，杀虫止痒。适合外阴瘙痒患者使用。

专家贴心指导

葱白中所含的大蒜素，具有明显的抵御细菌、病毒的作用，尤其对痢疾杆菌和皮肤真菌抑制作用更强。故可用于清洗阴部。如果用葱白清洗阴道产生不舒服之感，应立即停止使用此种方法，直接用温开水就可以了。

偏方3 外阴瘙痒，鲜桃叶煎汤熏洗

外用老偏方：鲜桃叶煎汤熏洗

【配方】鲜桃叶500克。

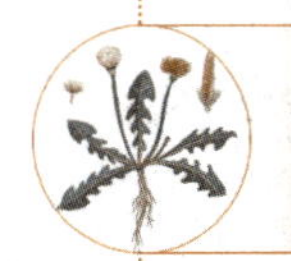

【做法】将鲜桃叶加水煎汤熏洗患部，每日洗2次，或用洋桃叶适量捣烂，用纱布包好塞入阴道内，每日换2次，连用1周。

【功效】祛风止痛，清热杀虫。适用于外阴瘙痒患者。

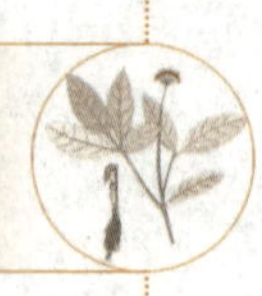

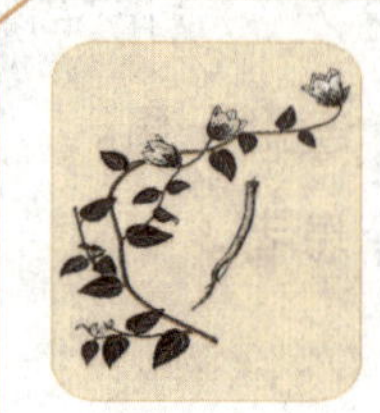

更年期综合征老偏方

更年期是指妇女从生育期向老年期过渡的一段时期，是卵巢功能逐渐衰退的时期。在此期间，因性激素分泌量减少，出现以自主神经功能失调为主的症候群，称为更年期综合征。更年期是女性的“多事之秋”，那么怎样安然度过这个特殊时期，不妨试试下面几个魅力偏方吧。

偏方1 更年期失眠盗汗，吃甘麦大枣粥

食疗老偏方：甘麦大枣粥

【配方】大麦、粳米各50克，大枣10克，甘草15克。

【做法】先煎甘草，去渣，后入粳米、大麦及大枣同煮为粥。每日2次，空腹食。

【功效】益气安神，宁心美肤。适用于妇女更年期精神恍惚、时常悲伤欲哭、不能自持，或失眠盗汗、舌红少苔、脉细而数者。

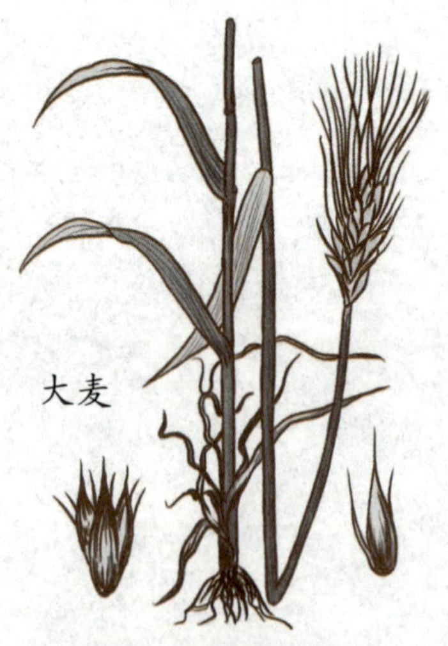

大麦

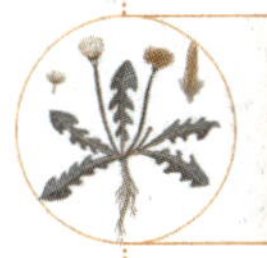

偏方2 绝经前潮热，喝甘麦饮轻松应对

食疗老偏方：甘麦饮

【配方】小麦30克，大枣、甘草各10克。

【做法】上3味水煎。每日早晚各服1次。

【功效】适用于绝经前伴有潮热出汗、烦躁心悸、忧郁易怒者。

偏方3 恼怒、虚烦，合欢花粥助心平气和

食疗老偏方：合欢花粥

【配方】合欢花干品30克或鲜品50克，粳米50克，红糖适量。

【做法】将合欢花、粳米、红糖同放锅内加水500毫升，用小火煮至粥熟即可。每晚睡前1小时空腹温热食用。

【功效】安神解郁，活血悦颜，利水消肿。适用于更年期恼怒忧郁、虚烦不安、健忘失眠等症。

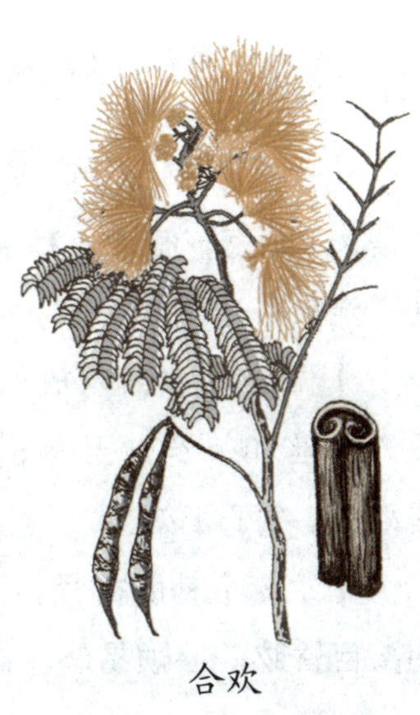

合欢

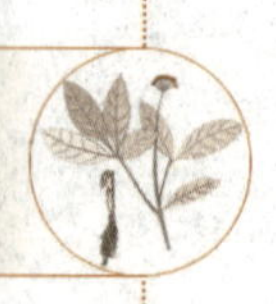

偏方4 绝经前后怔忡健忘，吃莲子百合粥

食疗老偏方：莲子百合粥

【配方】莲子、百合、粳米各30克。

【做法】上3味同煮粥，每日早晚各服1次。

【功效】养心安神，润肺止咳，健脾补肾。适用于绝经前后伴有心悸不宁、怔忡健忘、肢体乏力、皮肤粗糙者。

偏方5 更年期心烦易怒，枸杞肉丝冬笋胜良药

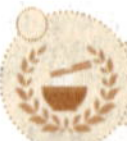

食疗老偏方：枸杞肉丝冬笋

【配方】枸杞子、冬笋各30克，猪瘦肉100克，猪油、精盐、味精、酱油、淀粉各适量。

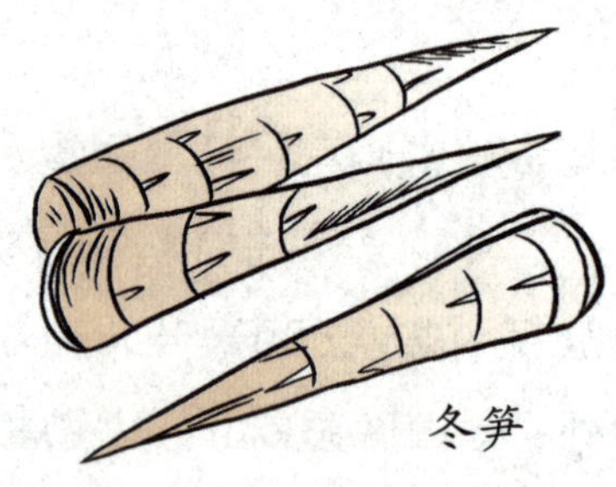
冬笋

【做法】炒锅内放入猪油烧热，投入肉丝和笋丝炒至熟，放入其他作料即成。每日1次。

【功效】补肝益肾，清热化痰，解渴除烦，益气。适用于更年期头目昏眩、心烦易怒、面色晦暗、手足心热等症。

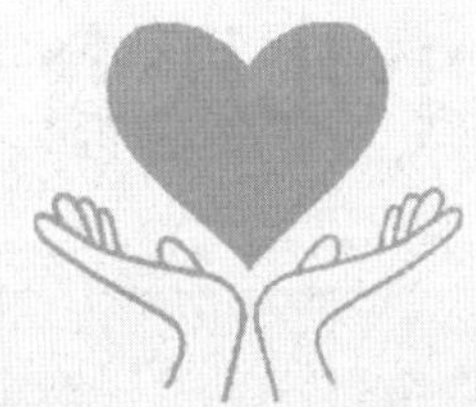

第9章

偏方治百病——搞定儿科病轻松助成长

孩子是家庭的太阳、祖国的希望，孩子一生病，往往会牵动全家人的神经，病在孩子身，痛在父母心，那种爱莫能助的窘况往往带给家长无限的焦虑与自责。孩子生病了，父母究竟能做什么呢？当孩子生病时，有没有一些简单而行之有效的方法，让孩子轻松远离病痛呢？答案当然是肯定的，不想让孩子再受苦，除了积极就医治疗外，还可以求助中医偏方来进行调理！

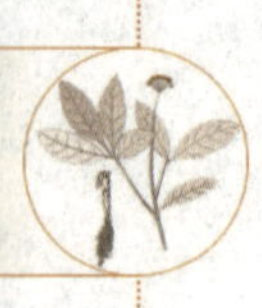

小儿厌食老偏方

小儿厌食一般是指1～6岁的儿童长期见食不思、胃口不开、食欲不振，甚则拒食的一种病症。厌食患儿一般精神状态均较正常，若病程过长，就会出现面黄倦怠、形体消瘦等症状，需及时调治。

偏方1 缺少胃酸，橘皮乌梅饮理气开胃

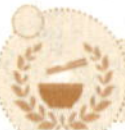

食疗老偏方：橘皮乌梅饮

【配方】新鲜橘皮20克，乌梅30克。

【做法】先将新鲜橘皮的外表皮用清水反复洗净，晾干后，与拣杂洗净的乌梅一同放入砂锅，加水适量，大火煮沸后，改用小火煎煮30分钟，用洁净纱布过滤，去渣取汁即成。早晚2次分服，或随餐分服。

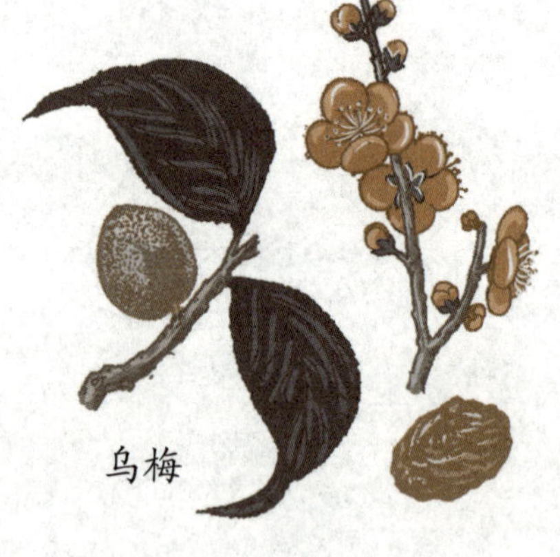

乌梅

【功效】理气开胃，增加胃酸。适用于小儿胃阴不足、缺少胃酸、厌食等症。

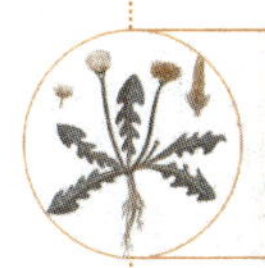

偏方2 不思饮食，四汁饮生津开胃

食疗老偏方：四汁饮

【配方】雪梨、荸荠、芦根、鲜藕各250克。

【做法】将雪梨、荸荠、芦根、鲜藕洗净，分别用温开水浸泡片刻，切碎，捣烂，取汁，混匀备用。早晚2次分服，或将混合液汁匀作2份，上下午分服。

【功效】养阴，生津，开胃。适用于小儿胃阴不足、不思饮食者。

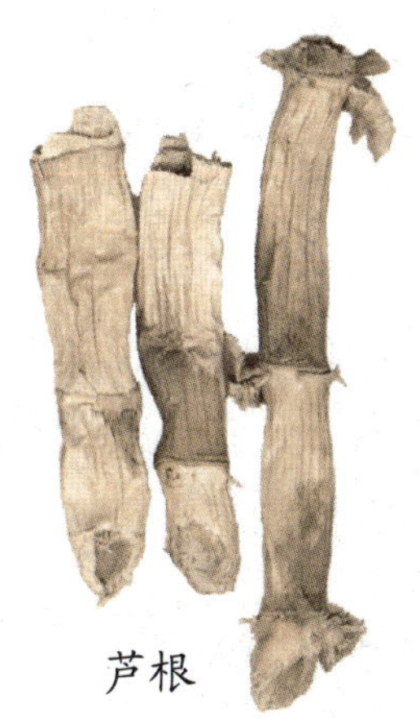

芦根

偏方3 食欲不振，给小儿喝黄连米汤

食疗老偏方：黄连米汤

【配方】黄连3克，稠米汤250毫升。

【做法】先将黄连拣杂，洗净，晒干或烘干，研成细末，放入杯中，用煮沸的稠米汤冲泡，调和均匀，加盖闷3分钟即成。早晚2次分服。

【功效】清热开胃。适用于胃脘灼热、嘈杂、食欲不振等症。

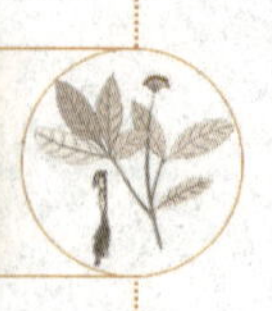

偏方4 小儿厌食症，巧做按摩手到病除

小儿厌食，除了依靠一些药物来帮助消化开胃外，还可用推拿手法来增加孩子的食欲。

按摩老偏方：小儿前后身推按

让小儿仰卧，成人的右手食指、中指并拢，蘸上滑石粉，两手指按在小儿肚脐上顺时针方向按摩100下，然后让小儿反过来，趴在桌上，在小儿的屁股沟顶端，成人用大拇指蘸上滑石粉，往屁股下方推50下。

专家贴心指导

这种按摩的方法效果较好，简便易行，父母可以在家中进行，不要因为孩子哭闹而随意中断。每日1次，7天为1个疗程。如果是厌食严重的小儿，可连续推拿两个疗程。手法要适当，过轻或过重都不适宜。如果是腹泻的小儿，背部穴位要往上推，也就是往脊背的方向推，穴位叫“上七节”。

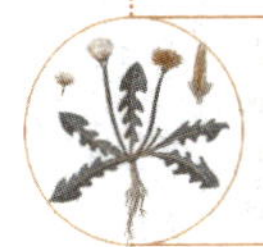

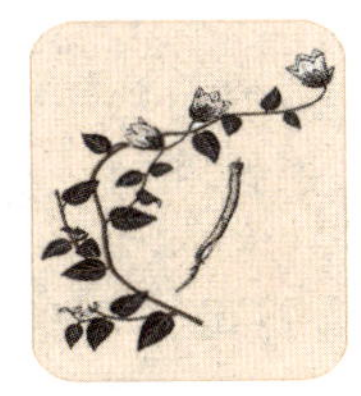

口角流涎老偏方

小儿流涎，指小儿口涎流出，不能自止的病症。本症主要以5岁以下婴幼儿口角常流口水为主症。中医辨治当以清热泻脾为治。

偏方1 小儿口角流涎，吴茱萸轻松外治

外敷老偏方：吴茱萸敷涌泉穴

【配方】吴茱萸30克。

【做法】将吴茱萸研为细末，用醋调匀，晚间外敷两足心涌泉穴，纱布覆盖，胶布固定，以防脱落。每12小时换药1次。一般一日见效，2～3日痊愈。

【功效】散寒止痛，降逆止呕，助阳止泻。外用适合口疮、口角流涎患者。

偏方2 小儿口角流涎，摄涎饼健脾摄涎

食疗老偏方：摄涎饼

【配方】炒白术、益智仁各20～30克，鲜生姜、白糖各50克，

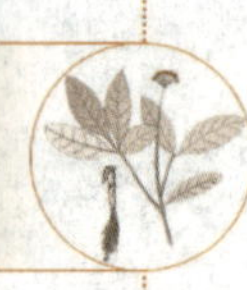

白面粉适量。

【做法】先把炒白术和益智仁一同放入碾槽内，研成细末；把生姜洗净后捣烂绞汁；再把药末同白面粉、白糖和匀，加入姜汁和清水和匀，做成小饼15~20块，入锅内，如常法烙熟即可。早晚2次，每次1块，嚼食，连用7~10日。

【功效】健脾摄涎。适用于小儿口角流涎。

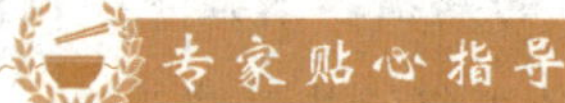

对小儿口腔溃疡、小儿口疮所致的流涎忌服本方。

偏方3 流涎、遗尿，益智粥益脾、固气

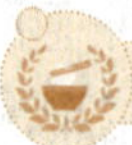

食疗老偏方：益智粥

【配方】益智仁、白茯苓、粳米各30~50克。

【做法】把益智仁同白茯苓烘干后，一并放入碾槽内研为细末。将粳米淘净后煮成稀薄粥，待粥将熟时，每次调入药粉3~5克，稍煮即可。也可用米汤调药粉3~5克稍煮。每日早晚2次，每次趁热服食，连用5~7日。

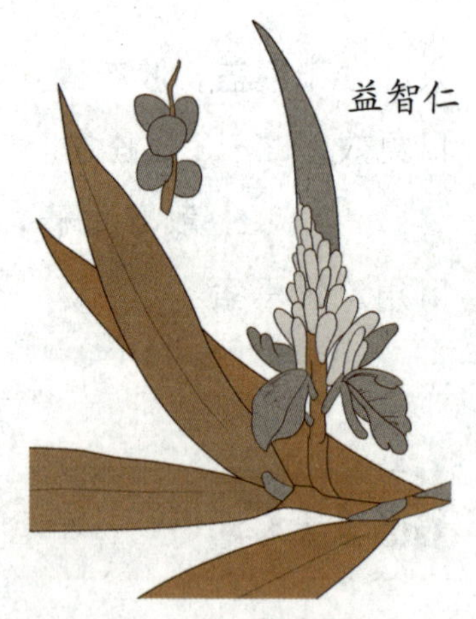

【功效】益脾，暖肾，固气。适用于小儿遗尿，也可用于小儿流涎。

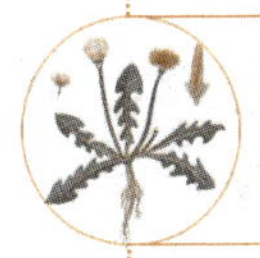

偏方4 温中、止涎，喝一杯姜糖神曲茶

茶疗老偏方：姜糖神曲茶

【配方】生姜2片，神曲半块，食糖适量。

【做法】将生姜、神曲、食糖同放罐内，加水煮沸即成。代茶随量饮或每日2~3次。

【功效】健脾温中，止涎。适用于小儿流涎。

偏方5 健脾摄涎，白术糖能帮你的忙

食疗老偏方：白术糖

【配方】生白术30~60克，绵白糖50~100克。

【做法】先将生白术晒干后，研为细粉，过筛；再把白术粉同绵白糖和匀，加水适量，调拌成糊状，放入碗内，隔水蒸或置饭锅上蒸熟即可。每日服10~15克，分作2~3次，温热时嚼服，连服7~10日。

【功效】健脾摄涎。适用于小儿流涎。

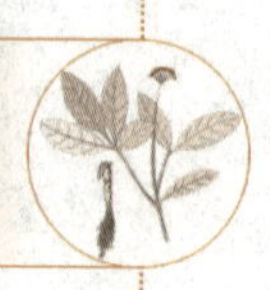

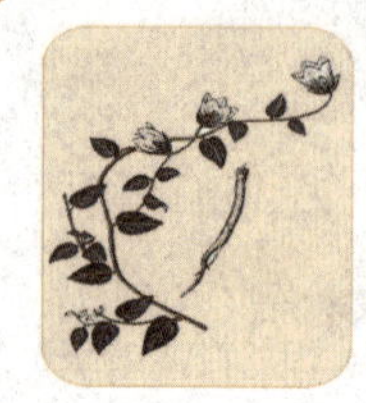

手足口病老偏方

手足口病是由多种肠道病毒引起的常见传染病，多发生于5岁以下儿童，可引起手、足、口腔等部位的疱疹，少数患儿可引起心肌炎、肺水肿、无菌性脑膜炎等并发症。个别重症患儿如果病情发展快，甚至会导致死亡。那么，我们应如何防治手足口病呢？

偏方1 小儿手足口病，用白茅根煎水代茶饮

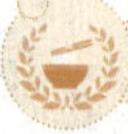

茶疗老偏方：白茅根煎水

【配方】白茅根15克，胡萝卜1根，甘蔗1节，生薏苡仁15克。

【做法】上4味煎水代茶饮，每日1剂。

【功效】补肺健脾，清热化湿。适用于小儿手足口病、麻疹、水痘、幼儿急疹、流感的易感人群。

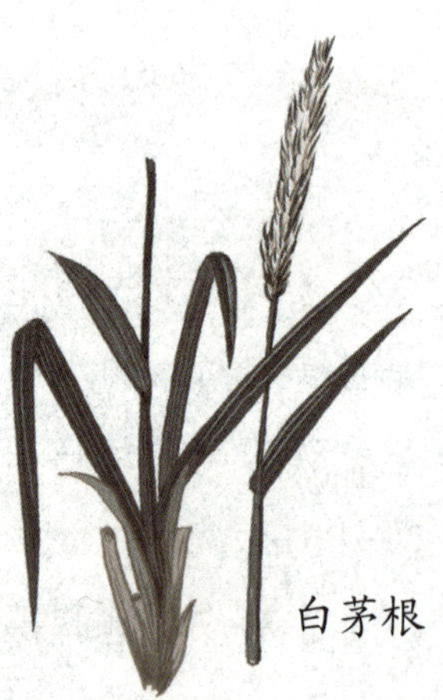

白茅根

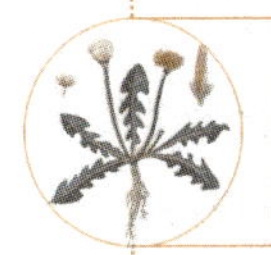

偏方2 预防手口足病，金银花大青叶饮健脾化湿

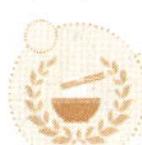

食疗老偏方：金银花大青叶饮

【配方】金银花、大青叶各6克，绵茵陈15克，生薏苡仁10克，生甘草3克。

【做法】上几味水煎服，分2次服用，连用5~7日。

【功效】清热解毒，健脾化湿。适用于易感人群预防手足口病。

专家贴心指导

以上为3~6岁小儿剂量，3岁以内婴幼儿可减量服用，6岁以上者可加量服用。但体虚、容易腹泻的孩子不要喝。

偏方3 急性手口足病，清心泻火是宝中宝

在小儿急性手足口病期间，常常会伴随高热不退，此时应多用清热解毒、清心泻火的按摩手法。

按摩老偏方：清心经等

清心经（位于中指末节螺纹面）、清肝经（位于食指末节螺纹面）、清肺经（位于无名指末节螺纹面）、清小肠经各300次，掐揉小天心（位于手掌根部，大鱼际与小鱼际相接处，距大陵穴约0.5

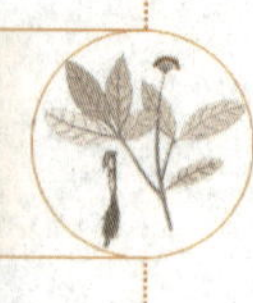

寸）100次，清天河水[位于前臂正中总筋至洪池（曲泽）成一直线]300～500次，退六腑[六腑在前臂尺侧（近小指的一侧），从阴池至肘成一直线。用拇指或食指、中指腹自肘推向腕，称退六腑]300～500次，按揉合谷穴（位于手背，第1、2掌骨间，第2掌骨桡侧的中点处）1～2分钟，可以清热解毒、凉血透疹。

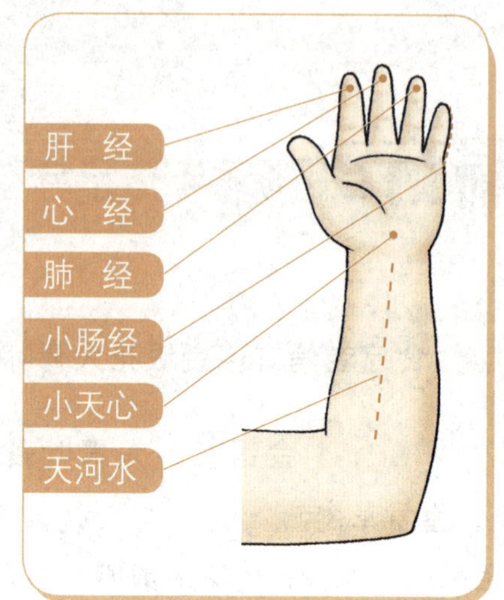

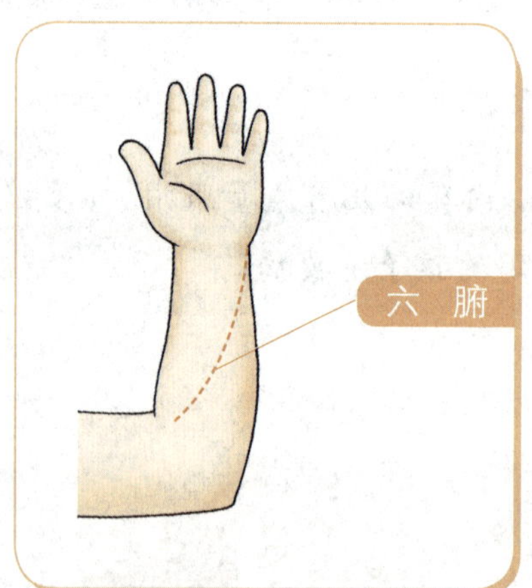

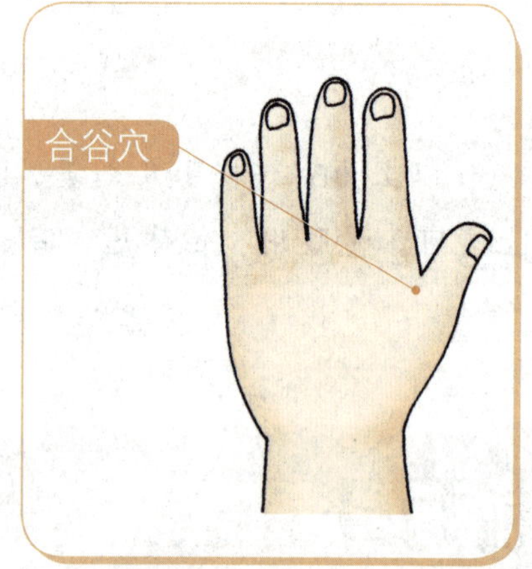

专家贴心指导

清心经、清肝经、清肺经、清小肠经均自指尖向手掌方向直推。此外，在小儿高热下降之后，退六腑的手法可以逐步撤去，其他手法继续坚持，清天河水的次数也可以逐步减少。

小儿夜啼老偏方

夜啼是指婴儿白日嬉笑如常而能入睡，入夜则啼笑不安，或每夜定时啼哭，甚至通宵达旦，少则数日，多则数月，故又称夜啼。长期反复夜啼不仅会影响小儿健康，而且会影响家长的工作和生活。

偏方1 心热夜啼，淡竹叶粥清心泄热

心热夜啼表现为入夜啼哭不安，啼声洪亮，烦躁不安，小便短赤，大便秘结，面赤唇红，舌尖红苔薄白，脉数有力。治以清心泄热为主。

食疗老偏方：淡竹叶粥

【配方】淡竹叶20～30克，粳米30～50克，冰糖适量。

【做法】将淡竹叶加适量清水煎汤，去渣后加入粳米、冰糖，煮成稀粥即可。早、晚各1次，稍温顿服。

【功效】清心泄热。适用于小儿心热夜啼。

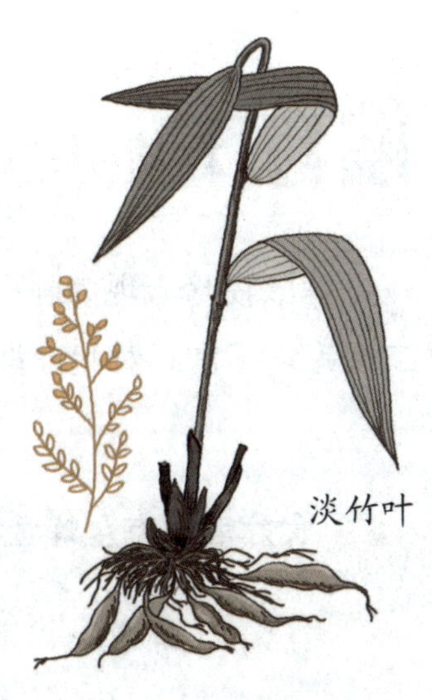

淡竹叶

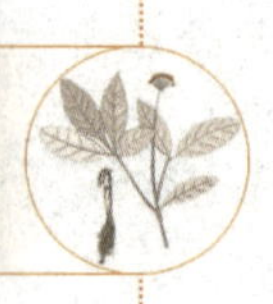

偏方2 脾寒夜啼，姜粥温暖脾胃、散寒止痛

脾寒是导致夜啼的常见原因。常由孕母素体虚寒，恣食生冷，胎禀不足，脾寒内生，或因护理不当，腹部中寒，或用冷乳哺食，中阳不振，以致寒邪内侵，凝滞气机，不通则痛，因痛而啼。脾寒夜啼者，应注意腹部保暖，适当服食温中散寒之品，如姜粥。

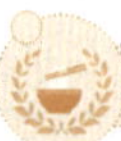

食疗老偏方：姜粥

【配方】干姜1～3克，高良姜3～5克，粳米30～50克。

【做法】先用适量清水煎干姜、高良姜，取汁去渣，再加入粳米，共煮为粥即可。待温服食。早、晚各1次，连服数日。

【功效】温暖脾胃，散寒止痛。适用于小儿脾寒夜啼。

偏方3 惊骇夜啼，蝉金散轻松定惊安神

惊骇夜啼表现为睡中时时出现惊悚不安，阵发性啼哭，饮食、二便等均正常。对此证型，施治宜定惊安神，可用蝉金散。

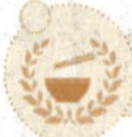

食疗老偏方：蝉金散

【配方】蝉蜕5～9克，鸡内金10～15克。

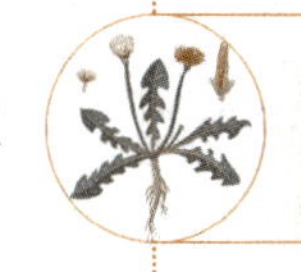

【做法】将蝉蜕、鸡内金用微火焙脆，研成极细末即成。每次服用0.5～1克，每日3次，连服数日。

【功效】定惊安神。适宜惊骇夜啼。

偏方4 脾肾不足型夜啼，芡实红糖水补脾固肾

脾肾不足表现为小儿出生后体弱多病，形体消瘦，食欲差，哭声低微，哭时无眼泪，灯亮则哭止，大便稀溏。治宜清心镇静安神，补益脾肾。

食疗老偏方：芡实红糖水

【配方】芡实10～20克，百合15～20克，红糖适量。

【做法】将芡实用清水浸泡约1小时，捞起后放入锅内，加清水适量，用大火煮沸后改用小火煲约1小时，加入百合再煮约30分钟，加红糖调味，再煮一二沸即可。待温服食。

【功效】补脾固肾，养心安神。适用于脾肾不足型夜啼。

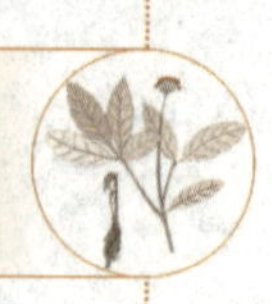

小儿发热老偏方

小儿体温无绝对统一标准，一般以肛温36.2～38℃、口温36～37.4℃为正常体温。一般当体温超过基础体温1℃以上时，即可认为是发热。发热是小儿常见的症状，只要了解原因，小心面对，正确处理，就能在第一时间控制宝宝的病情。

偏方1 小儿外感风寒发热，葱姜汤发表散邪

外感风寒又称风寒感冒，常见的证候有恶寒、发热、无汗、头痛、四肢酸痛、鼻塞声重、流清涕、咳嗽、痰多清稀、舌苔薄白等。对小儿风寒感冒要用“辛温解表，宣肺散寒”的治疗方法。

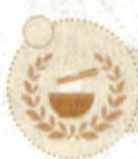

食疗老偏方：葱姜汤

【配方】葱白连须3～5根，生姜5片，红糖适量。

【做法】将葱白和生姜加水共煎即可，饮服时可根据个人口味加入适量的红糖。

【功效】此汤可发表散邪，对于流行性感冒和外感风寒型感冒都有很好的疗效，能有效缓解恶寒重、发热轻、无汗、流清涕、打喷嚏等症状。

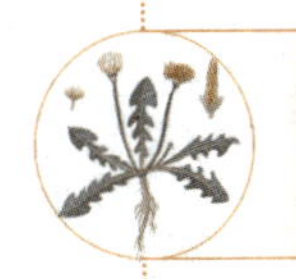

偏方2 减轻发热不适，温水擦拭散热降温

发热多数是反复发作的，因此，家庭护理显得相当重要。小儿发热时，首先要用物理方法降温，如果体温超过38.5℃，再选用药物降温。

外用老偏方：温水擦拭

用毛巾蘸上温水（水温不感烫手为宜）在颈部、腋窝、大腿根部擦拭5～10分钟。亦可用市售的退热帖（或家用冰袋）贴在前额部以帮助小儿散热降温。

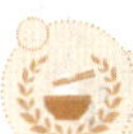

泡洗老偏方：温水泡脚

泡脚可以促进血液循环，缓解不适。宝宝发热时泡脚的另一妙处在于能帮助降温。选用足盆或小桶，倒入2/3盆水，水温要略高于平时，温度在40℃左右，以宝宝能适应为标准。泡脚时妈妈抚搓宝宝的两只小脚丫，既能使血管扩张，又能减轻发热带来的不适感。

反复多次给宝宝喂水，尽量让宝宝卧床休息。在采取上述退热措施的同时，应密切观察宝宝的其他情况，如有没有咳嗽、精神状况好不好等，温度过高则要去医院就诊。

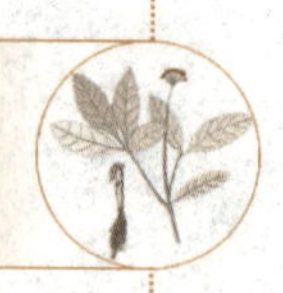

偏方3 发热有痰，阴阳萝卜汤化痰止咳

食疗老偏方：阴阳萝卜汤

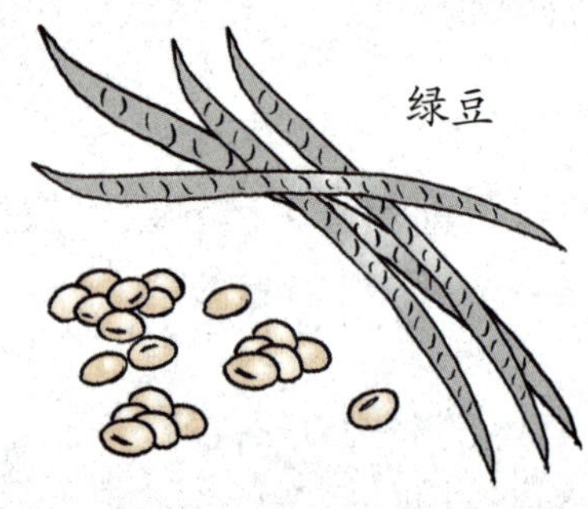

【配方】青萝卜60克，白萝卜90克，绿豆15克，葱头须7个，胡萝卜30克，鲜姜3片，胡椒7粒。

【做法】青萝卜、白萝卜、胡萝卜均切丝。将绿豆入砂锅内煮沸10分钟后，入白萝卜丝，煮5分钟后，入青萝卜丝和胡萝卜丝，5分钟后，入葱须、鲜姜，煮沸即可。

【功效】白萝卜（熟）为君，通宣肺气；青萝卜（生）为臣，清热化痰；胡萝卜（生）为佐，驱寒补中；绿豆为使，清热解毒；葱头须为使，补表邪而宣气机；姜为佐，解表而发汗，化痰而止咳，通窍而益气。以上几味配伍使用，共奏清热化痰之效。

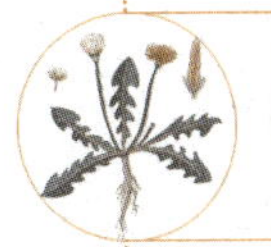

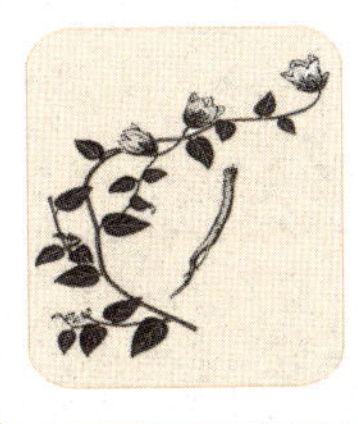

小儿尿床老偏方

尿床是指睡中小便自遗，醒后方觉，故又称遗尿。多见于3～12岁的小儿。做父母的千万别因“尿床不是病”的传统观念的误导而忽视孩子尿床，免得给孩子造成终身遗憾。

偏方1 清热利尿，就喝胡萝卜玉米汤

一般小孩子在3岁之前有尿床的行为属于正常现象。通常我们只要控制好宝宝的饮水量，就可以帮助其有效地减少尿床。但是如果孩子3岁后还有尿床的习惯，那做父母的就不能等闲视之了。很多情况下，饮食是可以缓解或解决宝宝尿床的。

食疗老偏方：胡萝卜玉米汤

【配方】胡萝卜250克，玉米500克，猪肉300～500克。

【做法】将上3味加水煮汤。

【功效】清热利尿。适用于小儿尿床患者。

专家贴心指导

把胡萝卜烤到皮有些焦黄后让孩子吃也有一定效果。中型的胡萝卜一根可分为3次食用。

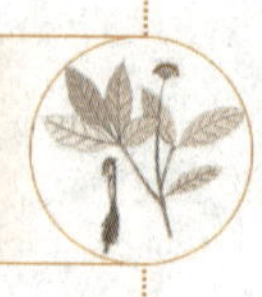

偏方2 抑制排尿，炒白果不二药膳

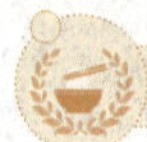

食疗老偏方：炒白果

【配方】白果5～7枚。

【做法】将白果连皮煮熟后，加以翻炒，不用放油，炒熟即可。每日5～7枚，连吃10日。

【功效】抑制排尿。适用于小儿遗尿。

专家贴心指导

白果如果生吃或吃太多会引起痉挛等中毒现象，所以一定要炒熟食用，而且不能吃得太多，每天3～4枚就够了。不宜久食。

偏方3 小儿遗尿，掌握按摩手法随症加减

按摩老偏方1：常用手法

（1）患儿仰卧，家长用掌心逆时针按揉气海、关元穴5分钟，然后，用拇指点揉中极穴1分钟。

（2）家长一手固定患儿，用另一手小鱼际自下向上推七节骨，至局部有温热感为宜。

（3）按揉太溪穴、三阴交穴各1分钟。

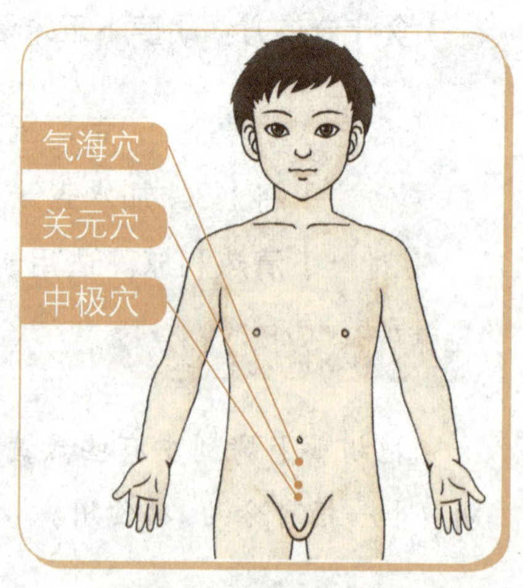

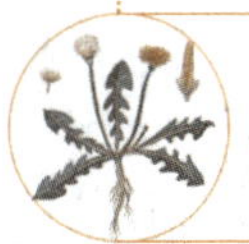

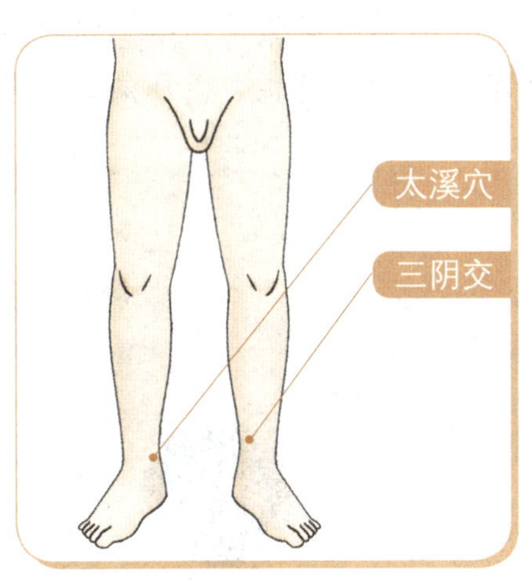

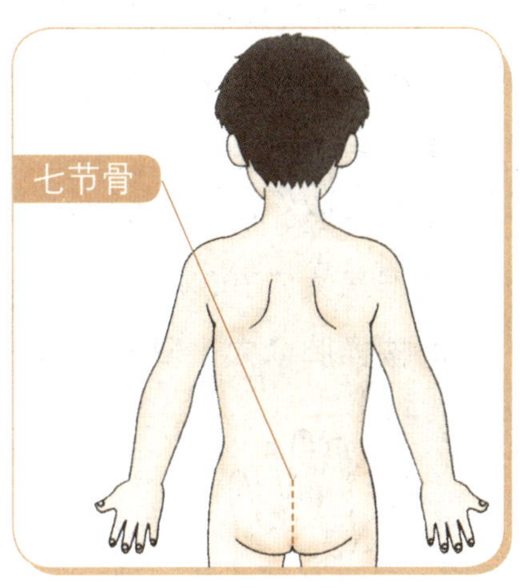

按摩老偏方2：随症加减

（1）肾气虚型：睡中遗尿，重者每夜遗尿1～2次或更多，表情呆板，智力迟钝，肢冷畏寒，腰腿软弱无力，小便色清量多，舌质淡，苔薄白。常用手法加：

①补肾经300次。

②按揉肾俞穴、命门穴各1分钟。

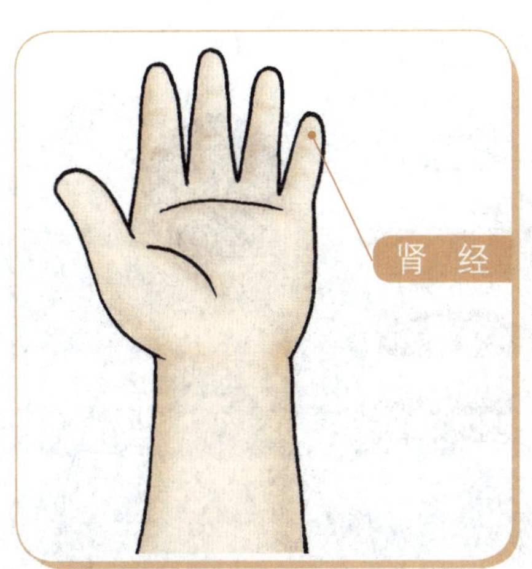

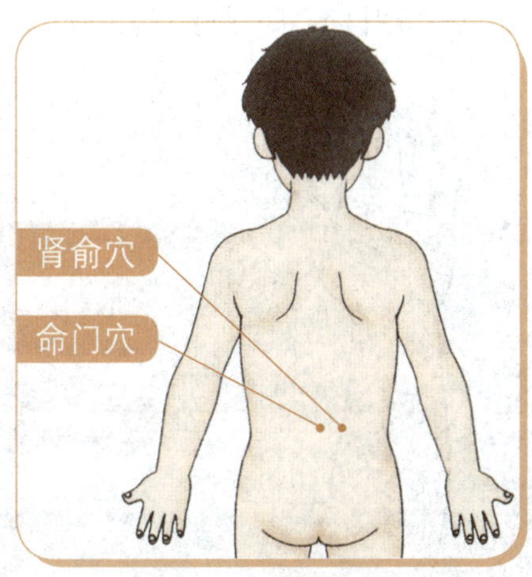

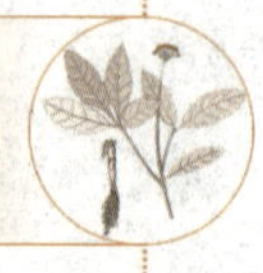

(2)脾肺气虚型：睡中遗尿，平时排尿次数增多而每次排尿量减少，精神疲倦，形体消瘦，食欲不振，大便清稀，舌质淡，苔薄白。常用手法加：

①补脾经、肺经各300次。

②推三关穴300次。

③按揉脾俞穴、肾俞穴各1分钟。

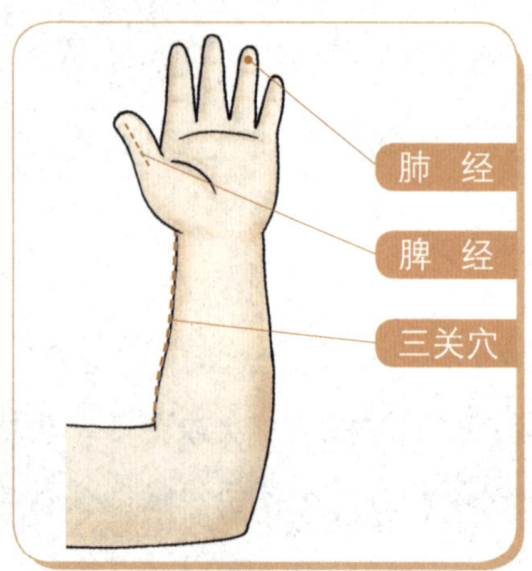

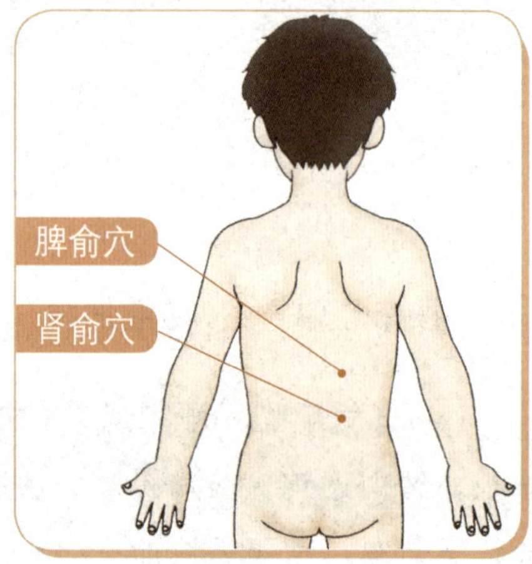

(3)肝经湿热型：睡中遗尿，尿频而短涩，尿色黄，性情急躁，面色红赤，舌边尖红，苔薄黄。常用手法加：

①清肝经、小肠经各300次。

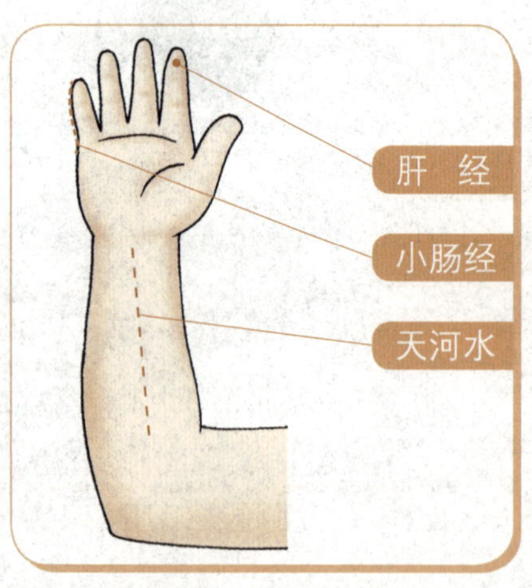

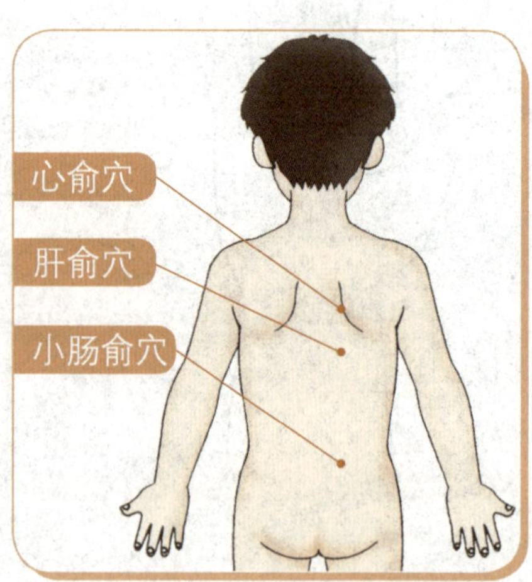

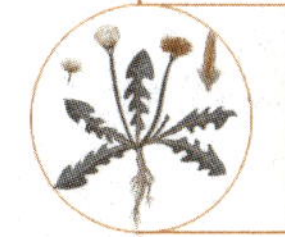

②清天河水100次。

③按揉肝俞穴、小肠俞穴、心俞穴各1分钟。

专家贴心指导

在按摩治疗的同时，要注意其生活上的调理。

(1)在按摩治疗时，要在精神上给予鼓励，树立起遗尿一定能治疗好的信心，绝不能随意讥笑患儿，使其精神紧张，增加治疗的困难。

(2)诱导小儿养成夜间排尿的习惯，白天不要过度疲劳，平时注意营养，适当锻炼。

(3)按摩每天进行1次，连续按摩5～10次后，如已不遗尿，还应再按摩数次以巩固疗效。

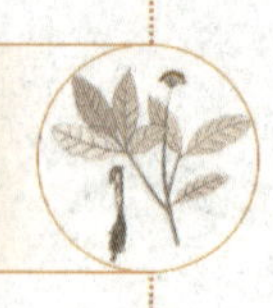

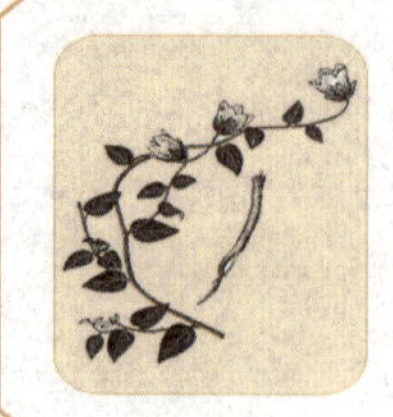

小儿食积老偏方

食积是由小儿喂养不当、内伤乳食、停积胃肠、脾运失司所引起的一种小儿常见的脾胃病症。此病较多见于3岁前的婴幼儿。若不及时治疗，将影响患儿的生长发育。下面来看看老中医偏方怎样调理小儿食积。

偏方1 食积腹痛，胡萝卜玉米渣粥

食积腹痛是因为饮食不节、积滞不消所致的腹痛。其证以痛甚欲大便、便后痛减、嗳气作酸为特征。治以消食导滞为主。

食疗老偏方：胡萝卜玉米渣粥

【配方】玉米渣100克，胡萝卜3~5克。

【做法】先将玉米渣煮1小时，然后将胡萝卜洗净，切片，放入锅中，再煮至萝卜熟即可。空腹食，每日2次。

【功效】消食化滞，健脾止痢。适用于小儿消化不良、食积腹痛、久泻久痢等症。

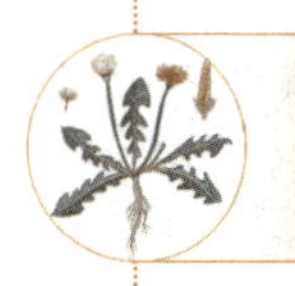

偏方2 脾胃素虚，小米山药粥思“乳食”

小儿能正常地生长发育，健康成长，与其脾胃（消化系统）功能有密切关系。又由于小儿饮食不知节制，脾胃很容易为饮食所伤，致使其消化吸收功能失调而出现食欲不振甚至厌食，表现为神疲乏力、腹胀、大便干燥或稀烂，日久则营养不良。这款小米怀山药粥就有治疗宝宝消化不良的功效，宝宝平时常吃还能强健体魄。

食疗老偏方：小米山药粥

【配方】山药45克（鲜者约100克），小米50克，白糖适量。

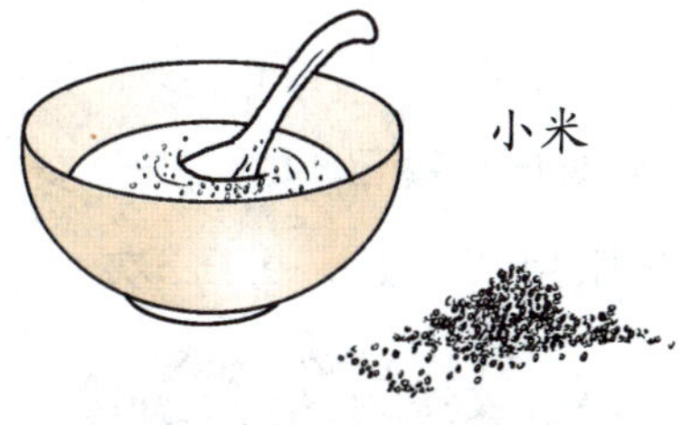

【做法】将山药洗净捣碎或切片，与小米同煮为粥，熟后加白糖适量调匀。空腹食用。

【功效】健脾止泻，消食导滞。本方适用于小儿脾胃素虚、消化不良、不思乳食。

偏方3 贪食受凉，周岁宝宝服用小儿化食丸

当宝宝贪食受凉，引起肚腹胀满、恶心呕吐、烦躁口渴、舌苔黄厚、大便干燥时，可服用小儿化食丸。

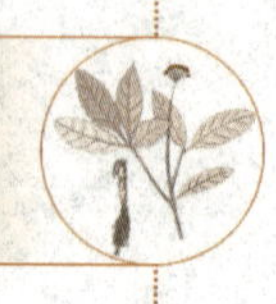

【包装】每丸1.5克。

【用法】1岁以下每次服用1丸，每日2次，大于1岁每次服用2丸，每日2次。

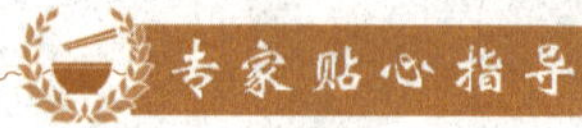

小儿化食丸要用开水溶化后服用。

偏方4 食积咳嗽，服用小儿消积止咳口服液

当宝宝因积食引起咳嗽、喉痰鸣、腹胀如鼓、不思饮食、口中有酸臭气味时，可服用小儿消积止咳口服液。

【包装】每支10毫升。

【用法】小于1岁每次服用5毫升，每日3次；1～2岁每次服用10毫升，每日3次；2～4岁每次服用15毫升，每日3次；5岁以上每次服用20毫升，每日3次。

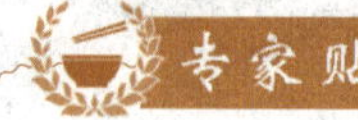

温开水送服，2岁以上的宝宝可直接饮服。

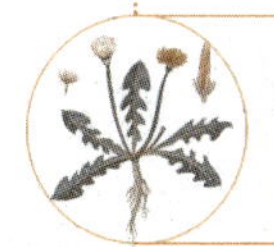

小儿腹泻老偏方

小儿由于其消化系统发育不成熟，一旦喂养或护理不当，往往很容易发生腹泻。对于正处于发育关键期的小儿来说，如果腹泻治疗不及时，会导致小儿营养不良，反复感染，从而影响宝宝的生长发育。因此，对于腹泻的小儿，妈妈要找出原因，对症下药，才能事半功倍。

偏方1 伤食型腹泻，吃炒米粥喝苹果汤

伤食型腹泻表现为腹胀、腹痛，泻前哭闹，大便酸臭伴有不消化奶块，食欲不好，有口臭。多见于秋季腹泻伴有消化不良患儿。

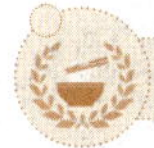

食疗老偏方1：炒米粥

【配方】粳米50克，糖或精盐适量。

【做法】将粳米炒至色泽微黄，冷却后装进瓶内备用。取少量在高压锅或炖锅内熬成稀粥，根据孩子喜好加糖或精盐调味。每日2～3次。

【功效】健脾养胃，生津止渴。食用后腹泻会有明显好转。

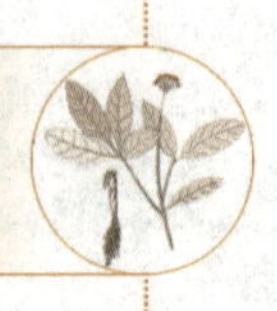

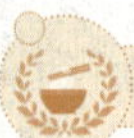

食疗老偏方2：苹果汤

【配方】苹果1个。

【做法】苹果洗净，切成丁，放入小锅内，加少量沸水，用小火煮六七分钟，待汤汁微黄后，直接装进奶瓶中放温，就可以给宝宝饮用。频频饮之。

【功效】生津润肺，除烦解暑，止泻。适用于小儿腹泻。

专家贴心指导

这两款食疗方，只适于生理性腹泻或普通肠道不适，对病毒性或细菌性腹泻则不宜作为治疗首选，只可作为辅助治疗。此外，大便干结的小儿应减少苹果汤的用量。

偏方2 风寒型腹泻，喝姜茶、扁豆干姜饮

风寒型腹泻有大便稀薄如泡沫状、色淡、臭气少、肠鸣腹痛，或伴有发热、鼻塞流涕等症状，多见于秋季腹泻的早期。可采用以下食疗。

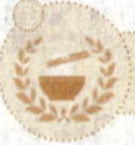

食疗老偏方1：姜茶饮

【配方】生姜10克，绿茶3克，红糖适量。

【做法】将上2味加水150毫升，煮沸，加红糖少许，饮用。

【功效】祛寒止泻。适用于小儿腹泻。

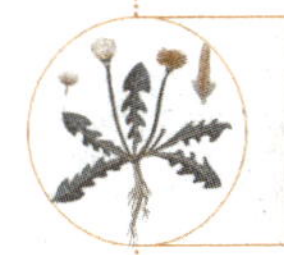

食疗老偏方2：扁豆干姜饮

【配方】扁豆10克，干姜3克，莱菔子6克，红糖适量。

【做法】将前3味加水适量煎汤，煎成后加红糖少许，再煎3分钟，取汁分数次饮用。

【功效】健脾化湿，温中逐寒，消食除胀。适用于小儿秋季腹泻。

偏方3 湿热型腹泻，一粥一汤双面堵

湿热型腹泻是肠道感染中最常见类型的一种，多发于夏秋之交。多因外受湿热疫毒之气侵及肠胃，传化失常而发生泄泻。常见症状有泻下急迫、泄而不爽、肛门灼热、烦热口渴、小便短赤等。用以下一粥一汤可取得良好的效果。

食疗老偏方1：葛根黄芩粥

【配方】葛根、黄芩各10克，糯米50克，红糖少许。

【做法】将上2味加水煎汤，去渣取汁，加糯米煮粥，加红糖少许食用。

【功效】清热止泻。适用于小儿湿热型腹泻。

食疗老偏方2：乌梅车前草汤

【配方】乌梅10枚，车前草30克，红糖少许。

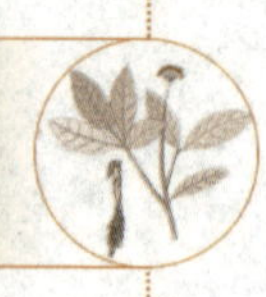

【做法】上2味加水500毫升，煎汤，酌加红糖，代茶饮。

【功效】渗湿止泻。适用于小儿湿热型腹泻。

偏方4 脾虚型腹泻，粥粥汤汤止泻忙

脾虚型腹泻有时泻时止或久泻不愈、大便稀薄或带有白色奶块、食后便泻、面色苍白等症状，多见秋季腹泻后期或久泻不愈者。可采用以下食疗方法。

食疗老偏方1：山药蛋黄粥

【配方】山药500克，鸡蛋黄2个。

【做法】山药去皮捣碎，加适量水，先用大火烧开后改用小火煮10分钟，再调入鸡蛋黄，再煮3分钟即可。分数次食用。

【功效】健脾除湿，补气益肺，固肾益精。适用于小儿脾虚型腹泻。

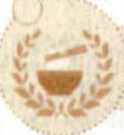

食疗老偏方2：扁豆茯苓车榴汤

【配方】扁豆30克，茯苓50克，车前子12克，石榴皮15克。

【做法】扁豆、茯苓、车前子用布包，与石榴皮共入砂锅，加适量水，煎汤服用。

【功效】适用于小儿脾虚型腹泻。

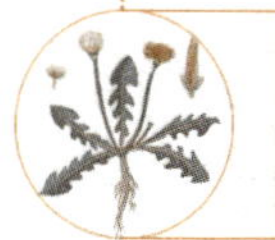

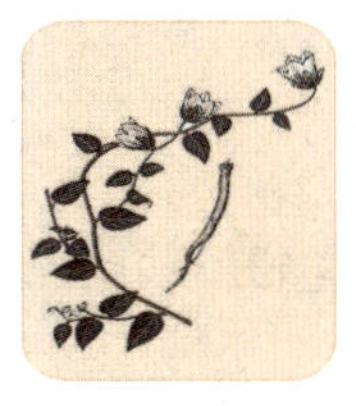

小儿百日咳老偏方

百日咳是小儿时期常见的一种呼吸道传染病，由于病程可长达2～3个月，故名百日咳。其特征是阵发性、痉挛性咳嗽，并伴有深长的鸟鸣一样的吸气声，患儿年龄越小越易诱发肺炎等严重并发症。民间有很多偏方疗法，可以作为本病的辅助疗法，这对疾病的恢复很有帮助。

偏方1 宝宝百日咳，每日3次饴糖萝卜汁

食疗老偏方：饴糖萝卜汁

【配方】白萝卜500克，饴糖适量。

【做法】白萝卜洗净、切碎，以洁净纱布绞汁，每次取白萝卜汁30毫升，调加饴糖20克，再加沸水适量，搅匀，顿服，每日3次。

【功效】润肺止咳。适用于百日咳。

专家贴心指导

萝卜助消化，补脾养胃，润肺化痰，平喘止咳。中医学认为，萝卜“百病皆宜”。

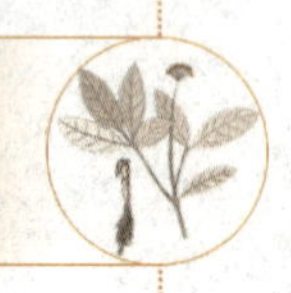

偏方2 初咳期，冰糖白菜根汤缩短病程

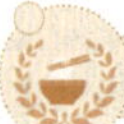

食疗老偏方：冰糖白菜根汤

【配方】大白菜根3个，冰糖30克。

【做法】大白菜根洗净，放入锅中，加入冰糖，再加适量水煎。饮服，每日3次，连服4～6日。

【功效】止咳平喘，养阴生津。适用于百日咳初咳期。

专家贴心指导

白菜根有清热解毒、止咳平喘、凉血养阴之效，适用于感冒发热、百日咳等症；冰糖有补中益气、养阴生津、润肺止咳的功效。

偏方3 清肺润燥，食用花生糖蘸见效快

食疗老偏方：花生糖蘸

【配方】冰糖500克，花生米（炒熟、去皮）250克。

【做法】冰糖放在锅中，加水少许，以小火煎熬至用铲挑起即成丝状，至不粘手时，停火。趁热加入花生米，调匀，倒在表面涂过食用油的大搪瓷盘中，再将糖压平，待稍冷，用刀划成小块，冷却后，掰开即成。

【功效】清肺润燥。适用于百日咳患者。

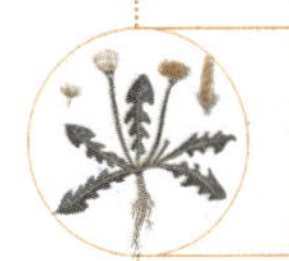

偏方4 清热止咳，用鸡苦胆汁加白糖

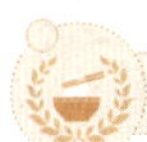

食疗老偏方：鸡苦胆汁加白糖

【配方】鲜鸡胆1～3个，白糖适量。

【做法】鸡苦胆汁加白糖适量，开水送服。1周岁以内小儿，3日服1个鸡苦胆汁；2周岁以内小儿，2日服1个；2周岁以上小儿，每日1个。

【功效】清热解毒，祛痰止咳。主治百日咳。

专家贴心指导

鸡胆汁是雉科动物鸡的胆囊胆汁，味苦，性微寒，无毒，其原汁呈墨绿色，具有黏性，易溶于水，具有清热解毒、止咳平喘、消炎利胆、明目之功效，除用于治疗小儿百日咳外，还常用于治疗肺炎、支气管炎、中耳炎、菌痢、高血压、疟疾、脚气等。

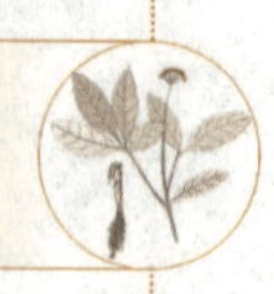

小儿感冒老偏方

小儿感冒，也称为急性上呼吸道感染，是小儿常见疾病，一年四季皆可发生。对于宝宝感冒，父母一定要分清寒热，辨证施治。一般来讲，如果治疗及时并护理得当，3～5日即可痊愈。

偏方1 感冒咳嗽，百合雪梨饮有效缓解

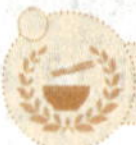

食疗老偏方：百合雪梨饮

【配方】雪梨100克，鲜百合5片，冰糖适量。

【做法】雪梨洗净，去皮、去核，切成小薄片；百合洗净，撕成小片。将百合片与雪梨片一起放入锅中，加水适量，大火烧开后，转成小火煮至百合和梨片熟烂，放入冰糖，煮至完全融化即可。将此汤晾温后，连汤一起喂宝宝。

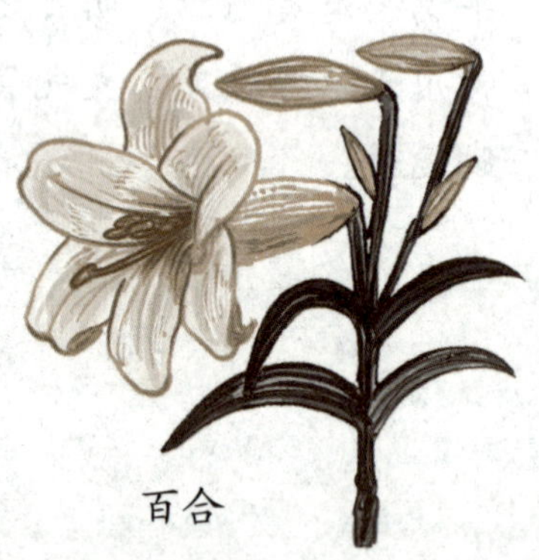

百合

【功效】清火润肺，安神止咳。适用于风热感冒的小儿。

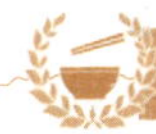

专家贴心指导

梨性凉，有生津止渴、宽胸除烦、滋阴降火、泻热化痰、润燥止咳等功效；百合有清火、润肺、安神的功效。两者合用，可治小儿伤风感冒、咳嗽等症。给宝宝喂食前，妈妈先尝一下，如果太甜，可以加一些温开水冲淡。雪梨本身味道就很甜，如果宝宝能够接受，则可以不用加冰糖。

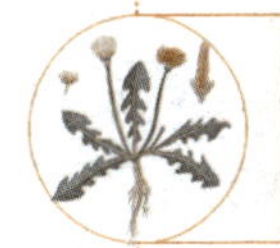

偏方2 风寒感冒，喝葱醋粥受风寒不再怕

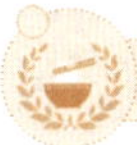

食疗老偏方：葱醋粥

【配方】葱白15～20根，粳米30～50克，香醋5～10毫升。

【做法】连根葱白洗干净后，切成小段，然后将粳米淘洗后，加水放入锅内、煮沸，后加入葱段，煮成稀粥。粥将熟时，加入香醋，稍搅即可。以上为1次量，每日1～2次，连用2日。

【功效】发汗解毒。适用于小儿风寒感冒等。

专家贴心指导

俗话说，“感冒病，治不难，大葱、大姜和大蒜”。葱很不起眼，却对人体有很大的作用，葱白主要功能是解表发汗，通常被用来治疗风寒感冒。《本草纲目》记载葱“生辛散，熟甘温，外实中空，肺之菜也，肺病宜食之”。所以常用它来补肺、止咳。

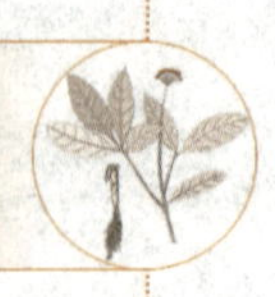

偏方3 风热感冒，双花红果饮改善症状

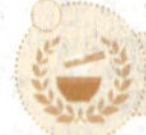

食疗老偏方：双花红果饮

【配方】金银花、蜂蜜各30克，菊花15克，山楂10克。

【做法】将山楂用热水浸泡30分钟，加入金银花、菊花，置大火上水煎3分钟，滤过，兑入蜂蜜搅匀。每日1剂，分2次饮服。

【功效】辛凉解表，解毒利咽。主治小儿风热感冒。

偏方4 暑湿感冒，西瓜番茄汁清热解暑

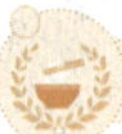

食疗老偏方：西瓜番茄汁

【配方】西瓜瓤适量，番茄半个。

【做法】挑去西瓜瓤里的子，番茄用沸水烫一下，去皮、子；将滤网或纱布清洗干净，消毒；滤取西瓜和番茄中的汁液。将汁液喂给宝宝喝。

【功效】清热生津，除烦止渴。适用于暑湿感冒的宝宝。

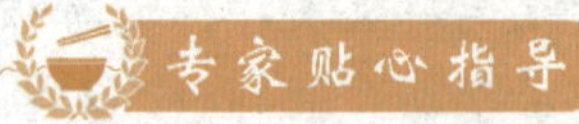

西瓜有清热解暑、除烦止渴、利小便等功效；番茄有清热生津、养阴凉血的功效，对发热烦渴、口干舌燥、牙龈出血、虚火上升有较好的治疗效果。

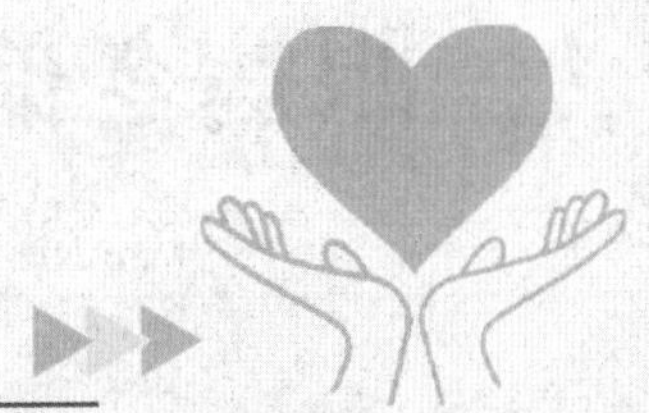

第 10 章

偏方治百病——搞定五官病让你有面子

五官是人体的焦点，也是一个人的门户，可以决定别人对你的第一印象。尽管如此，人们还是常常忽视对它们的保养，如长时间看电视、刷牙马马虎虎、高音量听音乐等，让我们的五官饱受折磨。渐渐地，它们出现了故障，自己难受不说，待人接物还有损面子。要是能掌握一些自助家庭疗法，足不出户就可以解决这些麻烦了。本章介绍了多个关于防治五官疾病的偏方，运用好这些偏方，能还您健康完美五官。

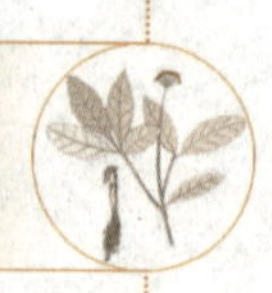

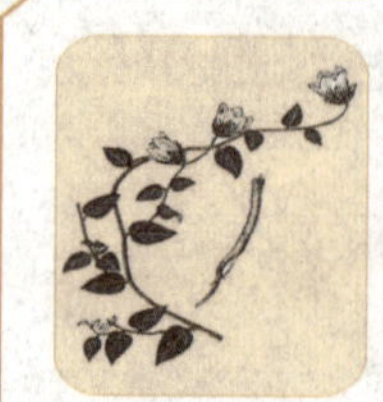

眼病老偏方

眼睛被誉为“心灵的窗户”。它是五官之首，是人的重要器官，对于人们的工作、学习和生活均至关重要。人人都希望自己有双明亮而有神的眼睛，但是，从出生以来，眼睛就饱受风吹日晒，我们却很少关注它、保护它。了解最常见眼病偏方，教你爱眼有方！

偏方1 眼干涩，请食黑豆核桃牛奶饮

眼睛干涩为眼科常见病，一般多因眼疲劳、用眼过度、眼部有感染造成。严重时直接影响着人的工作与生活。其实，在平时的生活中我们可以通过食疗的方法来缓解眼睛干涩的痛苦。

食疗老偏方：黑豆核桃牛奶饮

【配方】黑豆、核桃仁各500克，牛奶1袋，蜂蜜适量。

【做法】将黑豆炒熟，冷却后磨成粉；核桃仁炒微焦，待冷后捣成泥。取黑豆粉、核桃仁泥各1匙，放入煮沸后的牛奶中，搅拌均

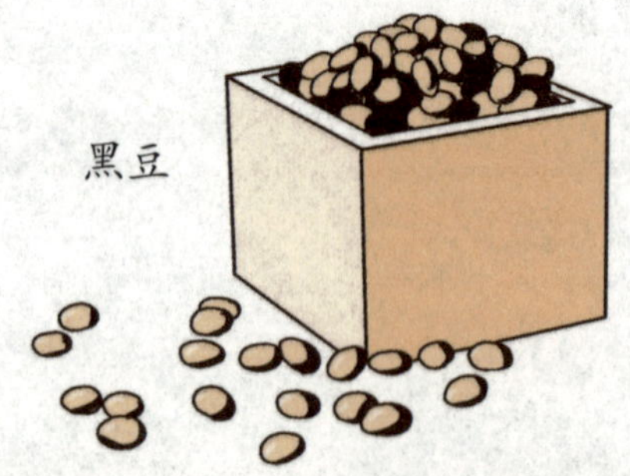

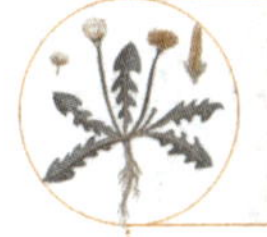

匀，稍放凉后加蜂蜜1匙调味。每天早餐后食用，或与早点共食。

【功效】养血平肝，补肾温肺，生津润肠。常食能有效缓解眼干涩。

专家贴心指导

黑豆含有丰富的蛋白质与维生素B_1等，营养价值高，又因黑色食物入肾，配合核桃仁，可增加补肾力量；牛奶和蜂蜜含有较多的维生素B_1、钙、磷等，能增强眼内肌力，加强调节功能，改善眼疲劳症状。长期从事电脑操作的人可以常食。

偏方2 白内障，服用桑麻糖见奇效

白内障是指各种原因如遗传、局部营养障碍、免疫与代谢异常、外伤、中毒、辐射等，都能引起晶状体代谢紊乱，导致晶状体蛋白质变性而发生浑浊的病症，多发于40～50岁或以上人群。主要表现为视力减退、视物昏花，严重者最后只能在眼前辨别手指或仅剩下一点光感，甚至失明。

食疗老偏方：桑麻糖

【配方】黑芝麻250克，桑叶200克，蜂蜜适量。

【做法】桑叶洗净，烘干，研为细末；黑芝麻捣碎。捣碎的黑芝麻加蜂蜜、水各适量，煎至浓稠，然后加入桑叶末混匀，制成糖块。每次嚼食10克，每日2次。

【功效】暖肺养胃，滋肝补肾，清热明目。适宜白内障患者食用。

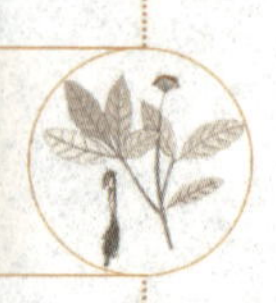

偏方3 夜盲症视力差，试试枸杞叶猪肝汤

夜盲症，顾名思义，就是在暗环境下或夜晚视力很差或完全看不见东西。夜盲主要因脾胃虚弱、命门火衰所致。脾胃虚弱的夜盲，多见于小儿，伴有腹大、面黄肌瘦；命门火衰的夜盲，表现为视力逐渐下降，并伴有头晕无力、畏寒怕冷、不欲饮食、遗精、阳痿、苔白、脉细无力等症状。

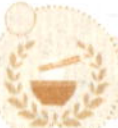

食疗老偏方：枸杞叶猪肝汤

【配方】鲜枸杞叶、猪肝各100克，葱、姜、食用油、精盐、鸡精各适量。

【做法】枸杞叶、猪肝洗净备用；猪肝切成细条，放少许精盐腌制5分钟。将葱、姜在油锅中爆炒，加入适量开水，煮沸后放入猪肝，临出锅前放入枸杞叶煮3分钟，加精盐、鸡精调味即可。当作正餐，食猪肝、枸杞叶，喝汤，适合每日食用。

【功效】补虚益精，祛风明目。适用于夜盲症及视力减退者，健康人常食亦有预防视力减退之功效。

偏方4 红眼病痛难忍，清凉食材是妙方

结膜炎俗称“红眼病”，是眼科常见的通过接触传染的炎症，多是双眼先后发病。红眼病早期患者感到双眼发烫、烧灼、畏光、眼红，自觉眼睛磨痛，像进入沙子般的疼痛难忍，接着眼皮红肿、

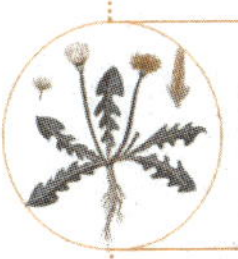

怕光、流泪，晨起眼皮常被分泌物粘住，不易睁开，严重的可伴有头痛、发热、疲劳、耳前淋巴结肿大等全身症状。该病全年均可发生，以春夏季节多见。

食疗老偏方：绿豆薏苡仁粥

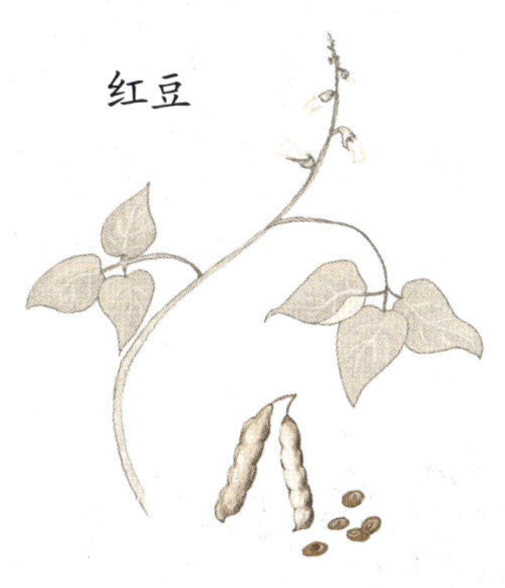

【配方】绿豆200克，黑豆、薏苡仁各100克，红豆150克，甘草6克。

【做法】将绿豆、黑豆、薏苡仁、红豆、甘草洗净。入锅加水，同煮粥。煮成粥后，随时食用。

【功效】清热利湿。能有效缓解红眼病。因其有清热解毒、利咽之功效，还适用于肺炎高热或热退后咳嗽胸痛、痰黄口干者。

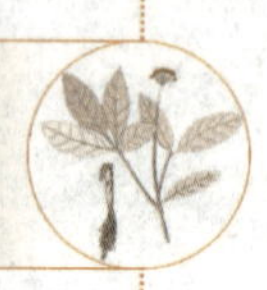

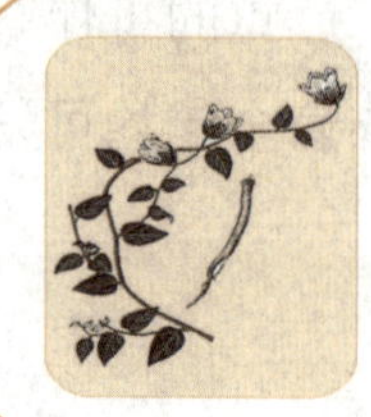

耳病老偏方

作为人体的听觉器官，耳朵具有举足轻重的地位。同身体的其他部位一样，耳朵也容易患上一些疾病。如果不及时正确的治疗和用药，或许美妙的声音真的会在你耳边永远消失！

偏方1 耳鸣你莫愁，紫菜萝卜来帮忙

耳鸣是耳科病的常见症状，指人在没有任何外界刺激条件下所产生的异常声音感觉，常描述为蝉鸣声、汽笛声、嘶嘶声或嗡嗡声等，有时为持续性的，有时为间歇性的。耳鸣常常是耳聋的先兆，会使人心烦意乱、坐卧不安，严重者可影响正常的工作和睡眠。

食疗老偏方：紫菜萝卜汤

【配方】胡萝卜2根，紫菜10克，植物油2匙，精盐、香油、鸡精各适量。

【做法】胡萝卜洗净后，切成片备用。将适量植物油在锅中烧热，放入切成片的胡萝卜，爆炒后，加水适量，小火炖煮10分钟。出锅前放入适量紫菜，加精盐、香油、鸡精等调味。作汤饮用，食胡萝卜、紫菜，喝汤，中餐、晚餐各1次。

【功效】补肾养心，健脾消食。常喝紫菜萝卜汤可治肾虚耳鸣。

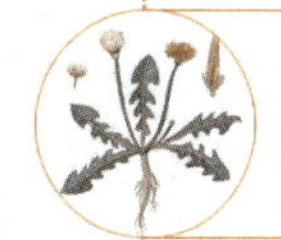

专家贴心指导

肾虚可导致腰酸、燥热、盗汗、虚汗、头晕、耳鸣等，紫菜味甘、咸，可主治肾虚引起的耳鸣等。紫菜萝卜煮成的汤富含维生素，坚持长期食用，也可改善听力。

偏方2 耳聋耳鸣不吃药，试试鼓气法

运动老偏方：鼓气法

用双手紧捏鼻孔，紧闭双唇，用力从鼻子里呼气，让双耳胀满且有嗡嗡响，坚持1～2秒后松开鼻孔并张嘴，反复练习。

专家贴心指导

中医学认为，耳为肾之窍，这个方法可以对耳部进行直接治疗，即便对耳背没有效果，也能起到补肾的作用。经常做一做，可促进耳部循环，有效预防耳聋、耳鸣的发病。

偏方3 清热消肿，熟鸡蛋治疗中耳炎

中耳炎俗称“烂耳朵”，以耳内有闷胀感或堵塞感、听力减退及耳鸣为最常见症状。常发生于感冒后，或在不知不觉中发生。耳鸣给患者带来不少痛苦，严重的会影响听力，导致耳鸣、耳聋等疾病，应加以重视。

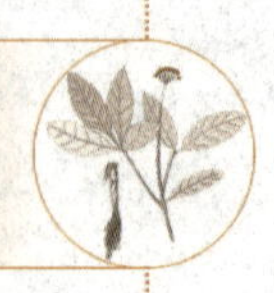

外用老偏方：蛋黄油滴耳中

【配方】鸡蛋6个。

【做法】鸡蛋煮熟，将蛋黄放入铁锅（勺）内，用小火熬至油出，备用。用时，先按常规消毒，然后将蛋黄油滴入耳中（如凝固可加温溶化），每次3～4滴，每日2～3次，一般连用4～6日症状减轻，7～16日痊愈。

【功效】清热消肿。适用于急、慢性中耳炎。

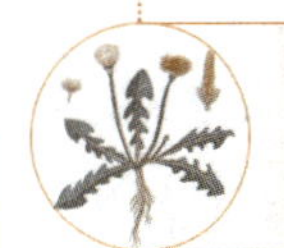

鼻病老偏方

鼻子是人体呼吸道的一个重要门户和起始端，但是，鼻子会经常受到外界不良因素的影响，容易发生各种疾病，严重影响正常生活和工作。用对偏方让您保持顺畅呼吸，摆脱鼻部疾病的困扰！

偏方1 治鼻出血，补虚清热要先行

鼻出血又称“流鼻血”，学名“鼻衄”，是指由于鼻孔内的毛细血管脆弱，血管受到破坏后，血液从鼻孔里流出。出血可发生在鼻腔的任何部位，多为单侧出血，亦可为双侧；可间歇地反复出血，也可持续出血；出血量多少不一，轻者仅鼻涕中带血，重者可引起失血性休克；反复出血则可导致贫血。

食疗老偏方：猪皮红枣羹

【配方】猪皮500克，红枣250克，冰糖适量。

【做法】猪皮去毛洗净，加水煮炖成黏稠的羹汤。将洗净的红枣加入猪皮羹中，煮至红枣熟透，出锅前，加入冰糖调味即可。每日佐餐食用，每次150克，每日3次，连续食用1周。

【功效】滋阴补虚，养血益气。适用于阴虚火旺型鼻出血。此

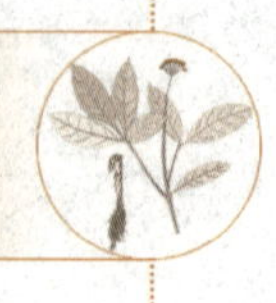

外，它对溶血性贫血、再生障碍性贫血、缺铁性贫血均有一定食疗作用，若加入胡萝卜丝则补血效果更好。

偏方2 巧治酒渣鼻，日常用对黄连水

酒渣鼻又名玫瑰痤疮，也叫作赤鼻、酒糟鼻，俗称红鼻子或红鼻头，是发生在面部的一种慢性炎症性皮肤病。常发于颜面中部、鼻尖和鼻翼部，还可延及两颊、颌部和额部。轻度患者只有毛细血管扩张，局部皮肤潮红，油脂多；重度患者可出现红色小丘疹、脓疱，严重者会产生鼻端肥大、毛囊哆开而形成鼻赘。

食疗老偏方：黄连饮

【配方】黄连5克，白糖20克。

【做法】黄连用100毫升开水浸泡，然后加入白糖，搅匀以抵消黄连的苦味，分2次饮服，早、晚各1次。

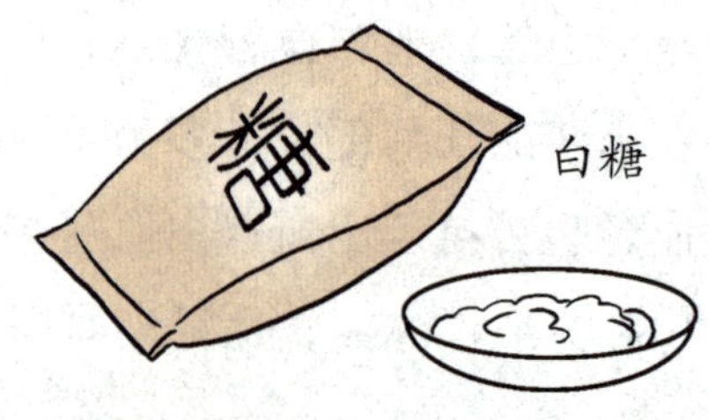

【功效】清三焦，解热毒。适用于酒渣鼻患者。

专家贴心指导

中医学认为，“肺开窍于鼻”，一般清肺热的中药就能治疗酒渣鼻。用黄连清胃火治疗酒渣鼻，不但符合中医的医理，也同样符合西医用黄连抑杀幽门螺杆菌的理论。

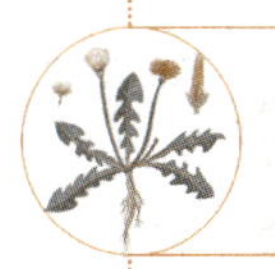

偏方3 鼻炎不通气，扁豆参米粥疗效好

鼻炎为鼻科常见多发病症，表现为鼻塞、流涕、打喷嚏、刺激性咳嗽、鼻干、鼻痒、鼻出血等，可分为急性和慢性两类，急性鼻炎，以鼻塞、多脓涕、头痛为主要特征；慢性鼻炎，以多脓涕为主要表现，可伴有轻重不一的鼻塞、头痛及嗅觉障碍。

食疗老偏方：扁豆参米粥

【配方】白扁豆30克，党参10克，粳米100克。

【做法】将白扁豆、党参洗净后，同煮30分钟后，去渣取汁。所得药汁加入粳米中，煮成稀粥。每日佐餐食用。

【功效】益气健脾。主治慢性鼻炎。

专家贴心指导

党参补中益气；扁豆、粳米均为健脾益气之食品。三者相佐可使气虚得复，鼻窍自通。

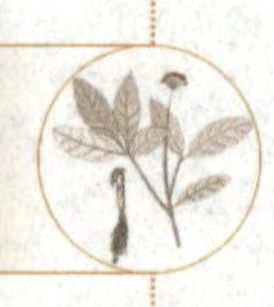

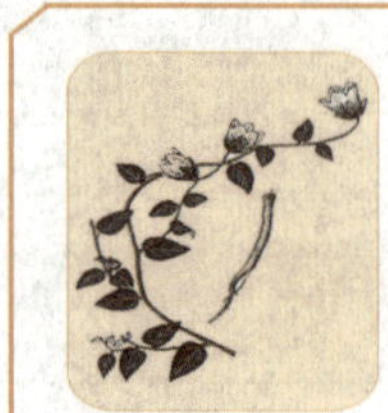

口病老偏方

口指整个口腔，包括唇、舌、齿、腭等。下连气管、食管。几乎每个人的一生中都会遭遇口部疾病的困扰，口是食物摄入的门户，也是饮食进入人体的第一“加工厂”，因此，饮食对口腔健康的影响也不容小觑。

偏方1 口含丁香，除臭又生香

口臭指呼出的气体和口腔吐出的气体都具有令人厌恶的臭味，并被他人嗅到；它常给患者造成精神负担，影响社交活动。

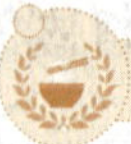

食疗老偏方：口含丁香

【配方】母丁香1粒。

【做法】将母丁香洗净。含于口中，每日2～3次。

【功效】暖胃，温肾，除口臭。适用于湿热或秽浊之气，舌苔黄腻或白腐腻苔之口臭，龋齿食滓腐烂之口臭。

专家贴心指导

丁香之所以能够除口臭，是因其芳香的气味可以压制口中的臭气。它是古代用来去除口臭的良药，是古代的“口香糖”。

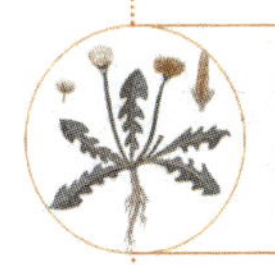

偏方2 口臭不用愁，请食豆腐咸鱼头

中医学认为，口臭多由肺、脾、胃积热或食积不化所致。贪食辛辣食物或暴饮暴食，疲劳过度，感邪热，虚火郁结，或口腔溃疡、龋齿等某些口腔疾病，以及消化系统疾病都可以引起口臭。

食疗老偏方：咸鱼头豆腐汤

【配方】咸鱼头1个，豆腐数块，生姜1块。

【做法】将所有材料清洗干净，鱼头斩块，豆腐切成1厘米厚的小块，生姜切片。咸鱼头稍煎后与生姜同放入砂锅内，加入适量清水用大火烧滚30分钟。将豆腐放入砂锅内，煮20分钟即可。正餐时，吃鱼头、豆腐，喝汤。

【功效】清热降火，生津止渴。常喝此汤可祛除口臭。

专家贴心指导

咸鱼头和豆腐都不是什么名贵食材，煮出的汤水却鲜美无比。咸鱼头味甘，兼具清热作用；豆腐性凉，有清热解毒之功效。本方对于口腔溃烂、便秘、口臭和牙龈肿痛等都有很好的治疗作用。

偏方3 口腔溃疡如着火，苦瓜豆腐可清热

口腔溃疡是指口颊、舌边、上腭、齿龈等处发生溃疡，周围红

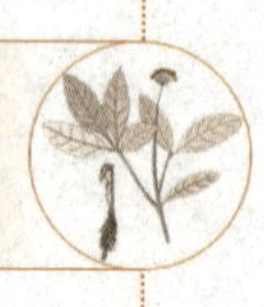

肿作痛，溃面有糜烂现象。可并发口臭、慢性咽炎、便秘、头晕、恶心、烦躁、淋巴结肿大等全身症状。

食疗老偏方：苦瓜豆腐汤

【配方】苦瓜150克，豆腐400克，色拉油、料酒、酱油、香油、精盐、味精、淀粉各适量。

【做法】苦瓜洗净切片；豆腐洗净切块；淀粉加水适量调匀成水淀粉，备用。色拉油烧热后，加入苦瓜片，翻炒数下，加入沸水。放入豆腐块，煮沸后调味，出锅前加少许水淀粉勾芡，淋几滴香油即成。佐餐食用，每日1次。

【功效】清热解毒。能有效缓解口腔溃疡患者之痛。

第 11 章

偏方治百病——除病去味搞定皮肤病

暗香袭人的冰肌玉肤是每个人的向往，可是上帝似乎并不想人人都拥有让人羡慕的肌肤，于是让一些人患上了狐臭、脚气、湿疹、皮肤瘙痒等各种皮肤疾病。皮肤疾病带给我们的不仅仅是身体的病痛，更是心灵的伤痛！本章结合不同原因，精心挑选了多个皮肤病常见偏方，妙用这些偏方犹如夏日春风，让你轻轻松松恢复光滑细腻的皮肤！

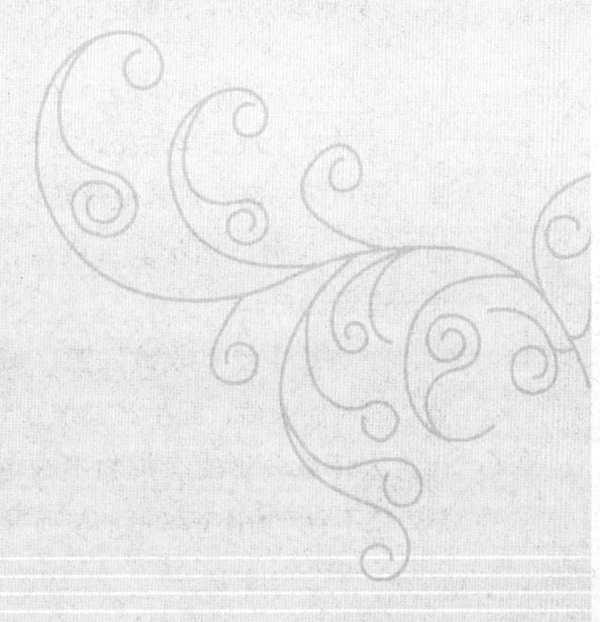

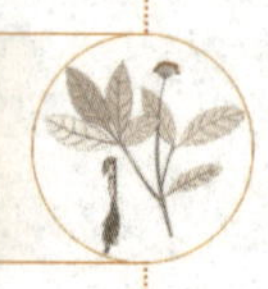

狐臭老偏方

狐臭又称腋臭，以患者腋窝部分泌一种特殊黄褐色糊状汗液，并产生一种特异性臭味为特征。如果能正确运用民间偏方进行治疗，是可以减轻其不良症状的。

偏方1 收敛汗腺，陈醋生石灰有收敛和杀菌作用

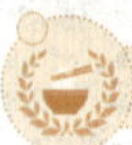

外用老偏方：陈醋生石灰

【配方】陈醋100毫升，生石灰30克。

【做法】取三年陈醋，若无可用山西老陈醋、四川保宁醋，或其他质量较好的醋。将陈醋与生石灰调成糊状。涂腋窝，晚涂早即洗去，连用10日。

【功效】醋有收敛汗腺、减少腋汗的功效，同时能杀菌，配生石灰增强收敛和杀菌作用。大汗腺分泌的有机物不被色原性杆菌分解，就不会产生不饱和脂肪酸而导致发臭。

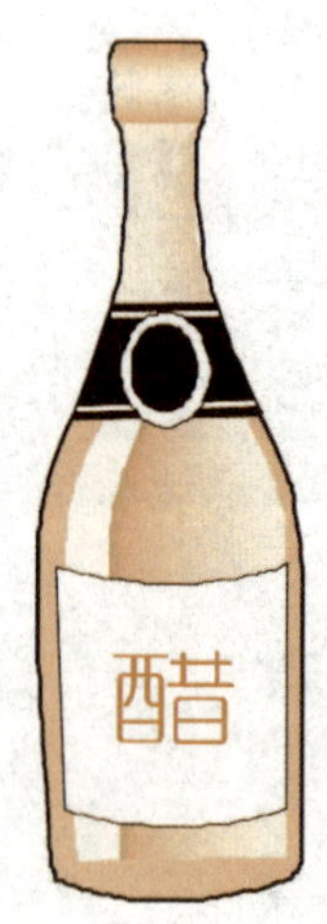

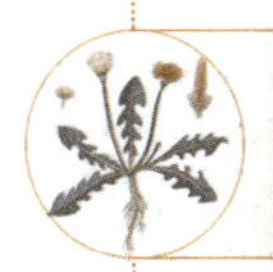

偏方2 抑制大汗腺，炒食盐具有很好的杀菌功效

外用老偏方：炒食盐摩擦腋窝

【配方】食盐200克，纱布袋1个。

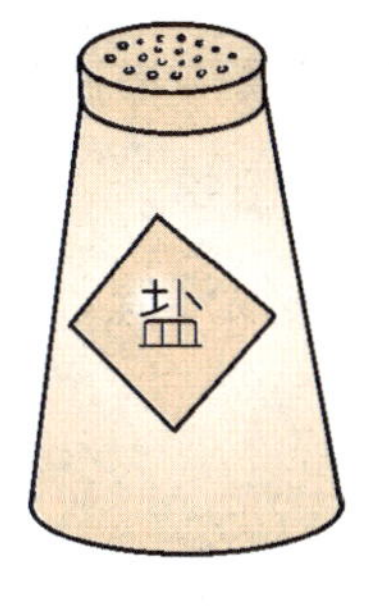

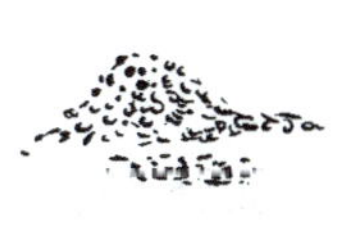

【做法】先用消毒纱布做成小袋1个，然后将食盐入锅炒热，盛入纱布袋中，扎紧袋口即成。趁盐袋尚热（50℃左右），用盐袋反复摩擦腋窝约5分钟，每日1次，连用5日。

【功效】食盐有杀菌功效，腋窝色原性杆菌被杀灭，就不会使大汗腺分泌的有机物被分解而产生腋臭。

偏方3 抗菌消炎，鳅鱼泥涂敷腋下及红肿处

外用老偏方：鳅鱼泥涂敷腋下

【配方】活鳅鱼3条，消毒纱布7包。

【做法】取活鳅鱼在清水中喂养3天，然后将鳅鱼捣烂成肉泥即成。涂敷腋下，外用消毒纱布包扎，每日一换，连敷1周。

【功效】泥鳅体表的滑液有抗菌消炎作用，适用于腋臭患者。

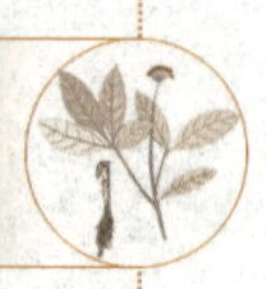

偏方4 收敛汗腺，田螺巴豆液杀菌排毒

外用老偏方：田螺巴豆液搽腋窝

【配方】大田螺1个，巴豆2粒。

【做法】用大活田螺1个，将巴豆2粒放入田螺内，30分钟后，用消毒棉球蘸田螺液搽腋窝。每日3～4次，每天取一个田螺的渗出液，连用3～5个田螺。

【功效】收敛汗腺，杀菌排毒。适用于狐臭患者。

偏方5 对付狐臭，碘酒泡辣椒巧妙缓解

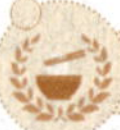

外用老偏方：碘酒泡辣椒抹擦腋窝

【配方】辣椒（越辣越好）15个，碘酒50毫升。

【做法】将辣椒切碎，泡入碘酒中，密封摇荡；泡2天后即可应用。用棉球蘸药液充分抹擦腋窝。每次擦10～15分钟，每日擦3～4次，连擦7日为1个疗程。

【功效】可治疗狐臭。

专家贴心指导

擦药前应将患部用肥皂水洗净。如擦药后腋窝辣痛厉害，可加碘酒稀释药液。药液用完后要重新配制，泡入新切的辣椒和加入新的碘酒。

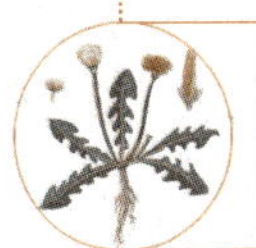

脚气老偏方

脚气也被称为足癣，是一种极常见的真菌感染性皮肤病，它会导致脚趾之间和其他足部皮肤皲裂、瘙痒和干燥起皮。成人中70%~80%的人患有脚气，常在夏季加重，冬季减轻，也有人终年不愈。但如果采用的方法正确并能坚持不懈，就可以摆脱脚气的困扰。

偏方1 摆脱脚气，黄豆、鲜韭菜泡脚解困扰

泡洗老偏方1：黄豆水泡脚

【配方】黄豆250克。

【做法】将黄豆打碎，加适量水，用小火煮约20分钟，稍凉后（可耐受）用该水泡脚。

【功效】润燥消水，清热解毒。经常用黄豆水泡脚有助于祛除脚气。

泡洗老偏方2：韭菜水泡脚

【配方】鲜韭菜250克。

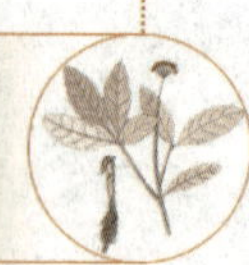

【做法】将韭菜洗净切成碎末，放在盆内，冲入开水。等能下脚时，泡脚30分钟，水量应没过脚面。一个星期后再洗一次，效果很好。

【功效】杀菌消炎，散瘀解毒。适合脚气患者使用。

偏方2 远离脚气乐悠悠，木瓜羊肉粳米粥

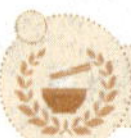

食疗老偏方：木瓜羊肉粳米粥

【配方】粳米25克，羊肉、木瓜各50克，豌豆20克，白糖、精盐、味精、胡椒粉各适量。

【做法】将羊肉洗净，切成方块；粳米、豌豆淘洗干净；木瓜榨汁备用。将羊肉、豌豆、粳米、木瓜汁放入锅中，加适量清水，先用大火烧沸，后改用小火炖煮，至豌豆熟烂、肉熟时，放白糖、精盐、味精、胡椒粉即成。作正餐食用，每日1次。

【功效】适用于腰膝疼痛、脚气等症。

偏方3 脚气较重，洗脚后，脚搓脚就能解决

运动老偏方：脚搓脚

洗脚时，将双脚放在盆内温水中泡两三分钟，待双脚都热了，用一只脚的足跟压在另一只脚趾缝稍后处，然后将脚跟向前推至趾尖处再回搓。回拉轻，前推重，以不搓伤皮肤为宜。每个

趾缝搓50~80次，双脚交替进行。速度为每分钟100~120次，每晚1次。

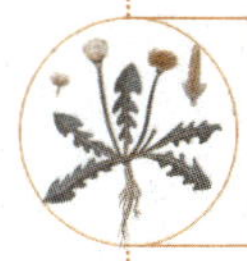

偏方4 分型论治，糜烂型、水疱型用药各不同

外用老偏方1：糜烂型脚气

先用1：5000高锰酸钾溶液或0.1%依沙吖啶（雷佛奴尔）溶液浸泡，然后外涂甲紫或脚气粉，每日2次，待稍干后再外搽足安宁或癣根净、脚气灵或癣敌药膏，每日2次。

外用老偏方2：水疱型脚气

每日用热水泡脚后外搽克霉唑癣药水或复方水杨酸酊剂1次。皮干后再搽足安宁或癣根净、脚气灵或癣敌膏。

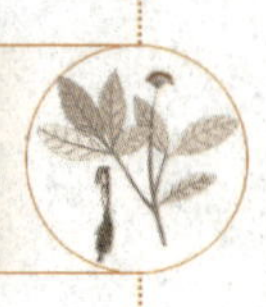

湿疹老偏方

湿疹是一种常见的炎症性皮肤病，很多人都深受其害，这是一种易反复发作，可发生于任何年龄阶层人群的疾病。湿疹有急性湿疹和慢性湿疹之分，患者常不知该怎么治疗才好，这里推荐一些有效的民间偏方。

偏方1 湿热蕴结型湿疹，吃薏苡仁茅根粥

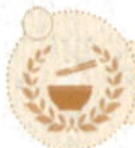

食疗老偏方：薏苡仁茅根粥

【配方】鲜茅根30克，生薏苡仁300克。

【做法】先煮茅根20分钟后去渣留汁，纳入生薏苡仁煮成粥。

【功效】清热凉血，除湿利尿。主治湿热蕴结型湿疹皮损潮红、丘疹水疱广泛、尿赤者。

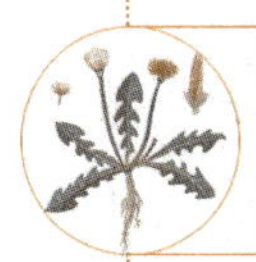

偏方2 急性湿疹皮肤红斑，用薏苡仁绿豆粥

食疗老偏方：薏苡仁绿豆粥

【配方】绿豆、薏苡仁各50克。

【做法】上2味加水煮粥服食。

【功效】清热利湿。主治急性湿疹皮肤红斑、丘疹、水疱伴渗出较多者。

偏方3 脾虚湿盛型湿疹，喝绿豆百合薏苡仁汤

食疗老偏方：绿豆百合薏苡仁汤

【配方】绿豆、百合各30克，薏苡仁、芡实、山药各15克，冰糖适量。

【做法】将绿豆、百合、薏苡仁、芡实、山药一起下锅，加水适量，烂熟后，加冰糖即成。每日分2次服完，连服数日。

【功效】清热解毒，健脾除湿。主治脾虚湿盛型湿疹、皮损不红、渗出较多、瘙痒不剧、舌苔腻者。

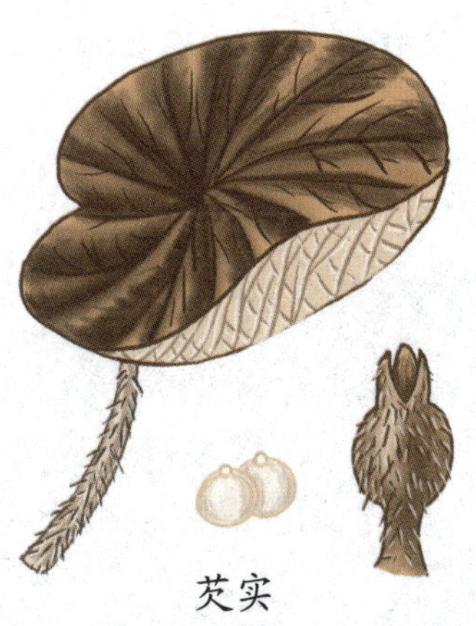

芡实

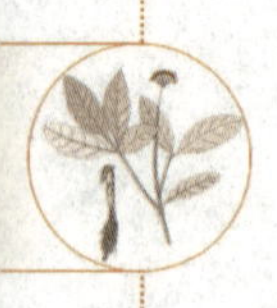

偏方4 对付湿疹，常用中药洗浴

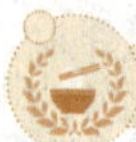

泡洗老偏方：中药洗浴

【配方】生地黄、板蓝根、苦参各30克，白鲜皮50克，黄芩40克。

【做法】上几味一同放入中药锅中，加水适量，煎煮30分钟，去渣取汁，与3000毫升温水同入浴盆中，适温后，一边泡脚，一边用纱布蘸取汁液清洗患处。

【功效】清热解毒。可清除体内燥湿，有效缓解湿疹症状。

专家贴心指导

生地黄、板蓝根、苦参都是清热的良药，搭配白鲜皮和黄芩，不仅可以除体内的燥湿，而且还可以清热解毒、止痒，缓解湿疹带来的灼热瘙痒、水疱、丘疹、糜烂等症状。此方法不仅效果良好，而且不会给皮肤留下瘢痕。

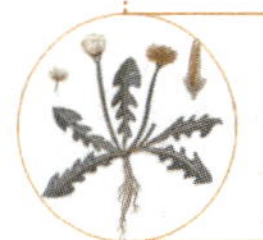

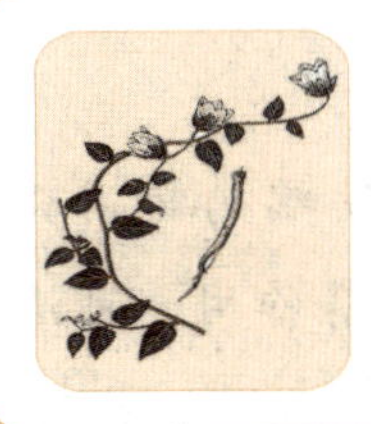

皮肤瘙痒老偏方

皮肤瘙痒症是一种比较常见的皮肤病，主要表现为皮肤瘙痒剧烈、搔抓后引起抓痕、血痂、皮肤肥厚、苔藓样变等皮肤损害，病程长，缠绵难愈，容易复发。除药物治疗外，民间治疗皮肤瘙痒的偏方也颇为奇特。

偏方1 皮肤瘙痒总想抓，外涂花椒苦参醋

不少人都在被皮肤瘙痒困扰，往往最初是一处瘙痒，继而发展到肢体大部或全身刺痒难忍。常因搔抓引起皮肤丘疹，进而抓破皮肤，形成血痂，夜间瘙痒尤甚，常导致夜不能寐，痛苦不堪。

外用老偏方：花椒苦参醋涂抹患处

【配方】食醋500毫升，苦参20克，花椒5克。

【做法】将食醋用小火煮至50毫升左右呈糊状，然后倒入干净容器内，将苦参、花椒洗净后放入糊剂内，浸泡1周制成药糊，涂抹患处。

【功效】抗菌止痒，杀虫解毒，适合皮肤瘙痒患者使用。

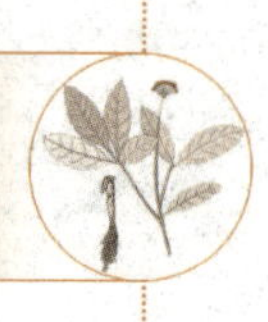

专家贴心指导

花椒有较强的麻醉作用；苦参是中医治疗皮肤病的常用药物，有抗过敏、抗炎、止痒的功效，还有一定的镇静作用，可治疗因大脑神经过度兴奋而引起的皮炎。

偏方2 湿热壅盛型皮肤瘙痒，喝绿豆薏苡仁汤

湿热壅盛证就是说在体内湿邪和热邪皆俱存在，湿和热结合，使邪热壅滞在体内。盛是大的意思，就是说湿热之邪较重。湿热壅盛型皮肤瘙痒除了对症治疗之外，食疗也是不错的选择。

食疗老偏方：绿豆薏苡仁汤

【配方】绿豆100克，薏苡仁50克，白糖适量。

【做法】上2味加适量水同煮至烂熟，加入适量白糖调匀食用，隔日1次，连服食7日。

【功效】清热除湿，解毒保肝，健脾渗湿。适用于湿热壅盛型皮肤瘙痒。

偏方3 血热风盛之皮肤瘙痒，试试苍耳草粥

血热风盛证是由于机体蕴热偏盛，时值青壮年，血气方刚之际，或因性情急躁，心绪烦扰，心火内生，或因恣食鱼腥、辛辣之

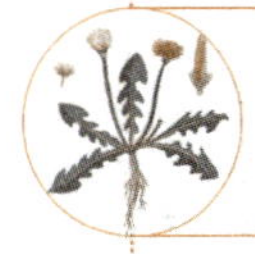

品，伤及脾胃，郁而化热，或复感风热邪气，均可致使血热内盛，热盛生风化燥，外发肌肤，出现红斑、丘疹为主症的证候。

食疗老偏方：苍耳草粥

【配方】苍耳草20克，粳米100克。

【做法】苍耳草洗净切碎，加清水适量，用大火烧开后，转小火煮10～15分钟，去渣留汁，再将粳米与苍耳草汁同入锅煮粥至烂熟，每日1次，做早餐食用。

【功效】清热，祛风，解毒。适用于血热风盛之皮肤瘙痒。

偏方4 血虚风燥之皮肤瘙痒，喝泥鳅红枣汤

血虚风燥型皮肤瘙痒多见于老年羸弱者，表现为皮肤瘙痒、发无定处，夜间尤甚，难以入眠；周身皮肤干燥脱屑、抓痕累累、经久不愈、冬重夏轻；伴倦怠无力、大便艰涩、面色无华、舌质淡、苔薄、脉细无力。

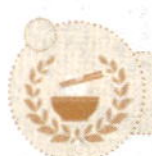

食疗老偏方：泥鳅红枣汤

【配方】泥鳅30克，大枣15克，精盐适量。

【做法】上2味共入锅煎汤，熟后加精盐少许调味，每日1剂，连服10日。

【功效】补血养肝。适用于血虚风燥之皮肤瘙痒。

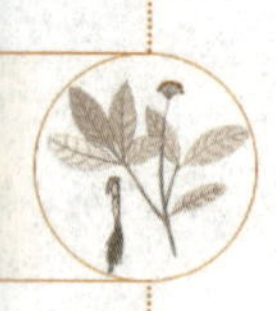

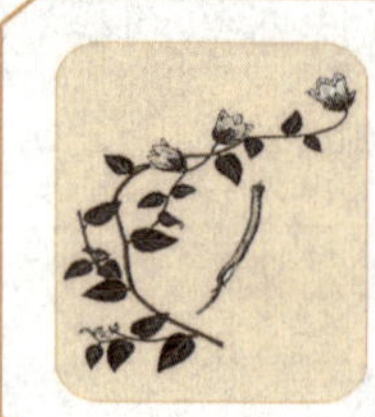

汗脚老偏方

汗脚与脚气不同，不是病，是指脚很容易出汗，汗液中的有机质分解，产生一种难闻的刺激性气味。有汗脚的人，不论是夏天还是冬天，鞋里经常汗渍渍的。合理运用偏方给双脚止汗，疗效较好，患者不妨一试。

偏方1 汗脚不再烦，明矾泡脚谁用谁知道

脚臭、脚气均与真菌感染有直接关系，明矾有广谱抑菌的作用，对于多种细菌微生物均有抑制及杀灭之效；还有明确的收敛消炎的作用，因为明矾可使细胞发生脱水收缩，减少腺体分泌，减少渗出物从而起到收敛燥湿的作用，并有助于消炎。

泡洗老偏方：明矾泡脚

每天临睡前在洗脚盆中倒入温热水2000毫升，再加上明矾10克（药店可买到），搅动水，待明矾融化后泡脚10～15分钟，每晚1次，7日为1个疗程，一般1～2个疗程即可。

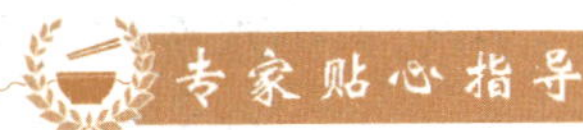

专家贴心指导

明矾其实还是一味中药，早在《神农本草经》中就有记载。古代医家认为，明矾有燥湿、收敛等功效，如《本草纲目》记载："明矾有燥湿之功。"

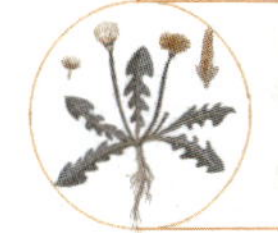

偏方2 汗脚脚臭，蒲公英防风让你不再烦

泡洗老偏方：蒲公英防风泡脚

【配方】蒲公英40克，防风、防己、茯苓、白矾各20克，苏木、钩藤各30克。

【做法】上述药物放入洗脚盆中加水2500毫升，煮沸后待温，泡脚，每日1剂，早晚各1次，每次泡脚40分钟，3日为1个疗程。如未愈，再进行第2个疗程，一般不超过2个疗程。

【功效】清热解毒，消痈散结。可有效地解除汗脚及汗脚所引发的脚臭。

偏方3 汗脚臭脚，睡前洗脚胜于吃药

脚在人体活动中担负着繁重的工作，保护脚的健康对我们工作、学习和生活都是十分重要的。睡前洗脚是自我保健的一种方法，有益于全身健康。

洗脚，不仅是一种传统的卫生习惯，而且可预防足癣等疾病，

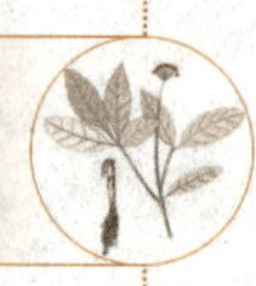

用热水洗脚可起到吃“补药”的作用。用60～70℃的热水洗脚能刺激末梢神经，调节自主性神经和内分泌系统，促进血液循环，供应更多的养料和氧气，排除积存的废料和废气，加快新陈代谢，起到去除汗脚和脚臭的作用。

此外，用热水洗脚还可消除疲劳。睡前用热水洗脚，还能调节大脑皮质的功能，使脑神经处于松弛安静状态，使人安眠。因此，“睡前洗脚，胜吃补药”的说法是有一定科学道理的。

第 12 章

急救老偏方——生活从此更健康

身边有人急病发作时，常常因为手边没有药物或者距离医院太远而焦急万分，有时只好眼睁睁地看着情况恶化。在生命危急的紧张时刻、在疼痛难忍的折磨下，您是否渴望拥有扭转乾坤、化险为夷的“超能力”？实际上，一些民间偏方就能解燃眉之急，通过本章一些有针对性的偏方，能快速解决潜藏于人体的病痛，在危急时刻应急、在疼痛时刻止痛，还有助于您保养身体，常葆健康。

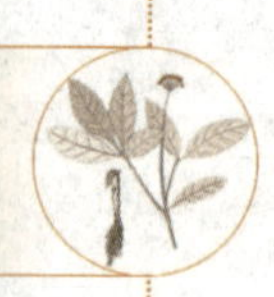

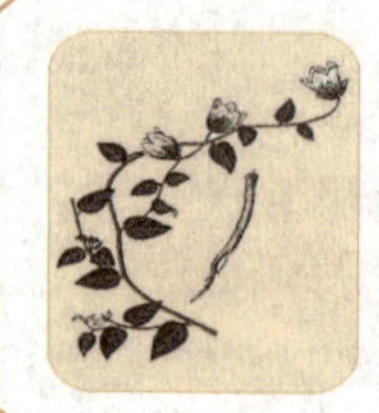

烫伤老偏方

烫伤是指身体因接触沸水、热油、烧热的金属、高温蒸汽等高温物体所致的损伤。在夏天尤其常见。烫伤后不要慌张，应视其烫伤严重程度，合理选择处理方式：对于局部较小面积的烫伤，可以运用我们下面介绍的一些小偏方，在家中施治；对大面积烫伤，则宜尽早送医院治疗。

偏方1 烫伤不要慌，用白酒鸡蛋清帮忙

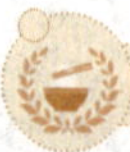

外用老偏方：白酒鸡蛋清涂创面

【配方】鸡蛋1～2个，75%的乙醇（或白酒）适量。

【做法】鸡蛋用清水冲洗干净后，放在浓度为75%的乙醇（或白酒）中浸泡10分钟。用消毒过的筷子在鸡蛋一端敲出一个小孔，将流出的鸡蛋清装在消过毒的容器内，加入一些消炎抗菌药物，调匀后用棉球将其涂抹在皮肤创面处。

【功效】蛋清具有收敛的作用，结成的蛋痂可以成为皮肤的保护膜，具有防感染和消肿的作用，从而帮助皮肤愈合。

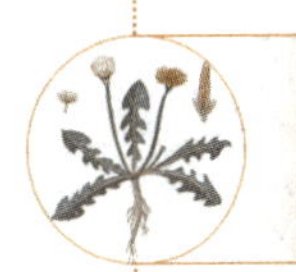

偏方2 烧伤、烫伤，米醋是个好东西

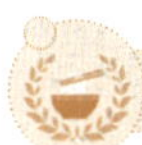

外敷老偏方：米醋敷创面

【配方】米醋适量，面巾纸1张。

【做法】被火烧、水烫后，立即用米醋擦拭烧烫伤处，然后将面巾纸叠好，放入醋中浸泡，拿出敷于患处。每隔一段时间往纸上淋一些醋，以保持面巾纸的湿润，1小时后，便能达到很好的效果。

【功效】杀菌去毒，止痛镇定。适用于烧烫伤、关节炎、腋臭和癣。

偏方3 烧伤、烫伤，蛋黄油简单好用

外用老偏方：蛋黄油涂擦创面

【配方】新鲜鸡蛋数个。

【做法】鸡蛋煮熟后剥壳去除蛋白，留下蛋黄置于小铁勺或铜勺内，但不宜用铝勺，将蛋黄压扁捣碎后，放在小火上加热煎熬，待蛋黄由黄色变成黑色发出吱吱响声并有油溢出时，可用小勺挤压，然后取出油，除去焦渣，将油贮存于小瓶内，冷却后备用。

【功效】蛋黄油有清热润肤、消炎止痛、收敛生肌和保护创面的作用，是治疗轻度烫伤的良药。

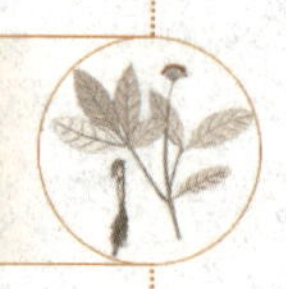

偏方4 愈后不留瘢痕，外敷新鲜葡萄

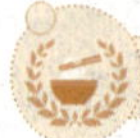

外敷老偏方：鲜葡萄浆敷创面

【配方】鲜葡萄适量。

【做法】将葡萄用水洗净，去掉葡萄籽，放入容器中，捣烂为浆。直接敷于烫伤处，晾干后再换。通常敷完之后立刻止痛，一般一至数日之后即可痊愈。

【功效】舒筋活血。适用于治疗轻度烫伤，且不易留瘢痕，即使出现水疱溃破，也可放心使用。

偏方5 调治烫伤，生石灰乳剂涂抹伤处

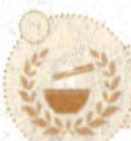

外用老偏方：生石灰乳剂涂抹伤处

【配方】生石灰50克，香油适量。

【做法】先把生石灰用少量水化开，再加适量水搅拌，待其澄清后取上层清水，加入与水等量的香油（花生油也可），充分摇晃，直至成为乳状。用时先把伤处用温开水洗净，用消毒棉球蘸此乳剂涂抹伤处，每日1～2次，至愈为止。

【功效】杀菌，清凉，止痛。适用于轻度烫伤患者。

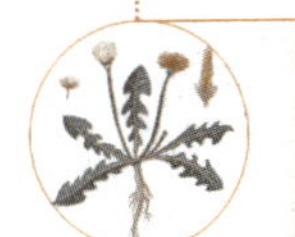

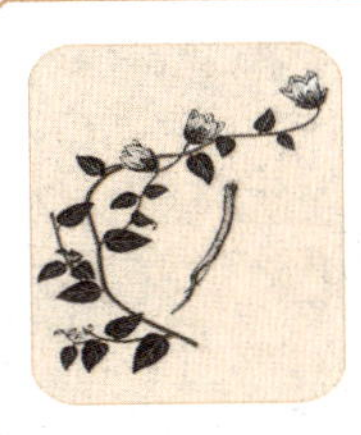

摔碰伤老偏方

摔碰伤就是身体摔倒或受到碰击后受了伤。如果摔碰较轻，人体的皮肤上会出现紫红色的瘀血斑，经过两周左右便能自行痊愈；如果碰击力很大，而且摔碰了头部或胸部，就比较严重了。下面介绍一些摔碰伤的老偏方，以免小伤痛酿成大祸患。

偏方1 摔伤不留痕，生栀子糊消肿活络

外敷老偏方：生栀子糊敷患处

【配方】生栀子末50克，面粉、酒（或蛋清）各适量。

【做法】将生栀子末、面粉用酒（或蛋清）调成糊状，敷于患处，用纱布固定，每日1次，三四次即可痊愈。

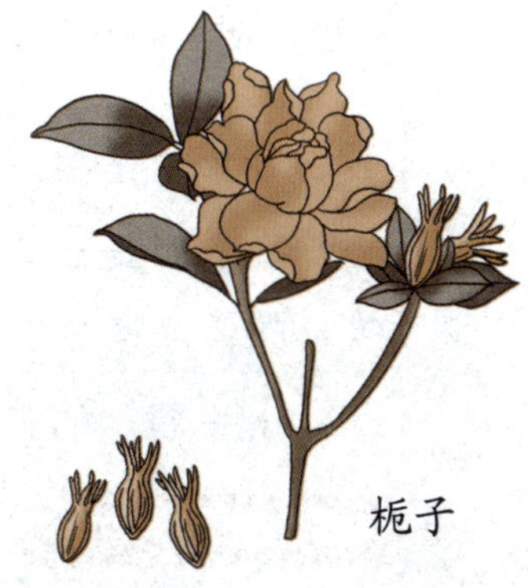

栀子

【功效】生栀子有消肿活络的作用，可用于跌打损伤、扭挫伤、皮肤青紫等症，为民间常用的“吊筋药”，尤其适用于四肢关节附近的肌肉、肌腱损伤。

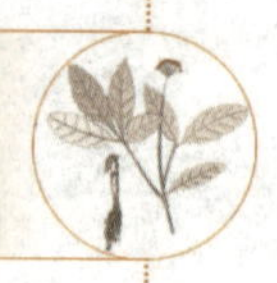

偏方2 碰伤止血，南瓜叶粉抹伤口处

外用老偏方：南瓜叶粉抹伤口处

【配方】南瓜叶适量。

【做法】南瓜叶洗净，晒干，研为粉末，密封储藏，备用。用时先将伤口消毒，再将南瓜叶粉末涂抹伤口。

【功效】消炎，镇痛，祛瘀，止血。可治各种碰伤、烫伤、烧伤和刀伤。

偏方3 消肿止痛，土豆去皮贴患处

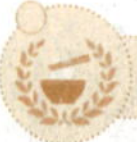

外敷老偏方：土豆片敷摔碰处

【配方】土豆适量。

【做法】将土豆去皮，切成薄片贴摔碰处，过一会儿肿胀处敷热，再继续换新的，连换3次。

【功效】止痛，消肿。适合碰伤患者使用。

专家贴心指导

中医学认为，土豆具有和胃调中、补气健脾、强身益肾、消炎、活血消肿等功效，可用于摔碰过后的肿痛现象，还可辅助治疗消化不良、习惯性便秘、神疲乏力、慢性胃痛、皮肤湿疹等症。

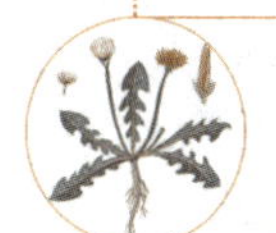

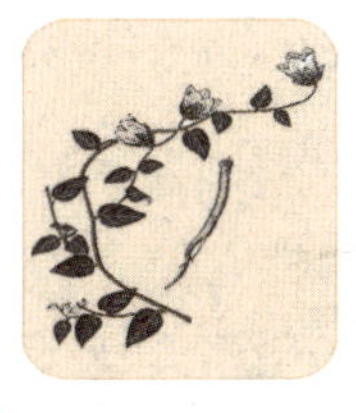

割伤老偏方

被刀子或玻璃等锐利物品割破为割伤。生活中总免不了磕磕碰碰，被异物划伤的概率很大，如果手头碰巧没有创可贴该怎么办呢？我们这里介绍几个偏方给大家。

偏方1 擦伤、割伤，茶叶止血还镇痛

外用老偏方：茶叶研碎涂抹伤口

【配方】喝剩下的茶叶适量。

【做法】将喝剩下的茶叶研碎涂抹于伤口处。

【功效】由于茶叶中含有较多鞣酸，对于细胞修复有较好的促进作用，而泡过的茶叶会充分溶出这一物质，所以能止血镇痛。

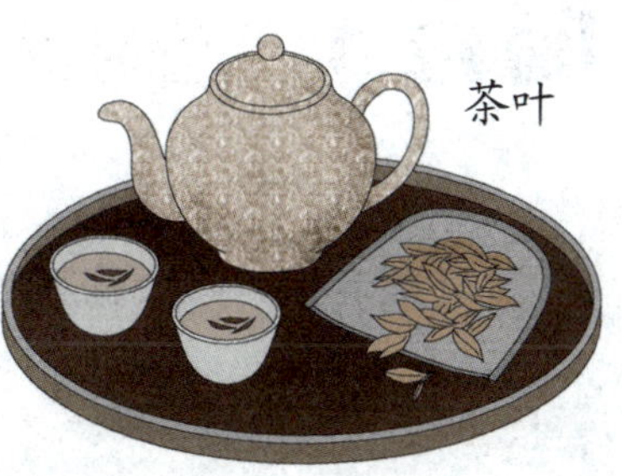

茶叶

专家贴心指导

隔夜的茶，有可能会滋生一定的细菌和亚硝酸盐，对人体不好，因此忌用。

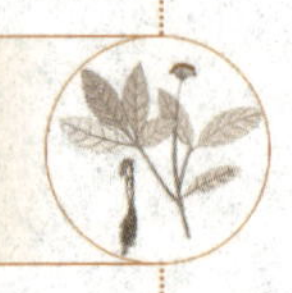

偏方2 促进伤口愈合，鸡蛋膜贴伤口

外敷老偏方：鸡蛋膜贴伤口

【配方】鸡蛋1～2个。

【做法】先将鸡蛋洗干净，用75％的酒精给外壳消毒，或在白酒里泡上一会儿。然后敲开鸡蛋，轻轻扯下蛋壳里附着的那层鸡蛋膜，并贴在经常规清洁后的伤口上，再挤掉蛋膜与伤口之间的空气，使之贴紧。注意把鸡蛋膜中沾有蛋清的那一面贴在伤口上。

【功效】新取下来的鸡蛋膜上的蛋清含有溶菌酶，能起到杀菌消毒的作用，其营养成分也可促进伤口组织的生长、愈合。

偏方3 杀菌消毒，大蒜膜贴伤口好得快

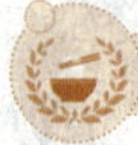

外敷老偏方：大蒜膜贴伤口

【配方】大蒜1瓣。

【做法】大蒜剥去外皮，可以看到有一层晶莹透亮的薄膜附着在上面，小心将这层膜取下，然后轻轻贴在经常规清洁后的伤口上。跟鸡蛋膜一样，注意要用大蒜膜紧贴蒜瓣的那一面贴在伤口上。

【功效】大蒜膜贴伤口其作用和鸡蛋膜相似，因为大蒜膜所含的大蒜素成分也能杀菌消毒。

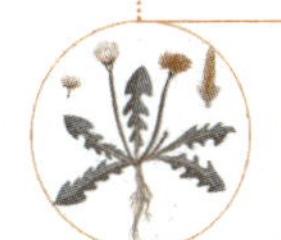

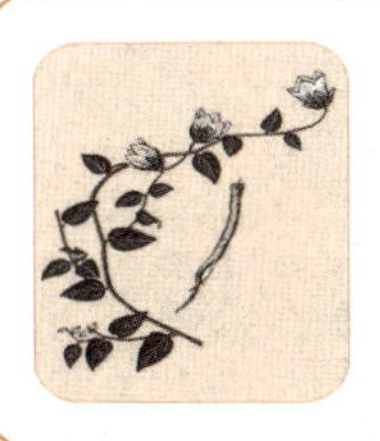

咬（蜇）伤老偏方

咬伤，就是指被人、动物咬伤，或昆虫咬（蜇）伤。比如，在与猫狗接触中，不留心被咬伤，或被害了疯病的动物咬伤，或到郊外及风景区游玩被蚊虫、蜜蜂、毒蛇攻击……下面给大家介绍一些咬（蜇）伤的偏方，以便随时派上用场。

偏方1 蜜蜂蜇伤，蜂蜜葱泥一试效果好

被蜜蜂蜇伤后，首先应尽快进行排毒，即用手挤伤口周围，尽量将毒汁挤出，然后用蜂蜜葱泥来涂抹患处。

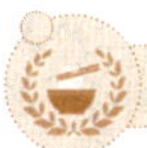

外用老偏方：蜂蜜葱泥涂于患处

【配方】蜂蜜30克，大葱2根。

【做法】将大葱洗净，捣成烂泥，调以蜂蜜搅匀，敷于患处。每日换药1次。约3日可愈。

【功效】清热，解毒，止痛。治蛇咬伤、蝎蜇伤、蜂蜇伤等。

专家贴心指导

蜂蜜是一种营养丰富的天然滋养食品，能补中缓急，润肺止咳，润肠燥，解毒；大葱可发汗解表通阳，解毒散寒。

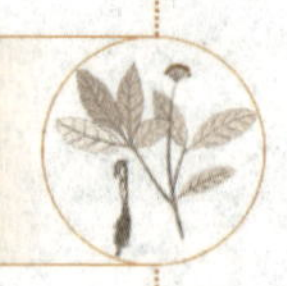

偏方2 被狗咬伤，鲜桃树叶来帮忙

一般情况下，狗在夏季脾气易烦躁，如果在这时逗它并不小心将它惹怒，那么它极有可能将您咬伤。这时除了打狂犬疫苗之外，鲜桃树叶敷伤口也可以帮到你。

外敷老偏方：鲜桃树叶敷伤口

【配方】鲜桃树叶适量。

【做法】将桃叶洗净并嚼烂成饼状。如果伤口没有化脓可将药饼直接敷在伤口上，一般一贴就能够治愈；但如果伤口已经化脓，那么则应敷在伤口周围，并记得每日换药，直到痊愈。药物使用剂量要根据伤口大小而定。

【功效】解毒，敛疮。适用于疮疡、癣疮、阴道滴虫以及被狗咬伤者。

偏方3 被蛇咬伤，白矾液就能帮到你

夏季，人们衣着较少，户外活动多，一定要注意预防被蛇咬伤，特别是在闷热欲雨或雨后初晴时蛇经常出洞活动，所以夏天雨前、雨后、洪水过后的时间内要特别注意防蛇。如果一不留神被蛇咬伤，别着急，此时白矾液就能帮到你。

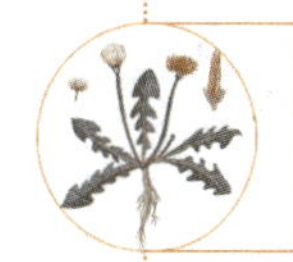

外用老偏方：白矾液滴伤口

【配方】白矾适量。

【做法】将白矾放于锅中，加热，使其融化。趁热将白矾液滴于伤处。

【功效】消炎，止痛。适用于被蛇咬伤者。

专家贴心指导

白矾，其性寒，味酸涩，可消炎，除燥湿，止泻，止血，解毒，杀虫。《医学入门》中记载："兼治蛇蝎、恶犬、壁镜、驴涎、马汗毒伤。"《本草纲目》中也说："治喉痹痈疽，蛇虫伤螫，取其解毒也。"